Kohlhammer

Die Herausgebenden

Peter J. Winzen, MTh, ist Psychologischer Psychotherapeut in eigener Praxis in Frankfurt a. M., klinischer Supervisor, Theologe und Soziologe sowie Dozent für Psychotherapie. Peter J. Winzen ist aufgewachsen in Belgien, studierte Theologie/Religionswissenschaften in Marburg a. d. Lahn und Heidelberg sowie Soziologie in Frankfurt a. M. und absolvierte traumatherapeutische Ausbildungen in Johannesburg (Südafrika) sowie eine psychoanalytische Ausbildung (PoP) in Wien.

Dr. med. Sabine Becker ist Ärztin für Kinder- und Jugendmedizin, Zusatzbezeichnung Palliativmedizin, Ethikberaterin im Gesundheitswesen und ärztliche Leitung des KinderPalliativTeams Südhessen. Sie studierte Humanmedizin in Frankfurt a. M. und promovierte über das Thema »Veränderungen der Hämostase nach schwerem Schädel-Hirn-Trauma im Kindesalter«. Nach der Facharztweiterbildung am Universitätsklinikum Frankfurt a. M. sammelte sie Erfahrungen in der Palliativversorgung von Erwachsenen und engagierte sich im Strukturaufbau der spezialisierten ambulanten Palliativversorgung von Kindern und Jugendlichen in Hessen.

Holger Fiedler (†), Palliative-Care-Fachkraft und Pain Nurse, war die pflegerische Teamleitung des KinderPalliativTeams Südhessen und Ethikberater im Gesundheitswesen. Während seines Studiums der Sozialarbeit war er auch in der Altenpflege tätig. In einem anschließenden Studium der Soziologie fasste er den Entschluss, sich der Versorgung schwerkranker Menschen zuzuwenden – zuerst für Erwachsene mit dem Aufbau einer Palliativstation, dann im Aufbau ambulanter Versorgungsstrukturen für Kinder, Jugendliche und junge Erwachsene.

Peter J. Winzen
Sabine Becker
Holger Fiedler
(Hrsg.)

Palliative Care bei Kindern und ihren Familien

Interdisziplinäre Perspektiven

Verlag W. Kohlhammer

Dieses Werk einschließlich aller seiner Teile ist urheberrechtlich geschützt. Jede Verwendung außerhalb der engen Grenzen des Urheberrechts ist ohne Zustimmung des Verlags unzulässig und strafbar. Das gilt insbesondere für Vervielfältigungen, Übersetzungen, Mikroverfilmungen und für die Einspeicherung und Verarbeitung in elektronischen Systemen.

Pharmakologische Daten, d. h. u. a. Angaben von Medikamenten, ihren Dosierungen und Applikationen, verändern sich fortlaufend durch klinische Erfahrung, pharmakologische Forschung und Änderung von Produktionsverfahren. Verlag und Autoren haben große Sorgfalt darauf gelegt, dass alle in diesem Buch gemachten Angaben dem derzeitigen Wissensstand entsprechen. Da jedoch die Medizin als Wissenschaft ständig im Fluss ist, da menschliche Irrtümer und Druckfehler nie völlig auszuschließen sind, können Verlag und Autoren hierfür jedoch keine Gewähr und Haftung übernehmen. Jeder Benutzer ist daher dringend angehalten, die gemachten Angaben, insbesondere in Hinsicht auf Arzneimittelnamen, enthaltene Wirkstoffe, spezifische Anwendungsbereiche und Dosierungen anhand des Medikamentenbeipackzettels und der entsprechenden Fachinformationen zu überprüfen und in eigener Verantwortung im Bereich der Patientenversorgung zu handeln. Aufgrund der Auswahl häufig angewendeter Arzneimittel besteht kein Anspruch auf Vollständigkeit.

Die Wiedergabe von Warenbezeichnungen, Handelsnamen und sonstigen Kennzeichen in diesem Buch berechtigt nicht zu der Annahme, dass diese von jedermann frei benutzt werden dürfen. Vielmehr kann es sich auch dann um eingetragene Warenzeichen oder sonstige geschützte Kennzeichen handeln, wenn sie nicht eigens als solche gekennzeichnet sind.

Es konnten nicht alle Rechtsinhaber von Abbildungen ermittelt werden. Sollte dem Verlag gegenüber der Nachweis der Rechtsinhaberschaft geführt werden, wird das branchenübliche Honorar nachträglich gezahlt.

Dieses Werk enthält Hinweise/Links zu externen Websites Dritter, auf deren Inhalt der Verlag keinen Einfluss hat und die der Haftung der jeweiligen Seitenanbieter oder -betreiber unterliegen. Zum Zeitpunkt der Verlinkung wurden die externen Websites auf mögliche Rechtsverstöße überprüft und dabei keine Rechtsverletzung festgestellt. Ohne konkrete Hinweise auf eine solche Rechtsverletzung ist eine permanente inhaltliche Kontrolle der verlinkten Seiten nicht zumutbar. Sollten jedoch Rechtsverletzungen bekannt werden, werden die betroffenen externen Links soweit möglich unverzüglich entfernt.

1. Auflage 2024

Alle Rechte vorbehalten
© W. Kohlhammer GmbH, Stuttgart
Gesamtherstellung: W. Kohlhammer GmbH, Stuttgart

Print:
ISBN 978-3-17-043988-7

E-Book-Formate:
pdf: ISBN 978-3-17-043989-4
epub: ISBN 978-3-17-043990-0

Geleitwort

Kai Klose

Wer Kinder und Jugendliche mit einer begrenzten Lebenserwartung sowie ihre Angehörigen begleitet und unterstützt, benötigt spezielles Wissen und besondere Kompetenzen. Das Aufgabenfeld ist multiprofessionell und interdisziplinär – deshalb lohnt es sich hier besonders, den Blick zu weiten und Kenntnisse sowie Erfahrungen zu reflektieren und zu teilen.

Der vorliegende Sammelband aus Beiträgen, die sich mit Palliative Care bei Kindern und ihren Familien befassen, zeigt das große Engagement unterschiedlicher Akteure und Akteurinnen und den Zusammenhalt der in der Begleitung und Behandlung Tätigen. Die Schilderungen verdeutlichen, dass sich aus den jeweils individuellen Versorgungsperspektiven der Betroffenen ganz unterschiedliche Aufgaben ergeben, die gemeinsam bewältigt werden können.

Die hier gebündelten praxisbezogenen Informationen über die Besonderheiten der palliativen Behandlung, Begleitung und Pflege von Kindern und ihren Familien halten Empfehlungen zur Verbesserung der Versorgungslage bereit und bieten einen Einblick in ein breites Spektrum an Bereichen, die die Situation betroffener Familien beeinflussen.

Die sensible Begleitung von Kindern und ihren Angehörigen als zentrale Aufgabe im Bereich der Palliativversorgung wahrzunehmen und zu erleben, ist wichtig. Deshalb hat das Hessische Ministerium für Soziales und Integration insgesamt 450.000 Euro als Anschubfinanzierung für den Aufbau von drei Teams der spezialisierten ambulanten Palliativversorgung für Kinder und Jugendliche zur Verfügung gestellt.

Eine adäquate Versorgung der erkrankten Kinder und Jugendlichen sicherzustellen, ihre individuellen Wünsche zu würdigen und dabei zu unterstützen, dass eine möglichst hohe Lebensqualität ermöglicht werden kann, ist unser gemeinsames Ziel. Danke für Ihre Arbeit.

Wiesbaden, im Oktober 2023
Kai Klose
Hessischer Minister für Soziales und Integration (Mai 2022 – Januar 2024)

Grußwort

Jürgen Graf

Kinder sind keine kleinen Erwachsenen!
Die Palliativmedizin ist bei terminalen onkologischen, neurologischen Erkrankungen, aber auch bei Patienten mit Herz-Kreislauf-Erkrankungen eine akzeptierte Modalität zur Änderung des Therapieziels in medizinisch ausweglosen Situationen. Hierbei geht es insbesondere um die Linderung von belastenden Symptomen, wie Schmerz, Übelkeit, Schwindel, Schwäche und Appetitlosigkeit – unabhängig davon, ob diese von der zugrundeliegenden Erkrankung oder von den therapeutischen Maßnahmen ausgelöst werden. Das Ziel palliativmedizinischer Unterstützung ist der Erhalt von Selbstbestimmung und Lebensqualität – auch gegebenenfalls auf Kosten der Überlebenszeit.

Im Bereich der Erwachsenenmedizin akzeptieren die in der Versorgung Tätigen aller Berufsgruppierungen dieses Konzept, und insbesondere beim alten Menschen wird dies auch gesellschaftlich respektiert und im Umfeld der Betroffenen – vor allem der Patienten und Angehörigen – zustimmend begleitet.

Kinder sind keine kleinen Erwachsenen – dieses Dogma der Kinderheilkunde trifft auch (und insbesondere) für die Palliativmedizin zu. Aus einer Vielzahl von Gründen fällt es Pflegenden, Ärzten und Therapeuten, Eltern und Angehörigen, Freunden und Nachbarn ungleich schwerer, Palliativmedizin für kleine und große Kinder als angemessenen Umgang mit medizinisch ausweglosen Situationen zu akzeptieren.

Gerade (kleine) Kinder, deren Leben oft stärker vom Bewusstsein der Gegenwart als der Erinnerung an die Vergangenheit oder dem Blick in die Zukunft geprägt ist, profitieren von palliativmedizinischen Angeboten. Gleiches gilt für Eltern und Großeltern, bisweilen auch Geschwister und Freunde, die mit ihrer Trauer, Angst und Unsicherheit – neben den großen organisatorischen und nicht selten auch finanziellen Herausforderungen – für die Bewältigung des Alltags Unterstützung benötigen, um die kostbare verbleibende Zeit möglichst fröhlich und hoffentlich auch immer wieder unbeschwert miteinander verbringen und langsam Abschied nehmen zu können.

Alle, die hauptberuflich oder ehrenamtlich einen Teil der vielfältigen Aufgaben der palliativmedizinischen Versorgung übernehmen, verdienen den Respekt und die Unterstützung der Gesellschaft – dies trifft insbesondere für die Kinderpalliativversorgung in Südhessen zu, die jüngst ihren 10-jährigen Geburtstag gefeiert hat. Menschen wie Sie machen unsere Gesellschaft jeden Tag und immer wieder zu einer lebenswerten Gemeinschaft!

Frankfurt, im Oktober 2023
Jürgen Graf
Ärztlicher Direktor und Vorstandsvorsitzender des Universitätsklinikum Frankfurt am Main

Verzeichnis der Autorinnen und Autoren

Becker, Sabine, Dr. med
KinderPalliativTeam Südhessen
Geleitsstraße 14
60599 Frankfurt am Main
sabine.becker@palliativteam-frankfurt.de

Bochennek, Konrad, PD Dr. med. habil.
Universitätsklinikum Frankfurt am Main
Theodor-Stern-Kai 7
60596 Frankfurt am Main
konrad.bochennek@unimedizin-ffm.de

Ehlers, Silke, Dr. med.
KinderPalliativTeam Südhessen
Geleitsstraße 14
60599 Frankfurt am Main
silke.ehlers@palliativteam-frankfurt.de

Fiedler, Holger (†)
KinderPalliativTeam Südhessen
Geleitsstraße 14
60599 Frankfurt am Main

Hach, Michaela
Fachverband SAPV Hessen e. V.
Weihergasse 15
65203 Wiesbaden
michaela.hach@fachverband-sapv.de

Hornke, Ingmar, Dr. med., DEAA
PalliativTeam Frankfurt gGmbH
Geleitsstraße 14
60599 Frankfurt am Main
ingmar.hornke@palliativteam-frankfurt.de

Klingebiel, Thomas, Prof. Dr. med.
Hilfe für krebskranke Kinder Frankfurt e. V.
Komturstraße 3
60528 Frankfurt am Main
thomas.klingebiel@kinderkrebs-frankfurt.de

Krümpelmann, Sebastian, Dr. med.
KinderPalliativTeam Südhessen
Geleitsstraße 14
60599 Frankfurt am Main
sebastian.kruempelmann@palliativteam-frankfurt.de

Mader, Nadine
Kinderhospiz Bärenherz Wiesbaden
Bahnstraße 13a
65205 Wiesbaden
n.mader@baerenherz.de

Pietz, Joachim, Prof. Dr. med.
KinderPalliativTeam Südhessen
Geleitsstraße 14
60599 Frankfurt am Main
joachim.pietz@palliativteam-frankfurt.de

Philippi, Heike, PD. Dr. med.
Sozialpädiatrisches Zentrum Frankfurt Mitte
Theobald-Christ-Straße 16
60316 Frankfurt am Main
Heike.Philippi@vae-ev.de

Roth, Katharina
KinderPalliativTeam Südhessen
Geleitsstraße 14
60599 Frankfurt am Main
katharina.roth@palliativteam-frankfurt.de

Winzen, Peter J., MTh
Psychologischer Psychotherapeut in eigener Praxis (psychoanalytisch)
Am Dornbusch 9
60320 Frankfurt am Main
winzen@soz.uni-frankfurt.de

Inhalt

Geleitwort 5
Kai Klose

Grußwort 7
Jürgen Graf

Verzeichnis der Autorinnen und Autoren 9

Vorwort der Herausgebenden 13
Peter J. Winzen und Sabine Becker

1 **Warum Palliativversorgung von Kindern? Zehn Jahre KinderPalliativTeam Südhessen** 17
  Thomas Klingebiel

2 **Von Streckenposten und Weichenstellern in der Kinderonkologie und Kinderpalliativmedizin** 22
  Konrad Bochennek

3 **Elternstimme: Fabio** 33
  Theresia Rosenberger

4 **Palliativversorgung von Kindern aus neuropädiatrischer Perspektive** 34
  Heike Philippi

5 **Elternstimme: Unser Weg mit dem Team des KinderPalliativTeams Südhessen** 47
  Ulrike Alcin und Ali Haydar Alcin

6 **Existenzielles in der Kinderpalliativversorgung** 49
  Peter J. Winzen

7 **Perinatale palliativmedizinische Beratung – eine Chance auf gemeinsame Zeit** 59
  Silke Ehlers und Theresia Rosenberger

8	**Elternstimme: Levi lebt** .... *Simon Block*	68
9	**Ethische Überlegungen in der Kinderpalliativversorgung** ..... *Holger Fiedler*	69
10	**Das intergenerationelle Gespräch** .... *Peter J. Winzen*	77
11	**Atemnot in der palliativen Versorgung von Kindern** .... *Sebastian Krümpelmann*	87
12	**Kultursensible Palliativversorgung von Kindern und Jugendlichen** .... *Holger Fiedler und Sabine Becker*	102
13	**Autonomie und Selbstbestimmtheit in der Adoleszenz – eine Herausforderung für die Palliativversorgung** .... *Sabine Becker*	111
14	**Geschwisterstimme: Für Ilyas** .... *Lisa-Sophie Weiss, Schwester von Ilyas*	126
15	**Geschwister von Kindern und Jugendlichen mit einer lebensverkürzenden Erkrankung** .... *Nadine Mader*	127
16	**Spezialisierte ambulante Palliativversorgung für Kinder, Jugendliche und junge Erwachsene (SAPV-KJ) in Deutschland: Eine Bilanz des KinderPalliativTeams Südhessen von seiner Gründung 2012 bis heute** .... *Joachim Pietz, Sabine Becker, Holger Fiedler und Ingmar Hornke*	139
17	**Erfahrungen mit dem praktischen Einsatz von Pflegeschülerinnen und -schülern im KinderPalliativTeam Südhessen: Was hat sich seit der Einführung der Generalistik geändert?** .... *Katharina Roth*	150
18	**Quo vadis Palliative Care – Versuch eines Ausblicks** .... *Michaela Hach*	154

Trauer und Trost – ein Nachwort 166
Peter J. Winzen und Sabine Becker

Stichwortverzeichnis 169

Vorwort der Herausgebenden

Peter J. Winzen und Sabine Becker

Sie kann nicht begriffen werden, die Diagnose einer lebensbedrohlichen oder lebensverkürzenden Erkrankung eines Kindes – nicht vom Kind oder Jugendlichen, nicht von den Eltern, nicht im ersten, auch nicht im zweiten Moment: Es braucht Zeit, um zu verstehen, dass im Anfang eines jungen, aufblühenden Lebens der Tod schon so früh seine Schatten wirft. *Diagnosein*, das griechische Wort, bedeutet »erkennen«. Wie aber soll die Unausweichlichkeit menschlicher Vergänglichkeit erkannt und verstanden werden, wenn das ganze Leben sich noch entfalten will, wenn Träume noch geträumt und Lebensperspektiven noch gewonnen werden wollen?

Mit der Diagnose gerät das Fundament einer Familie ins Wanken, der Kampf ums Überleben überlagert das Wachstum und die Entwicklung der Betroffenen. Fragen wie »Wie lange noch?« und »Welche Lebensqualität zu welchem Preis?« bestimmen den Alltag und prägen die Beziehung zwischen dem erkrankten Kind und seinen Eltern, die in Ängsten und im Schmerz nach Trost für ihr Kind und evtl. seine Geschwister suchen.

Palliativversorgung und Hospizbegleitung für Kinder beginnen mit der kaum zu begreifenden Diagnose und haben die Aufgabe, diese ins Leben der Betroffenen zu übersetzen. So gilt es, Leiden zu verringern, Lebensqualität zu verbessern und Selbstbestimmung so weit wie möglich Räume zu verschaffen. Inbegriff der Palliative Care und Hospizbegleitung für Kinder ist und bleibt allerdings der Trost: Wie die Mutter, die das erkrankte Kind tröstet und nur schwer trösten kann, so stehen Palliative Care und Kinderhospizbegleitung der ganzen Familie zur Seite, fassen emotionale Belastungen in Worte und bieten Entscheidungsorientierungen an, wenn diese schwer zu finden sind.

Palliativversorgung für Kinder als Übersetzung der Diagnose ins Leben, als Übersetzung von Therapien in Lebensqualität und als Übersetzung von Trost in eine lebendige Eltern-Kind-Beziehung bis zum Schluss: Neben den fachlichen Beiträgen kommen in diesem Buch *Elternstimmen* zu Wort, die die Integration der Palliativversorgung ihrer Kinder ins Familienleben aufgreifen. Die kurzen, prägnanten und auch poetischen Beiträge der Eltern finden in diesem Buch mit der eigenen Überschrift *Elternstimme* eine besondere Stellung und bringen zum Ausdruck, worum es den fachlichen Kapiteln geht.

Es gibt wenige gesicherte Daten zu der Zahl der betroffenen Kinder, geschätzt gibt es in Deutschland 32 Kinder/Jugendliche mit lebensverkürzenden Erkrankungen auf 10.000 Kinder/Jugendliche (Tendenz leider steigend), davon ca. 3.500 Kinder und Jugendliche, die jährlich versterben[1]. Ziel der Palliation für diese Kinder und deren Familien ist es, eine häusliche Versorgung einzurichten, die familiären Bindungen zu unterstützen und gesellschaftliche Teilhabe zu ermöglichen.

Palliativversorgung kann nur interdisziplinär und im Zusammenwirken mit den speziellen Expertisen wie z. B. Kinderonkologie, Neuro- und Sozialpädiatrie gelingen. *K. Bochennek* betont, wie notwendig das Zusammengehen von Onkologie und Palliativmedizin gerade in der Kinderonkologie erscheint und wie sehr die disziplinären Grenzen bis heute dagegenstehen. Der Beitrag *H. Philippis* beschreibt ebenso eindrücklich und fallbezogen die produktive Kooperation von Neuro-/Sozialpädiatrie und Palliative Care. Dass die lebensverkürzend-neurologischen Erkrankungen, aber auch die Organerkrankungen in der Palliativversorgung von Kindern und Jugendlichen an Bedeutung gewinnen, macht das Autorenteam *J. Pietz, S. Becker, H. Fiedler* und *I. Hornke* in einem Rückblick auf die junge Geschichte der Palliativversorgung von Kindern und Jugendlichen deutlich.

S. Ehlers und *Th. Rosenberger* gehen das noch kaum bekannte Thema der Beratung von Schwangeren bei fatalen Erkrankungen des Ungeborenen an und zeigen, wie hilf- und sinnreich eine vorgeburtliche palliative Beratung schon im Blick auf ungeborenes Leben sein kann.

In einem eigenen Kapitel wendet sich *S. Krümpelmann* dem besonders bedrohlichen Symptom der Atemnot zu und beschreibt die damit einhergehende hohe emotionale Belastung, aber auch symptomlindernde, längerfristige Maßnahmen – bis hin zum letzten Atemzug und der folgenden Stille.

Beinahe alle medizinischen und pflegerischen Interventionen erfordern eingehende und oftmals schwierige ethische Abwägung zwischen Therapieverantwortung und möglicher Autonomie-Beschränkung der Betroffenen. *H. Fiedler* lotet diese gebotene ethische Abwägung und ihre zuweilen begleitenden Dilemmata mit Rückgriff auf die Geschichte der Medizinethik aus. Ethische Abwägungen, die Minderjährige betreffen, bedürfen sowohl einer spezifisch intergenerationellen Kommunikation und auch einer existenziellen Reflexion, denen *P. J. Winzen* jeweils nachgeht. Gerade die erkrankten Kinder und Jugendlichen erinnern uns nicht nur an Vergänglich- und Endlichkeit, sondern an die Fähigkeit, immer wieder neu zu beginnen, ins Leben zu ziehen und Beziehungen nachhaltig zu gestalten. Insbesondere Jugendliche ringen dabei – trotz und mit ihrer Erkrankung – darum, ihren autonomen Ausdruck zu finden und zu formen, wie *S. Becker* eindrücklich schildert. Dass das Ringen um Autonomie immer innerhalb eines sozial-kulturellen Kontextes geschieht, der Biographie und Bewältigung von Krankheit formt, würdigen *S. Becker* und *H. Fiedler* mit systematischen Ausführungen zur Kultursensibilität. Auch Familien formen ihre eigene Kultur und bilden einen eigenen Formenkreis – *N. Mader* verdeutlicht mit einem beeindruckenden Beispiel, wie sehr Geschwister von Kindern mit einer lebensverkürzenden

---

1 Vgl. Zernikow, B., Hasan, C. (2013). Palliativversorgung von Kindern und Jugendlichen. *Zeitschrift für Palliativmedizin 14*(4), 157–172. Vgl. Führer, M. (2011). Kinderpalliativmedizin. *Monatszeitschrift Kinderheilkunde 159*(6), 583–596. Vgl. auch Fraser, L. K., Miller, M., Hain, R. et al. (2012). Rising national prevalence of life-limiting conditions in children in England. *Pediatrics 129*(4), e923–e929.

Erkrankung das damit einhergehende Leid mittragen und die Familie stützen, ohne dabei immer gesehen zu werden.

In abschließenden Beiträgen fragt *K. Roth* nach sinnvollen Ausbildungs- und *M. Hach* nach zukünftigen Gestaltungsmöglichkeiten der Kinderpalliativversorgung, wobei deutlich wird, wie sehr Palliativversorgung, besonders die von Kindern und Jugendlichen, um Aufbau und Beständigkeit von Strukturen ringen musste und weiterhin muss.

Der interdisziplinären und sektorenübergreifenden Entwicklung von Strukturen für die Kinderpalliativversorgung widmete sich ein Fachsymposium, das am 5. Oktober 2022 am Universitätsklinikum der Johann Wolfgang Goethe-Universität in Frankfurt am Main stattfand. Wesentliche Inhalte dieses Symposiums finden sich im Beitrag von *T. Klingebiel*.

Einer, der den Aufbau der ambulanten Palliativversorgung seit der ersten Stunde mit vorangetrieben hat, war Holger Fiedler, unser Mitherausgeber, Autor und Ko-Autor dieses Buches. Noch während die Beiträge redigiert wurden, erkrankte er schwer und verstarb im September 2023. Holger Fiedler gehörte zu den Pionieren der Palliativversorgung. So war er in einer der ersten deutschen Palliativkliniken, im Frankfurter »Evangelischen Hospital für palliative Medizin«[2], tätig, dann im Rahmen eines integrierten Versorgungsprojektes in der aufsuchenden palliativen Versorgung von Erwachsenen, später mitwirkend beim Aufbau einer Palliativstation für Erwachsene. Sein Herz gehörte jedoch der ambulanten Versorgung, um ein Sterben zuhause in familiärer Umgebung und in Würde zu ermöglichen. Gerade die Zerrissenheit von Familien, die sich mit einem schwerstkranken oder gar sterbenden Kind zwischen Klinik und zu Hause aufreiben, bewegte ihn sehr. Entsprechend brachte er ab 2012 mit hohem persönlichem Einsatz die spezialisierte ambulante Palliativversorgung von Kindern, Jugendlichen und jungen Erwachsenen voran. Die Familien, die erkrankten Kinder, die Jugendlichen, aber auch die Kollegen und Kolleginnen liebten seine Art: besonnen, offen und mutig, bereit, Palliation auch dort zu wagen, wo sie kaum möglich erschien. Ihn vermissend erinnern wir diesen Mut.

In einem Nachwort wird nochmals unterstrichen, was Palliativversorgung und palliative Teamarbeit ausmacht: Der Mut und die Fähigkeit zur Trauer, die in diesem Buch nicht mit einem eigenen Kapitel bedacht sind, weil sie in allen Beiträgen präsent sind – eine Trauer, die zu Trost findet, die ins Leben führt und die sich unheilbarem Leid zuzuwenden vermag, ohne diesem das letzte Wort zu überlassen.

Wir danken allen Autoren und Autorinnen für ihre Beiträge und ihr Mitwirken an diesem Buch. Ermöglicht wurde es durch Eigenmittel der PalliativTeam Frankfurt gGmbH und durch die großzügige Hilfe des Verlages, besonders durch den großen persönlichen Einsatz Herrn Dr. Poensgens, Frau Brutlers und Herrn Jansens, wofür wir besonders danken. Unser erster und letzter Dank gilt den Kindern und

---

2 Vgl. Gottstein, U. (2023). Weitere Aspekte zur Entwicklung der Palliativmedizin in Frankfurt am Main. *Hessisches Ärzteblatt* 84(5), 326. https://www.laekh.de/heftarchiv/ausga be/artikel/2023/mai-2023/weitere-aspekte-zur-entwicklung-der-palliativmedizin-in-frank furt-am-main (30.10.2023)

Eltern, die die Palliativversorgung aufgriffen, auf eigene Weise mitgeformt und ihr in diesem Buch eine Stimme geben haben.

Frankfurt am Main, im Oktober 2023
S. Becker und P. J. Winzen

1 Warum Palliativversorgung von Kindern? Zehn Jahre KinderPalliativTeam Südhessen

Thomas Klingebiel

Warum Palliativversorung von Kindern? Die Antwort auf die Frage finde ich, wenn ich auf zehn Jahre »KinderPalliativTeam Südhessen« zurückblicke.

In der »Richtlinie des Gemeinsamen Bundesausschusses zur Verordnung von spezialisierter ambulanter Palliativversorgung« vom 20. Dezember 2007 heißt es in § 1 Absatz (2): »Den besonderen Belangen von Kindern ist Rechnung zu tragen.« Da wir mit der Zielsetzung der Richtlinie, »die Lebensqualität und die Selbstbestimmung schwerstkranker Menschen zu erhalten, zu fördern und zu verbessern und ihnen ein menschenwürdiges Leben bis zum Tod in ihrer vertrauten häuslichen Umgebung [...] zu ermöglichen«, ganz und gar einverstanden waren, sahen wir uns unmittelbar in der Pflicht, diese Art der Versorgung auch *Kindern* zukommen zu lassen.

Zur Initiierung der Palliativ-Versorgung von Kindern wurden viele Aktivitäten unternommen. Beginnend mit einem Kongress zur Palliativversorgung im Jahr 2009 haben wir uns aus klinischer Perspektive sehr intensiv mit dem Thema auseinandergesetzt. Insbesondere war es uns wichtig, alle »Stakeholder« – Kliniker, Niedergelassene, Verordnungs-/Gesetzgeber, Krankenkassen u. a. – mit an einen bzw. mehrere runde Tische zu bekommen, um uns nicht dem Vorwurf auszusetzen, wir als Klinik würden uns unautorisiert auf diesem ambulanten Feld bewegen. Ein Schriftstück erscheint mir dabei besonders wichtig; es handelt sich um eine Vorlage beim Sozialministerium, die seinerzeit von Herrn Hornke entworfen und von den Verantwortlichen aus den Regierungsbezirken Kassel, Gießen und Darmstadt mit dem Ziel einer landesweiten Lösung zur Kinder-Palliativversorgung in Hessen konsentiert wurde. In diesem am 20.02.2012 verfassten Schreiben werden die wesentlichen Grundlagen für die Palliativversorgung von Kindern gut zusammengefasst. Deshalb erlaube ich mir, ihn hier etwas ausführlicher zu zitieren.

»Bis dato gibt es für die Bundesrepublik Deutschland keine verlässlichen Daten über die Anzahl und den Sterbeort von Kindern und Jugendlichen mit absehbar tödlichen Erkrankungen. In Anlehnung an die allgemein akzeptierten Anhaltszahlen anderer Zentren ist davon auszugehen, dass in einem Versorgungsgebiet mit ca. 1,2 Millionen Einwohnern jedes Jahr mindestens 40 Kinder und Jugendliche einer spezialisierten ambulanten pädiatrischen Palliativversorgung über einen Zeitraum von im Mittel zwei Quartalen bedürfen und diese Versorgung auch anfordern. Je nach Versichertenanteil der teilnehmenden Kassen in der Region ist ein entsprechender Anteil dieser Grundgesamtheit als zu versorgende Versicherte zu erwarten. In Hessen leben mehr als 1500 Kinder und Jugendliche sowie junge Erwachsene (< 20 Jahre) mit schweren unheilbaren Erkrankungen. Diese werden im Verlauf vom Neugeborenen- bis ins junge Erwachsenenalter trotz aller Bemühungen und Fortschritte der modernsten medizinischen Versorgung absehbar versterben. Jährlich trifft dieses Schicksal ca. 300 hessische Kinder und Familien. Für diese Kinder und ihre Familien fehlt jedoch bisher ein entsprechendes Betreuungskonzept, welches insbesondere dem größten Wunsch betroffener schwerstkranker Kinder, möglichst viel Zeit zuhause verbringen zu können, Rechnung trägt.

Die besonderen qualitativen Anforderungen in der Palliativversorgung von Kindern und Jugendlichen sowie langjährig erkrankter junger Erwachsener im Vergleich zu Erwachsenen ergeben sich aus dem großen Spektrum unterschiedlichster pädiatrischer Grundkrankheiten sowie den alters- und entwicklungsabhängigen Besonderheiten in der ärztlichen, pflegerischen, und psycho-sozialen Versorgung von Kindern und Jugendlichen im familiären Umfeld, unabhängig von der zugrundeliegenden Erkrankung. Die Leistungserbringung der SAPV-KJ ersetzt oder verdrängt Leistungen der häuslichen Krankenpflege gemäß § 37 SGB V nicht. In Notfallsituationen erbringt das Palliativteam für Kinder und Jugendliche aber alle notwendigen Leistungen, die zum häuslichen Verbleiben notwendig sind, bis diese aus der Regelversorgung gemäß SGB V erbracht werden können. In der pädiatrischen Palliativversorgung steht die Familie als Ganzes im Fokus der Betreuung, dadurch kommt der Palliativversorgung auch eine wesentliche präventive Bedeutung (Vermeidung psychischer Überlastung, komplizierter Trauer, psychischer Probleme von Geschwistern etc.) zu. Kinder und Jugendliche mit lebensverkürzenden Erkrankungen und ihre Familien benötigen umfassende medizinisch-pflegerische und psychosoziale Hilfe, um die extremen Belastungen bewältigen zu können, die sich aus der Diagnose und dem Krankheitsverlauf ergeben. Dies wird in der WHO-Definition für die Palliativmedizin im Kindesalter deutlich (WHO, 1998): ›Die Palliativversorgung von Kindern umfasst die aktive Betreuung der körperlichen, geistigen und spirituellen Bedürfnisse des Kindes vom Zeitpunkt der Diagnosestellung an und schließt die Unterstützung der Familie mit ein. Die Versorgenden müssen die körperlichen und psychosozialen Leiden des Kindes erkennen und lindern. Eine effektive Palliativversorgung benötigt einen multidisziplinären Ansatz, der die Familie einbezieht und regionale Unterstützungsangebote nutzbar macht.‹

Als Patientengruppen mit entsprechendem Bedarf für die Palliativversorgung im Kindes-, Jugend- und jungen Erwachsenenalter werden gemäß international anerkannter Standards (IMPaCCT[3] sowie ACT[4]) folgende beschrieben:

1. Kinder mit lebensbedrohlichen Erkrankungen, für die kurative Therapien existieren, aber ein Therapieversagen wahrscheinlich ist (z. B. extreme Frühgeburtlichkeit, bestimmte Krebserkrankungen, irreversibles Organversagen).
2. Kinder mit Erkrankungen, bei denen lang andauernde intensive Behandlungen zum Ziel haben, das Leben zu verlängern und die Teilnahme an normalen kindlichen Aktivitäten zu ermöglichen, aber ein frühzeitiger Tod unvermeidlich ist (z. B. zystische Fibrose, Muskeldystrophie).
3. Kinder mit fortschreitenden Erkrankungen ohne kurativ therapeutische Optionen, bei denen häufig über viele Jahre eine ausschließlich palliative Versorgung durchgeführt wird (z. B. Zeroidlipofuszinose, Mucopolysaccaridose).
4. Kinder mit schweren neurologischen Behinderungen, die Schwäche und Anfälligkeit für gesundheitliche Komplikationen verursachen und sich unvorhergesehener Weise verschlechtern können, aber üblicherweise nicht als fortschreitend angesehen werden (z. B. Hirn- oder Rückenmarkserkrankungen, einschließlich einiger Kinder mit schwerer Zerebralparese).

Gemäß wissenschaftlich publizierten internationalen Erfahrungen profitieren alle Patienten mit oben genannten Krankheitsbildern von einer häuslichen spezialisierten Palliativversorgung, mit dem Ziel der Reduktion von stationären Krankenhausaufenthalten. Allerdings genügen die Krankheitsbilder möglicherweise nicht in jedem Fall den Kriterien der spezialisierten ambulanten Palliativversorgung nach § 37b SGB V und gem. der nachfolgenden Richtlinie zur Verordnung der SAPV des Gemeinsamen Bundeszuschuss (GBA RL-SAPV).

---

3 International Meeting for Palliative Care in Children, Trento
4 Association for Children with Life-Threatening or Terminal Conditions and their Families

Die Zugangskriterien nach dieser Richtlinie sehen den Rechtsanspruch für den erkrankten Versicherten vor, wenn er an einer fortgeschrittenen, fortschreitenden und lebensbegrenzenden Erkrankung leidet, sofern die Versorgung durch eine besondere Aufwändigkeit gekennzeichnet ist und eine Verordnung von einem Arzt vorliegt. Die besondere Aufwändigkeit begründet sich im Versagen der Zielerreichung des häuslichen Verbleibs unter Erhalt der Würde und bei guter Symptomkontrolle ohne die zusätzliche Versorgung durch das Palliativteam.

Diese Versorgung ergänzt das vorhandene Angebot durch den niedergelassenen Kinderarzt, Hausarzt, amb. Pflegedienst, Kinderkliniken, Spezialambulanzen und Kinderhospizdiensten, sowie der stationären Kinderhospize. Wenn das Ziel der Versorgung nicht vor allem der Verbleib in der häuslichen Umgebung ist und eine Lebensverlängerung in der palliativen Lebenssituation noch oder andauernd angestrebt wird, so ist der Rechtsanspruch allerdings möglicherweise strittig. Denn es ist die Lesart des § 1 der RL-SAPV möglich, dass unter diesen Umständen der Rechtsanspruch nicht besteht. Im Rahmen von Einzelfallentscheidungen der Kostenträger könnten die PCT-KJ dennoch eine häusliche Palliativversorgung auch dieser Patienten anbieten, wenn die Möglichkeiten einer allgemeinen Palliativversorgung nicht ausreichend sind, um zumindest die Häufigkeit und Dauer von evtl. notwendigen Krankenhausaufenthalten signifikant zu reduzieren. Wie viele Kinder und Jugendliche hiervon betroffen sein werden, ist derzeit nicht abschätzbar. Dies gilt um so mehr, als auch in Hessen Strukturen der allgemeinen Palliativ-Versorgung (APV/AAPV) für Kinder und Jugendliche bisher weder im ambulanten noch im stationären Sektor ausreichend verfügbar sind.

Daher besteht neben der notwendigen Strukturbildung für die Leistungen gem. §§ 37b und 132d SGB V zumindest für die Verbesserung der stationären Versorgung sterbender und schwerstkranker Kinder voraussichtlich ein Bedarf für die Unterstützung in den Kliniken durch entsprechende Fachexpertise. Diese kann beispielsweise durch die zu bildenden PCT-KJ im Sinne eines als »Hospital-Support« bezeichneten Leistungsanteils außerhalb der SAPV-Finanzierung bedarfsweise erbracht werden.

Die Versorgung von Kindern und Jugendlichen mit Ihren Familien im Rahmen einer palliativen Lebenssituation bedarf, wie zuvor dargestellt, neben der medizinisch-pflegerischen Versorgung des Patienten einer umfänglichen und mehrdimensionalen Begleitung, Entlastung, Anleitung und Unterstützung aller Familienangehörigen, um den häuslichen Verbleib des Patienten sicherzustellen. Hierzu muss neben der Einbindung vorhandener ambulanter kinder-hospizlicher Angebote eine angemessene psychosoziale Unterstützung durch entsprechend spezialisierte Soziale Arbeit und psychologische Fachexpertise als integraler Bestandteil der Komplextherapie auch für die Angehörigen des Versicherten verfügbar sein. Die nachweisbar präventive Funktion dieses Angebotes zur Vermeidung bzw. Reduktion von psychischer und psychosomatischer Folgemorbidität bei Geschwisterkindern, Eltern und weiteren Angehörigen entfaltet seine Nachhaltigkeit nur bei Interventionsbereitschaft auch über den Zeitpunkt des Versterbens des Versicherten hinaus. Eine evtl. gewünschte, mit der Komplexintervention eng abgestimmte, seelsorgerliche Begleitung kann die Effektivität dieser Maßnahmen sinnvoll ergänzen und nachhaltig verstärken. Die Interventionen für die Angehörigen, auch über den Tod hinaus, sind in diesem Zusammenhang keinesfalls als optionales Angebot zu verstehen. Allerdings ist derzeit vollkommen unklar, wie der hierzu notwendige Aufwand zu finanzieren ist, da eine Kostenträgerschaft seitens der Krankenkassen aktuell nicht gesehen wird. Die Leistungen der SAPV werden von den privaten Krankenversicherungen (PKV) nur in Ausnahmefällen im Rahmen einer Kulanzentscheidung übernommen. Ein Rechtsanspruch auf Erstattung besteht nur für PKV-Versicherte im sog. Standard-Tarif (auch: »Basis-Tarif«) sowie für Beihilfe-Berechtigte des Bundes.«

Soweit unser damaliges Statement. Es ist überhaupt nicht selbstverständlich, dass es gelungen ist, diese damals kühnen Überlegungen in die Tat umzusetzen. Allerdings verlief das alles nicht so reibungslos, wie es im mildgestimmten Rückblick erscheinen mag. Wie immer war es nicht ganz einfach, die zuständigen Behörden und

1 Warum Palliativversorgung von Kindern? Zehn Jahre KinderPalliativTeam Südhessen

die zuständigen Geldgeber von den vom Gesetzgeber gewollten »besonderen Belangen von Kindern« zu überzeugen.

Wir hatten seinerzeit überlegt, ob wir nicht aus der Klinik für pädiatrische Onkologie heraus die Palliativversorgung übernehmen sollten. Diese Lösung konnte nicht umgesetzt werden. Dafür bin ich heute dankbar, denn die dann gefundene Lösung, mit dem KinderPalliativTeam Südhessen die Versorgung zu organisieren, hat sich als äußerst sinnvoll und nachhaltig erwiesen. So ist es möglich, die Palliativversorgung der Kinder unabhängig von klinischen Finanzierungsrahmen und klinischen Strukturvorgaben zu entfalten.

Warum Palliativversorgung von Kindern? Die zehnjährige Geschichte des ambulanten KinderPalliativTeams Südhessen zeigt deren Notwendigkeit, aus kinderonkologischer wie auch aus neuropädiatrischer Sicht:

- Auch kurativ behandelte an Krebs erkrankte Kinder leiden an Schmerzen, durchaus oft an starken Schmerzen.
- Kinderonkologische und neuropädiatrische Patienten erfordern nicht nur einen hohen Behandlungs-, sondern auch einen besonderen weiteren Versorgungs- und Organisationsaufwand, der den Eltern aufgetragen ist, die dabei oft an die Grenzen ihrer Möglichkeiten geraten.
- Gerade Kinder bedürfen der elterlichen Zuwendung, des familiären Schutzes und eines guten häuslichen Rahmens, den die Palliativversorgung durch Beratung und Hilfestellung stützen kann.
- Wenn eine kurative Behandlung nicht mehr möglich ist, bedarf es im Sinne des Kindeswohls der außerordentlichen Stütze aller Beteiligten – des Kindes, der Eltern bzw. Care-Persons und der ganzen Familie.
- Oftmals sind Palliativversorgungen von langer Dauer, die hausärztlich nicht geleistet werden können; zudem zeigen sich dabei oft komplexe und spezifische pflegerische Probleme, die über den Erfahrungsrahmen von Pflegediensten hinausgehen.
- Ein Kindestod erschüttert zutiefst. Damit die Angehörigen nicht erkranken und die Familien nicht zerrüttet werden, bedarf es – oft auch mit Blick auf Geschwisterkinder – einer Nachsorge.

Mittlerweile haben wir in der Kinderheilkunde der Universitätsklinik Frankfurt am Main ein Konzept entwickelt und handeln auch danach, das die Bedürfnisse des Patienten und seiner Familie in den Mittelpunkt stellt. Ein Inhouse-Palliativteam – bestehend aus Fachärzten für pädiatrische Onkologie, Neurologie und Intensivmedizin, psychosozialen Mitarbeiterinnen und fachweitergebildetem Pflegepersonal – wurde aufgebaut und wird dann aktiv, wenn die behandelnden Ärzte des jeweiligen Schwerpunkts gemeinsam mit Patient und Familie das Behandlungsziel als *palliativ* definieren. In wöchentlichen Runden wird die Situation des Patienten aus medizinischer und psychosozialer Sicht beurteilt und gemeinsam überlegt, ob eine Versorgung zuhause möglich ist. Das pädiatrische SAPV-Team Südhessen wird frühzeitig kontaktiert und lernt noch in der Klinik entweder im stationären oder ambulanten Setting Patient und Familie kennen. Diese enge Abstimmung erlaubt es dann auch, bestimmte medizinische Maßnahmen zu realisieren, die der Linderung von Leiden (z. B. Vermeidung von Blutungen nach außen durch Gabe von Blutplättchen) dienen. So sind viele Patienten und ihre Familien in den letzten Jahren betreut worden.

Ich wünsche dem KinderPalliativTeam Südhessen und allen Kinder-Palliativdiensten viele weitere erfolgreiche Jahre.

2 Von Streckenposten und Weichenstellern in der Kinderonkologie und Kinderpalliativmedizin

Konrad Bochennek

Jenseits der Neugeborenenperiode ist Krebs in unserem Kulturkreis die häufigste Todesursache im Kindesalter. Nicht Unfälle, nicht Drogen, nicht Suizid. Krebs. Den »König aller Krankheiten« nennt Siddhartha Mukherjee diese Katastrophe, die über Familien aller Bildungshintergründe und Herkunftsorte hereinbricht. An Krebs erkranken nicht nur Erwachsene, kein Lebensalter ist vor Krebs gefeit; Säuglinge, Schulkinder, Jugendliche, junge Erwachsene sterben an Krebs. Dabei verlaufen die Krankheiten mitunter über Jahre und sind vielleicht nur der Vorbote für eine Reihe von Rückfällen oder Zweiterkrankungen.

Gleichzeitig stellen krebskranke Kinder, obwohl – oder gerade weil – sich ihr Krankheitsverlauf mitunter über Jahre erstrecken kann, nur einen kleinen Teil der Kinder in der Palliativversorgung.

Warum ist das so? Warum fremdeln diese beiden Fachgebiete, Kinderonkologie und Palliativversorgung, die doch so viel gemeinsam haben? Vielleicht ist die Kinderonkologie genau die Spezialisierung in der Kinderheilkunde, die eines der grundlegenden Dilemmata der Palliativmedizin am ehesten vor Augen führen kann: Die Frage nach dem richtigen Zeitpunkt der Therapiezieländerung von kurativ nach palliativ.

Dramatik und Dilemmata der Frage nach dem richtigen Zeitpunkt der Therapiezieländerung werden deutlicher, wenn man die Geschichte der Kinderonkologie etwas genauer betrachtet. Denn Krebs hat es mit hoher Wahrscheinlichkeit schon immer auch bei Kindern gegeben. Archäologische Funde in Begräbnisstätten früher Zeitalter können zum Teil sehr direkte Nachweise von Krebs bei Kindern und Jugendlichen geben (Józsa & Fóthi, 2002; di Ruffano & Waldron, 2016). Der Kalk von Knochentumoren an den langen Knochen der Extremitäten hat in Gräbern die Jahrhunderte überdauert und ist stummer Zeuge einer Zeit, lange bevor aus Magie Wissenschaft wurde. Im Tierreich können wir Krebs sogar schon bei Dinosauriern des Jura nachweisen (Rothschild et al., 1999). Dennoch dauerte es bis in die Mitte des 19. Jahrhunderts, bis Krebs auch bei Kindern Beachtung in der wissenschaftlichen Welt erlangte. Rudolph Virchow entschlüsselte das Geheimnis der Wucherung durch seinen Beitrag zur Zellpathologie. Dass Krankheiten auf der Fehlfunktion von Zellen beruhen, war zuvor nicht ganzheitlich formuliert worden. Krebs als zelluläre Fehlfunktion zu beschreiben, nicht als eine Folge der in Unruhe gebrachten Körpersäfte (Humoralpathologie), Strafe für falschen Lebenswandel oder einen Fremdkörper, war die Grundlage für eine kausale Therapie. Krebs war damit entmystifiziert – es waren eben auch nur körpereigene Zellen, die da wucherten. Und gerade bei Kindern fand man die Art von Krebs gehäuft, die man als »weißes Blut«, Leukämie, bezeichnete, Knochenmark- oder Blutkrebs also.

Die erste Beschreibung einer akuten Leukämie, also von Blut- bzw. Knochenmarkkrebs bei einem Kind, lieferte Michael A. Biermer 1860. Er beschrieb, neben den medizinisch-pathologischen Details, den Weg der fünfjährigen Patientin Maria von der Manifestation der Erkrankung bis zu ihrem Tod. Es ist der erste Fall, der – wissenschaftlich attestiert – die Machtlosigkeit der Medizin im Angesicht der Kinderkrebserkrankungen darstellt. Der Kinderarzt hatte keine Handhabe gegenüber dieser Erkrankung. Er war – und das ohne ausgefeilte Supportivtherapie und moderne Schmerzmittel – Sterbebegleiter der jungen Erkrankten. Heilung war bei den schnellen, krisenhaften Verläufen undenkbar. Mehr als 80 Jahre lang wurden pädiatrische Patienten, deren Krankheit man nun als Krebserkrankung benennen konnte und deren Pathologie man seit Virchow kannte, in der Klinik aufgenommen und beim Sterben begleitet. Jede Ärztegeneration gab an die nächste weiter: Hier ist keine Hoffnung.

Und dann, am 28. Dezember 1947, testete der amerikanische Pathologe Sydney Farber in einem klinischen Versuch ein neues Antivitamin gegen Folsäure, Aminopterin genannt. Und zum ersten Mal in der Geschichte der Medizin konnte er beweisen, dass es eine Möglichkeit gab, dem Krebs in seinem Wachstum Einhalt zu gebieten. Kinder mit Leukämie kamen in Remission, es waren keine Krebszellen mehr nachweisbar. Welch eine Hoffnung! Welch ein Triumph der Wissenschaft! Bis die Ernüchterung einsetzte: Die Kinder blieben nur wenige Monate frei von Leukämiezellen, dann kam die Krankheit mit noch größerer Wucht zurück. Und – für eine weitere Dekade – blieb den Ärztinnen und Ärzten wieder nur, hilflos am Krankenbett den Tod der Patienten zu erwarten. Ärztinnen und Ärzte sahen Kinder auf schreckliche Weise sterben, ohne Chance auf Heilung, ohne Chance auf Linderung. Die Kinderonkologie war ein Nachzügler der Therapiegeschichte. Während Operationen seit Jahrhunderten mit Heilerfolgen durchgeführt wurden und Infektionen seit Jahrzehnten mit Penicillin in den Griff zu bekommen waren, glich die Diagnose Krebs bei Kindern weiterhin einem Todesurteil.

Als dann Heilung möglich wurde, war die Frage nach dem Preis nicht nur zweitrangig, sie wurde nicht gestellt. Und wer könnte es den Kolleginnen und Kollegen verdenken: An das Leiden hatte man sich gewöhnt, eine besondere Aufmerksamkeit brauchte es nicht. Palliation war bis dato das Einzige, was die Medizin bisher hatte bieten können. Jetzt aber: Endlich handeln, endlich heilen – nie wieder wollte man Kindern, Familien und sich selbst Verläufe zumuten, wie man sie bisher gekannt hatte. Die Bemühungen richteten sich an den Kindern aus, die Aussicht auf Heilung hatten; übertrieben gesprochen, galten alle nicht geheilten Leukämie-Kinder als ein Zeugnis des ärztlichen Versagens. So schwamm sich die Kinderonkologie frei. Therapien wurden rationaler, verträglicher, vielfältiger. Neue Medikamente aus allen möglichen Quellen wurden identifiziert: aus exotischen Pflanzen die Vincaalkaloide, aus Bakterien und Pilzen die Anthrazykline, aus dem Arsenal der Chemiker und Biochemiker rekrutierten sich die neuen Medikamente, die man aufgrund ihrer das Zellwachstum hemmenden Eigenschaften als »zytostatische« Therapie zusammenfasste, oftmals auch als Chemotherapie benannt, obgleich dieser Begriff eigentlich von Paul Ehrlich für die Medikamente zur Infektionsbekämpfung geprägt worden war. Supportivtherapie ermöglichte es, mit den Komplikationen umzugehen; neue Verfahren wie die Stammzelltransplantationsverfahren verbesserten das Überleben weiter.

Auf diesem Weg – einer Erfolgsgeschichte – überstrahlten die Erfolge die immer selteneren tödlichen Verläufe. Zwischen 1960 und 1980 stieg der Anteil der Überlebenden bei einzelnen Tumorarten von unter 20 auf über 80 Prozent, bei anderen Entitäten setzte eine nicht so steile, aber doch kontinuierliche Verbesserung des Gesamtüberlebens ein. Heute sind wir mitunter fast überrascht, wenn Kinder bestimmter »Niedrigrisikoerkrankungen« nicht überleben.

Angesichts dieser neuen Erfolge wurde die Notwendigkeit einer Verbesserung der Situation der Sterbenden meist nur individuell am Krankenbett erkannt. In den 25 Jahren zwischen 1974 und 2000 erschienen weltweit (Angaben der U.S.-amerikanischen Literaturdatenbank PubMed) jedes Jahr 60 wissenschaftliche Publikationen alleine zum Thema »Chemotherapie im Kindesalter«, im gleichen Zeitraum im Durchschnitt nur zwei Artikel zu Kinderkrebserkrankungen und Palliativbehandlung.

Nicht nur die Forschung im Bereich der kinderonkologischen Palliativmedizin wurde praktisch nicht betrieben. In dieser Schönen Neuen Welt, für deren Heilerfolge wir unbestritten für jeden überlebenden Patienten Dank zollen, konnten sich bestimmte Aspekte der Therapie nicht ausreichend weiterentwickeln:

Intensive Therapien brachten auch mehr Krankenhaustage mit sich, mehr Zeitaufwand für die Therapien und deren Vorbereitung selbst, mehr Zeitaufwand für die unterstützenden Therapien und die Erholung danach – und die Behandelnden und Patientenfamilien gewöhnten sich daran. Im Dienst der Therapieerfolge wurden Patientenbedürfnisse zurückgestellt. Die Kinder mussten da durch: Chemotherapie ohne effektive Mittel gegen Erbrechen, Immununterdrückung ohne Immununterstützung, Schleimhautschädigung durch Bestrahlung und Medikamente ohne adäquate Schmerztherapie, Krankenhäuser, in denen die Behandlung ohne Anwesenheit der Eltern durchgeführt wurde. Und wenn sich ein möglicher schlechter Ausgang der Therapie abzeichnete, verhinderte zumindest in Einzelfällen der Aufstieg der nächsten Therapiegeneration eine Therapiezieländerung, Palliation war dann keine Option.

Durch diese und andere Faktoren entstand die Sichtweise eines Gegensatzes zwischen Palliativmedizin und kurativer Medizin in der Kinderonkologie. In den Kliniken wurde vor allem kurative Kinderonkologie betrieben, und obgleich viel mehr Kinder im Rahmen stationärer Aufenthalte verstarben, da die Strukturen der spezialisierten ambulanten pädiatrischen Palliativmedizin noch nicht in dem Maße wie heute ausgebaut waren, wurde weniger Palliativmedizin im heutigen Verständnis betrieben. Wollten Eltern ihre Kinder im heimischen Umfeld bis zum Tod begleiten, geschah dies mit Unterstützung des Haus- oder Kinderarztes oder durch Kinderonkologinnen und -onkologen, die sich nach ihrem Arbeitsalltag die Zeit nahmen und den Mut hatten, die Eltern zu Hause zu unterstützen.

Dabei hatte bereits im Jahr 2000 die American Academy of Pediatrics einen integrativen, interdisziplinären Ansatz zur kompetenten und teilnehmenden Betreuung postuliert, »in which the components of palliative care are offered at diagnosis and continued throughout the course of illness, whether the outcome ends in cure or death« (American Academy of Pediatrics, 2000). Kinder mit auch nur potenziell lebensbedrohlichen Erkrankungen sollten vom Zeitpunkt der Diagnose an über den gesamten Verlauf der Therapie unabhängig vom Ausgang von Elementen der Palliativversorgung profitieren. Dies ist später so auch von der WHO bestätigt worden.

Einen Meilenstein in der kinderonkologischen Palliativmedizin stellt die Veröffentlichung von Weaver et al. (2015) zur Integration von palliativmedizinischen Konzepten in die Kinderonkologie dar. In einem die kinderonkologische Welt wachrüttelnden Artikel zeigten die Autoren, eine Arbeitsgruppe aus Mitarbeitern bedeutender Kinderkrebskliniken Nordamerikas, dass die Bedürfnisse der kinderonkologischen Patienten weitgehend die gleichen sind wie die von Kindern am Lebensende: Symptomkontrolle, Notwendigkeit der Kenntnis der Sicht und Wünsche des Patienten sowie der Wunsch nach Entscheidungsteilnahme, Autonomie und Mündigkeit. Aus diesen grundlegenden Gemeinsamkeiten beider Fachrichtungen entwickelten die Autoren die Primäre Pädiatrische Palliative Onkologie (pediatric palliative Oncology, PPO).

Der praktische Einsatz dieser neuen Kräfte im Kampf gegen den Krebs bei Kindern erklärt sich aus ihrer Doppelrolle heraus. Nach der Diagnose Krebs sind die Kinderonkologen für die Patienten Träger der Hoffnung auf Heilung, Lebensverlängerung, in manchen Fällen oder späten Verläufen auf ein Wunder. Sie gestalten die Therapie nach individuellem Maß mit einer kontinuierlichen Regulierung unter Berücksichtigung von Krankheitsverlauf, emotionalen, sozialen und spirituellen Bedürfnissen von Familie und Kind.

Die primären pädiatrischen Palliativonkologinnen bemühen sich parallel während der kurativen Therapie um Wohlbefinden, Symptomfreiheit und Bedeutsamkeit des Durchlebten für Patient und Familie. Sie nehmen während des kurativen Therapieverlaufs die Funktion von Streckenposten ein, die ein Aus-der-Bahn-getragen-Werden der therapeutischen Bemühungen angesichts der Patientenbedürfnisse verhindern sollen. Verlangt die Situation die Entscheidung über einen Therapiezielwechsel (und auch dies zu erkennen, kann Aufgabe der »Streckenposten« sein), fungieren sie als Weichensteller für eine neue Therapiezielausrichtung hin zur palliativen Therapie. Sie koordinieren die Überleitung zum ambulanten Palliativteam (SAPPV), welches als professioneller Begleiter die möglichst häusliche Versorgung der Kinder übernimmt.

Trotz dieser Vision von einer Symbiose aus Kinderonkologie und Palliativmedizin hat sich erst in den vergangenen Jahren die Pädiatrische Palliative Onkologie zu einer wahrnehmbaren Untereinheit innerhalb der Kinderonkologie entwickelt. Zunehmend unterstützen auch wissenschaftliche Untersuchungen und Publikationen dieses »neue« Feld.

In der Praxis ist diese Ausrichtung der Kinderonkologie vielfach nicht spürbar. In einer Metaanalyse aus dem Jahr 2019, die 16 (von 35 überhaupt durchgeführten) Studien zum Themenkreis PPO an n=3796 verstorbenen pädiatrischen Krebspatienten analysierte, erhielten nur 54% der Patienten überhaupt eine Palliativversorgung. Das erste Gespräch über die Möglichkeit einer Palliativversorgung fand im Mittel 16 Monate (Standardabweichend SD 37 d) nach Diagnosestellung statt. Aus onkologischer Sicht bedeutet dieser Zeitraum, dass die meisten Gespräche erst im Rezidiv auf eine palliative Versorgung hinwiesen. Demgegenüber vergingen vom

Zeitpunkt des Gesprächs bis zum Versterben nur 2,5 Monate (SD 18 d). Obgleich also bereits seit Jahrzehnten die palliative Versorgung vom ersten Krankheitstag an gefordert wird, ist dies bis heute praktisch ins Gegenteil verkehrt: Erst kurz vor dem Versterben (3–25 % der Gesamtkrankheitsdauer) kommt es zu einem Kontakt mit dem palliativen Gedanken. Und damit kehren wir zu der initialen Frage zurück: Warum ist das so?

Genau diese Fragestellung hat man im Jahr 2018 dem Führungspersonal an 142 Kinderkrebskliniken in den Vereinigten Staaten gestellt. Die Antworten (in absteigender Reihenfolge der Nennung) waren:

Platz 1: Die Kinderonkologen waren überzeugt, bereits selbst eine ausreichend gute Palliativversorgung anzubieten.
Platz 2: Die Krankheit sei bereits zu weit fortgeschritten.
Platz 3: Das Team erwartete keinen zusätzlichen Vorteil für den Patienten durch eine palliative Behandlung.
Platz 4: Eltern verbinden mit dem Begriff der Palliation negative Gefühle.
Platz 5: ärztliche Unwissenheit über Umfang und Möglichkeiten der Palliativversorgung
Platz 6: ärztliche Unwissenheit über den Vorteil einer palliativmedizinischen Versorgung
Platz 7: zu wenig Personal
Platz 8: Patienten verbinden mit dem Begriff der Palliation negative Gefühle.
Platz 9: Mangel an struktureller Palliativmedizin im ambulanten Bereich/Hospizbereich

Wenngleich man nicht bestreiten kann, dass strukturelle Mängel und fehlende Ressourcen einen Grund für eine unzureichende Palliativversorgung in der Kinderonkologie darstellen, kann man anderen Pseudoargumenten, Behauptungen oder Gedanken sehr gelassen mit wissenschaftlich fundierten Fakten entgegentreten. Keye et al. (2016) haben ein Konzept entwickelt, um den notwendigen Aufwand für die Versorgung zu verdeutlichen: Sehr viele Patienten in der Kinderonkologie benötigen eine leichte palliative Grundversorgung. Diese kann auf Ebene des behandelnden Zentrums durch eine entsprechende Ausbildung der Mitarbeiter, durch Standards in der Pflege und medizinischen Versorgung sowie durch eine Haltung innerhalb des Teams gewährleistet werden.

Deutlich weniger Patienten haben Bedürfnisse, die nur durch spezialisiertes Personal wie das In-House-Palliativteam oder durch spezialisierte primär pädiatrische Palliativonkologinnen befriedet werden können. Nur Einzelfälle benötigen Palliativexperten und das SAPPV-Team. Wenig Aufwand ist notwendig, um vielen Patienten eine grundlegende Versorgung im palliativen Sinne zu gewährleisten, viel Aufwand und Ressourcen werden nur für wenige Patienten benötigt.

Dass Eltern und Kinder vom Begriff der Palliativmedizin generell abgeschreckt werden, gehört in das Reich der Mythen. Bei einer Befragung von 258 Familien im ersten Monat der Krebstherapie kannten die meisten Eltern (70 %) und Kinder (98 %) den Begriff der Palliativversorgung nicht. Nach Aufklärung über palliativmedizinische Versorgung wollten nur 15 % der Eltern und Kinder keinen Kontakt zur Palliativmedizin bereits zum Beginn der Therapie. Zudem lehnten nur 2 % der Kinder und 6 % der Erwachsenen ein Treffen mit einem Palliativmediziner zu Beginn der Therapie ab. Nach einem guten Zeitpunkt für das erste Treffen mit einem Palliativmediziner befragt, befanden ca. 50 % der Eltern und Kinder bereits zu Beginn oder im Verlauf der Therapie Treffen für geeignet. Nur ein Drittel war der Meinung, dass erst kurz vor Lebensende ein guter Zeitpunkt sei.

Eine weitere Studie untersuchte, ob bei n=118 an Krebs verstorbenen Kindern die Intensität der Therapie und die Arztkontakte nach einer Therapiezieländerung in Richtung Palliation sich veränderten. Der statistisch signifikante Unterschied zwischen Patienten mit und ohne Palliativversorgung in der letzten Lebensphase bestand darin, dass Patienten ohne Palliativversorgung mehr Zeit im Krankenhaus verbrachten (12 vs. 5 Krankenhaustage) sowie mehr Tage im letzten Lebensmonat auf der Intensivstation (5 vs. 2). Jedoch zeigte sich kein Unterschied in der Anzahl der Arztkontakte oder der Anzahl der verabreichten Chemotherapieelemente. Das Ergebnis der Studie zeigte, dass bei Hinzuziehen eines Palliativteams eine gleichgute Versorgung bei gleicher Therapieintensität und nur der Hälfte der stationären Krankenhaustage möglich ist.

Auch der Frage, ob eine Palliativversorgung denn überhaupt (noch) nötig sei, kann man entgegentreten. Natürlich darf man angesichts der guten Prognose vieler Krebserkrankungen im Kindesalter – inzwischen werden mehr als 80 % der Kinder zu Langzeitüberlebenden (Kinderkrebsregister Mainz) – die Frage stellen, ob es denn gerechtfertigt und sinnvoll sei, einen solch deutlich intensiveren Betreuungsaufwand zu betreiben. Die Antwort dazu findet sich im Rahmen der spezialisierten Schmerztherapie: Kinder mit Krebs haben Schmerzen.

Bereits vor der Diagnose beinhaltet die Anamnese vieler späterer Patienten Schmerzen. Während die Leukämien vor allem durch Knochenschmerzen in den Beinen bis hin zur Gehverweigerung auffallen, sind es bei den Hirntumoren Kopfschmerzen und bei den soliden Tumoren Schmerzen der Knochen- und Weichteile, die mitunter über Monate nicht beherrscht werden können. Für Schmerzen durch die Leukämien konnte gezeigt werden, dass sie bereits bis zu drei Monate vor Diagnose zu einem deutlichen Anstieg der Vorstellungen beim Kinderarzt führen (Yang et al. 2016). Schmerzen im Stütz- und Halteapparat sind der dritthäufigste Grund für nichtgeplante Vorstellungen beim Kinderarzt. Entsprechend breit angelegt muss die Differentialdiagnose sein. Bei den wenigen Hundert Fällen von Knochentumoren bei Kindern im Jahr in Deutschland ist es zwar richtig, diese Symptomatiken – bei Abwesenheit anderer Warnzeichen – erst spät in die Differentialdiagnose einzuschließen, gleichwohl sind sie als Warnzeichen zu lesen. Solche Warnzeichen sind vor allem tastbare Tumoren, auffällige Schmerzcharakteristika, durch nichtopioide Schmerzmittel schwer zu beeinflussende Schmerzen und Funktionseinschränkungen der angrenzenden Gelenke. Ein praxistauglicher Algorithmus sollte diese sogenannten »Red Flags« berücksichtigen und zugleich falschen Alarm vermeiden (Birnbaum et al., 2000). Trotz solcher Algorithmen ist es schwierig, Schmerzen im Kindesalter richtig zuzuordnen. So erklären sich auch die bis zu einem Jahr, im Mittel aber immerhin ca. ein Vierteljahr langen Leidenszeiten, die einer Diagnosestellung vorausgehen (Yang et al., 2009).

Mit Diagnosestellung sind die Schmerzen jedoch noch nicht ausgestanden. Die Diagnostik bei Krebs ist invasiv. Periphere venöse Zugänge, Biopsien in hochentzündliches Tumorgewebe, Knochenmarkpunktionen, Lumbalpunktionen, Anlage zentraler Venenkatheter, Blasenkatheter: Diagnostik bei krebskranken Kindern ist schmerzhaft und nur teilweise durch Lokalanästhesie, Schmerztherapie oder Sedierung vermeidbar.

Wenn die Krankheit einmal diagnostiziert wurde, ist die Therapie ebenfalls Quelle körperlicher Schmerzen. Die Hochdosis-Steroidtherapie bei Leukämien und Lymphomen führt zu körperlichem Unwohlsein, Verstopfung, Bauchschmerzen. Vincaalkaloide, das Universalchemotherapeutikum der Kinderheilkunde, kann schwierig beherrschbare neuropathische Schmerzen verursachen. Chemotherapie im Allgemeinem, Methotrexat im Speziellen führt zu schmerzhafter Entzündung der Schleimhäute. Operationen der Tumoren führen zu großen Wundflächen, die unter Chemotherapie nicht heilen wollen. Funktionseinschränkungen durch Extremitätenschonhaltung müssen schmerzhaft physiotherapeutisch angegangen werden.

Und selbst nach Ende der Therapie bleibt der Schmerz. Skoliose nach einseitigen achsennahen Tumoroperationen. Narbenschmerzen. Phantomschmerzen. Neuropathische Schmerzen. Schmerzen durch steroidbedingte Knochennekrosen.

Schmerzen begleiten die Kinder durch die gesamte Therapie. Und dabei umfasst die obenstehende Aufzählung gerade einmal die direkten, körperlichen Schmerzen. Macht man sich zudem die Auswirkungen auf die geistige Gesundheit, den Stress, die Angst und die Störung der Lebensqualität bewusst, wird trotzdem noch nicht das gesamte Ausmaß der Katastrophe Krebsdiagnose ergründbar.

Schmerzen sind führende Symptome der Krebstherapie. Symptomkontrolle ist eine Kernkompetenz der Palliativmedizin. Was liegt näher, als hier eine Verknüpfung zu schaffen?

Es gibt aber auch noch eine andere Konfliktzone zwischen Kinderonkologie und Palliativmedizin: die Frage der Palliativmediziner, ob denn onkologische Therapien in der Palliativmedizin überhaupt einen Stellenwert haben. Solange der palliative Gedanke in der kurativen Onkologie integriert zu mehr Lebensqualität führen soll, gibt es selten Zweifel. Aber ist es richtig, einen Patienten nach Therapiezieländerung einer Chemotherapie oder einer Operation zu unterziehen? In dieser Diskussion um die Therapie am Ende des Lebens können sehr unterschiedliche Positionen eingenommen werden.

Ein Extrem wäre die intensive Therapiebemühung aus einer nicht versiegenden Motivation zur kurativen Therapie oder der Unerträglichkeit eines Therapieabbruchs heraus. Das Gegenextrem bestünde aus einem Stopp für alle Therapien, die in irgendeiner Weise gegen die Grunderkrankung gerichtet sind, mit der Absicht, das Leiden nicht zu verlängern. Glücklicherweise besteht in der Kinderonkologie, und insbesondere in der PPO, die Möglichkeit wie Notwendigkeit, auf die Bedürfnisse jedes Patienten einzeln einzugehen. So kann es im Einzelfall richtig sein, Therapien zu reduzieren oder zu intensivieren. Denn Therapie in der palliativen Zielsetzung ist gerechtfertigt, wenn sie nicht nur kurativ ist (was kein unerwünschter Nebeneffekt ist), sondern auch der Symptomkontrolle dient.

Es kann richtig und palliativ wirksam sein, Patienten mit raumfordernden Tumoren zur Verhinderung schwerer, die Lebensqualität einschränkender Symptome – wie eine Querschnittslähmung, Schmerzen, Harnabflussstörungen – mit Strahlen zu behandeln, wenn dies dem Zustand und Wunsch des Patienten angemessen erscheint (Stachelek et al., 2019).

Es kann richtig und palliativ wirksam sein, einen Patienten operativ zu behandeln, wenn man durch einen Eingriff mit überschaubarem Komplikationsrisiko eine schwere Symptomatik beheben kann, die konservativ nicht behebbar wäre (Inserra et al., 2016; Shpanskaya et al., 2019).

Es kann richtig sein, bei Haut- und Drüseninfiltraten einer Leukämie hochdosierte Steroide anzuwenden oder damit die Abschwellung einer Wasseransammlung, die einen Hirntumor umgibt, zum Abschwellen zu bringen.

Und es kann richtig und palliativ wirksam sein, einen Patienten mit einer Dauer-Chemotherapie zu behandeln, solange der subjektiv vom Patienten empfundene Gewinn an Lebensqualität und Autonomie nicht durch Nebenwirkungen überschattet wird (Elhemaly et al., 2022).

Und ebenso kann jeder dieser Schritte der falsche sein, wenn er am Patientenwunsch vorbei in paternalistischer Weise durchgeführt wird oder aus einem Eltern- oder Patientenwunsch heraus resultiert, dessen Erfüllung so nicht erreicht werden kann.

Dieses Labyrinth aus Entscheidungen am Ende des Lebens mit kindlichen Krebserkrankungen wird auch nicht dadurch überschaubarer, dass sogenannte »neue Therapien« oder »gezielte Therapien« (»targeted therapy«) für immer mehr Entitäten zur Verfügung stehen.

Antikörpertherapien können gezielt Tumorzellen für das Immunsystem sichtbar machen und deren Zerstörung ermöglichen. So kann mitunter eine erneute Remission, Schmerzfreiheit, Zeit gewonnen werden. Demgegenüber stehen Unverträglichkeiten und allergische Reaktionen bis hin zu schweren neurologischen Schädigungen, welche die Lebensqualität beeinträchtigen können. Sogenannte Stoffwechsel-/Signalwegblocker (Inhibitoren) können auf zellulärer Ebene Prozesse in den Tumorzellen ausschalten, jedoch auch Nebenwirkungen in praktisch allen Organsystemen auslösen. Keine Chemotherapie bedeutet nicht: keine Nebenwirkungen.

Gerade für die »targeted« Therapie ist es meist notwendig, eine Molekulardiagnostik aus frischem Tumorgewebe durchzuführen. Dies kann ein sehr wichtiger »Nebeneffekt« einer Tumorgrößenreduktion auch in palliativer Zielsetzung sein, aber auch eine zusätzliche Belastung ohne direkten Patientennutzen, wenn molekulare Marker kein Ergebnis erbringen. Letztlich ergibt sich dies erst aus dem Verlauf.

Das Dilemma ist offensichtlich. Und genau wie zur Zeit der ersten Krebstherapien steht die Frage im Raum, welche der Therapien hilft, den Patientenwillen zu verwirklichen, und welche Therapie diesem im Wege steht.

Viele dieser Fragen, dieser Konfrontationen und sich kontrovers gegenüberstehenden Paradigmen der Kinderonkologie und Palliativmedizin finden ihre Auflösung in der Funktion der PPO. Neben den Bedürfnissen, die bei allen potenziell tödlich erkrankten Patienten durch die Palliativmedizin aufgefangen werden sollen, konzentriert sich die PPO dabei insbesondere auf das onkologisch kranke Kind ebenso wie auf die es umgebende Großgruppe an Beteiligten. Dabei wird nicht nur die Kernfamilie eingeschlossen, sondern auch die Großelterngeneration, Kindergarten- und Schulumgebung und andere Sozialkontexte der Betroffenen.

Welche praktischen Aspekte umfasst die Arbeit der spezialisiert ausgebildeten Kinderonkologin? Kaye und später Snaman haben hierzu ein dreiphasiges Modell entwickelt, das die Funktion dieser neuen Spezialisierung beschreibt (Kaye et al., 2017; Snaman et al., 2018).

In der Initialphase der Erkrankung, wenn ein Patient zum Beginn seiner Therapie in die Klinik eingewiesen wird, liegt die Hauptarbeit der palliativ ausgebildeten Onkologin nach einem ersten Kontakt in einer patientenfernen Tätigkeit. Während sich Patient wie Familie auf die kurative Therapie und die hoffentlich folgende Heilung konzentrieren, bemüht sich der Spezialist vor allem auf organisatorischer und Team-Ebene um ein der Palliativversorgung angemessenes und positiv zugewandtes Klima. Das Team soll spüren, dass es für alle Beteiligten eine positive Erfahrung ist, wenn die Vorzüge der Palliativversorgung von Anfang an mit in die Therapie integriert sind. Ziel ist es, eine Haltung zum Patienten zu entwickeln und einzunehmen, die Palliation und kurative Medizin bei dieser speziellen Klientel nicht als Gegensatz empfindet, die bedeutet, täglich auf Station und in den Ambulanzen um Verständnis für diesen doppelten Ansatz und um Akzeptanz für die Ambivalenz zu werben, die sich darin verbirgt. Externe Hilfe ist zu diesem Zeitpunkt meist nicht notwendig.

In einer zweiten, intensiveren Phase der Therapie, wenn die Lage sich von der Routinebehandlung in Richtung Hochrisikotherapie verschiebt, wenn das Rezidiv oder der Progress auftritt oder die Transplantation ansteht, sollte das Grundgerüst der Palliativversorgung bereits bei den Mitarbeitern verinnerlicht und eine Akzeptanz für das mögliche Versagen der kurativen Therapie und ein Erkennen der Notwendigkeit einer frühen Palliativversorgung etabliert sein. Dann rückt die Führung von Patient und Familie durch die hohen Wogen der Intensivtherapie in den Vordergrund und hier kann der onkologische Teil der Ausbildung von großer Wichtigkeit sein. In dieser Phase kann es nach Angaben der Autoren zu einem erhöhten Ressourcenbedarf sowohl in der Versorgung zu Hause als auch durch die Notwendigkeit einer professionellen Begleitung durch ein ambulantes Palliativteam kommen.

Die dritte durch die Autoren postulierte Phase ist die der palliativen Therapie vor dem Ende des Lebens. Die Klinik spielt hier nur eine untergeordnete Rolle, Führung durch die Therapie ebenso. Vielmehr nimmt nun die Koordination der Kräfte zur Unterstützung der Familie und des Patienten den größten Raum für die palliativ ausgebildete Kinderonkologin ein. Diese Unterstützung kann aus der Klinik heraus kommen, betrifft aber vor allem die spezialisierte ambulante pädiatrische Palliativversorgung (SAPPV) ebenso wie Hilfsmittel, Unterstützung durch Pflegedienste oder karitative Kräfte.

Palliativkultur zu fördern, Führung und Halt im Rahmen der intensiven Therapie zu bieten und in der letzten Lebensphase koordinierend tätig zu sein, dies seien nach Angaben von Kaye und Snaman die Aufgaben einer palliativ ausgebildeten Onkologin.

Kinderonkologie und Palliativmedizin sind in der Vermittlerfigur der primär palliativen pädiatrischen Onkologin eine Symbiose eingegangen, die beiden Fachausrichtungen guttut. Wenngleich noch lange nicht jede Kinderonkologie dieses Prinzip lebt, so sind die Weichen gestellt. Die Integration palliativer Konzepte von Beginn der onkologischen Therapie an sowie die Verwendung onkologischer Therapie zur Therapiekontrolle in der Palliativphase der Erkrankung sind erste Schritte in die richtige Richtung. Der Keimling für ein integratives Konzept der Kinderonkologie und Palliativmedizin ist gesetzt.

Literatur

American Academy of Pediatrics. Committee on bioethics and committee on hospital care (2000). Palliative care for children. *Pediatrics*, 106(2), 351–357. https://doi.org/10.1542/peds.106.2.351

Birnbaum, K., Stollbrink-Peschgens, C., Hübner, D. et al. (2000). Diagnostischer Algorithmus zum Ausschluss des »Wachstumsschmerzes«. *Monatsschr Kinderheilkd.* 148, 876–882. https://doi.org/10.1007/s001120050662

Cheng, B. T., Rost, M., De Clercq, E. et al. (2019). Palliative care initiation in pediatric oncology patients: A systematic review. *Cancer Med.*, 8(1), 3–12. doi: 10.1002/cam4.1907. Epub 2018 Dec 7. PMID: 30525302; PMCID: PMC6346252.

Cheng, B. T., Wangmo, T. (2020). Palliative care utilization in hospitalized children with cancer. *Pediatr Blood Cancer*, 67(1), e28013. doi: 10.1002/pbc.28013. Epub 2019 Oct 14. PMID: 31612605.

Elhemaly, A., Refaey, O. E., Rizkallah, R. S. et al. (2022). Palliative and end-of-life symptoms management for children with diffuse intrinsic pontine glioma. *Future Oncol.*, 18(16), 1943–1950. doi: 10.2217/fon-2021-1455. Epub 2022 Feb 23. PMID: 35193393.

Ferrante di Ruffano, L., Waldron, T. (2018). On the importance of considering disease subtypes: Earliest detection of a parosteal osteosarcoma? Differential diagnosis of an osteosarcoma in an Anglo-Saxon female. *Int J Paleopathol.*, 21, 128–137. doi: 10.1016/j.ijpp.2016.12.001. Epub 2016 Dec 30. PMID: 29776880.

Inserra, A., Narciso, A., Paolantonio, G. et al. (2016). Palliative care and pediatric surgical oncology. *Semin Pediatr Surg.*, 25(5), 323–332. doi: 10.1053/j.sempedsurg.2016.08.001. Epub 2016 Aug 31. PMID: 27955737.

Józsa, L., Fóthi, E. (2002). Juxtacorticalis osteosarcoma középkori vázleleten [Juxtacortical osteosarcoma of tibia from a medieval cemetery of Budapest]. *Magy Onkol.*, 46(3), 271–276. Hungarian. Epub 2002 Oct 6.

Kaye, E. C., Gushue, C. A., DeMarsh, S. (2018). Illness and end-of-life experiences of children with cancer who receive palliative care. *Pediatr Blood Cancer*, 65(4). 10.1002/pbc.26895. doi: 10.1002/pbc.26895. Epub 2017 Dec 8. PMID: 29218773; PMCID: PMC6159948.

Kaye, E. C., Friebert, S., Baker, J. N. (2016). Early integration of palliative care for children with high-risk cancer and their families. *Pediatr Blood Cancer*, 63(4), 593–597. doi: 10.1002/pbc.25848. Epub 2015 Nov 18. PMID: 26579997.

Mukherjee. S. (2012) *Der König aller Krankheiten.* Köln: DuMont Buchverlag GmbH & Co. KG (4. Edition).

Rothschild, B. M., Witzke, B. J., Hershkovitz, I. (1999). Metastatic cancer in the Jurassic. *Lancet* 31, 354(9176), 398. doi: 10.1016/S0140-6736(99)01019-3. PMID: 10437878.

Shpanskaya, K., Lungren, M. P., Tulin-Silver, S. (2019). Pediatric interventional oncology: Endovascular, percutaneous, and palliative procedures. *Semin Roentgenol.*, 54(4), 359–366. doi: 10.1053/j.ro.2019.06.008. Epub 2019 Jun 25. PMID: 31706369.

Snaman, J., McCarthy, S., Wiener, L. (2020). Pediatric palliative care in oncology. *J Clin Oncol.*, 38(9), 954–962. doi: 10.1200/JCO.18.02331. Epub 2020 Feb 5. PMID: 32023163; PMCID: PMC7082155.

Snaman, J. M., Kaye, E. C., Baker, J.N., Wolfe, J. (2018). Pediatric palliative oncology: the state of the science and art of caring for children with cancer. *Curr Opin Pediatr.*, 30(1), 40–48. doi: 10.1097/MOP.0000000000000573. PMID: 29189353.

Stachelek, G. C., Terezakis S. A., Ermoian R. (2019). Palliative radiation oncology in pediatric patients. *Ann Palliat Med.*, 8(3), 285–292. doi: 10.21037/apm.2019.05.01. Epub 2019 May 27. PMID: 31280578.

Weaver, M. S., Heinze, K. E., Kelly K. P. et al. (2015). Palliative care as a standard of care in pediatric oncology. *Pediatr Blood Cancer*, 62(Suppl 5), 829–833. doi: 10.1002/pbc.25695. PMID: 26700928; PMCID: PMC5198905.

Yang T. O., Liu Y.-L., Huang W.-T. et al. (2016). Specific and non-specific clinical presentations in the year before the diagnosis of childhood leukaemia. *Pediatr Blood Cancer*, 63(8):1387–93. doi: 10.1002/pbc.26029. Epub 2016 Apr 29. PMID: 27128206.

3 Elternstimme: Fabio

Theresia Rosenberger

Diagnose: Medulloblastom

Zwei Notoperationen, fünf Chemotherapien und vier Wochen lang tägliche Bestrahlungen konnten leider nicht verhindern, dass sich massiv viele Metastasen in Fabios Hirnwasserräumen gebildet hatten. Laut den behandelnden Kinderonkologen, Neurochirurgen und Strahlentherapeuten gab es keine Aussicht mehr auf Heilung.

Von nun an gab es nur noch einen Plan: Wir gehen nach Hause und tun nur noch das, was unser Sohn sich wünscht. Deshalb holten wir zuerst einmal unseren Winterurlaub nach, der während der Therapien abgesagt werden musste.

Die vom Kinderonkologen empfohlene baldige Kontaktaufnahme mit dem KinderPalliativTeam Südhessen war genau die richtige Entscheidung für uns und unser Kind – Fabio hatte selbst formuliert, dass er zuhause bleiben und keinesfalls noch einmal zur Behandlung ins Krankenhaus möchte. Zusammen mit unserem älteren Sohn Nils hatten wir als Familie nach den vielen Monaten stationärer und ambulanter Behandlung das Gefühl, endlich angekommen zu sein.

Die Versorgung durch das SAPV-Team hat Fabio ermöglicht, für einige Monate an seinem alten Leben vor der Diagnose teilzunehmen. Er konnte wieder zur Schule gehen, Trompete spielen, war im Schullandheim und sogar noch einmal mit uns im Sommerurlaub.

Die regelmäßigen Besuche der Pflegekräfte, Ärztinnen und Ärzte haben uns immer unterstützt, wo es notwendig war, und in Ruhe gelassen, wenn es (insbesondere von Fabio) gewünscht war.

Obwohl ich als Mama einen medizinisch-pflegerischen Beruf erlernt hatte, war ich für die Anleitung und Begleitung durch das Fachpersonal sehr dankbar. Ich fühlte mich an die Hand genommen und bestärkt darin, alles Nötige tun und alle möglichen Regelungen zuhause bestmöglich für mein Kind treffen zu können. Jeden Tag zu jeder Tages- und Nachtzeit anrufen zu können, wenn Probleme – insbesondere Medikamentenbedarf – auftraten, gab mir fundamentale Sicherheit.

… so viel Leben konnte Fabio dank dieser Hilfe aus dem Hintergrund noch in sich aufsaugen, bevor er in Ruhe und Würde zuhause im Kreise seiner Familie starb.

Wenn man die richtigen Menschen bei sich hat, um bei all dem erfahrenen Leid noch so viel Schönes erleben zu dürfen, ist das unbeschreiblich wertvoll!

4 Palliativversorgung von Kindern aus neuropädiatrischer Perspektive

Heike Philippi

Abkürzungen:
CFCS: Communication Function Classification System
EDACS: Eating Function Classification System
GMFCS: Gross Motor Function Classification System
ICF: International Classification of Functioning, Disability and Health
MACS: Manual Ability Classification System
PVL: Periventricular Leucomalacia
SPZ: Sozialpädiatrisches Zentrum

4.1 Einführung ins Thema

Die Neuropädiatrie umfasst das Spektrum aller neurologischen Erkrankungen des zentralen und peripheren Nervensystems im gesamten Kindes- und Jugendalter. 30%–40% aller Kinder, die stationär in Kinderkliniken versorgt werden, werden wegen einer neuropädiatrischen Störung aufgenommen. Die Fachkunde kann in Deutschland jede Fachärztin und jeder Facharzt für Kinderheilkunde innerhalb von zwei Jahren Weiterbildung erwerben. Neuropädiatrisch weitergebildete Fachkräfte arbeiten in Kliniken, Ambulanzen, SPZ und in Praxen. Im Jahr 2013 arbeiten in Deutschland 470 Neuropädiaterinnen und Neuropädiater (https://gesellschaft-fuer-neuropaediatrie.org).

Die erste wesentliche Aufgabe der Neuropädiaterin und des Neuropädiaters ist es zunächst einmal, die entsprechenden Störungen und Erkrankungen zu diagnostizieren und das Schädigungsmuster und -profil zu klassifizieren, z.B. infantile spastische Zerebralparese auf dem Boden einer frühkindlichen Schädigung (PVL) oder GMFCS-Level 2 (langsames Laufen mit Festhalten möglich) oder MACS-Level 3 (Hantieren nur eingeschränkt mit Hilfen möglich) oder CFCS-Level 3 (Patient kann nur mit ihm vertrauten Personen kommunizieren).

Die zweite wesentliche Aufgabe ist die Beratung bezüglich der Therapiemöglichkeiten. Neuropädiatrische Krankheitsbilder, die sich kurativ behandeln lassen, sind trotz allen Fortschritts in der Pharmako- und Gentherapie weiterhin die Ausnahme. Bedeutsame Symptomlinderung und eine (Re-)Habilitation hingegen können oft erreicht werden und sind für die Lebensqualität der Kinder entscheidend. Das bedeutet aber auch, dass in den meisten Fällen Kinder mit neuropädiatrischen Erkrankungen und Störungen lebenslang professioneller Begleitung bedürfen, weil sie in jeder Lebensphase lernen müssen, mit der chronischen Erkrankung und den daraus folgenden Beeinträchtigungen zu leben.

Insofern besteht die dritte wesentliche Aufgabe von Neuropädiaterinnen und Neuropädiatern darin, Kinder und deren Familie bezüglich einer gelingenden Teilhabe in Anbetracht ihrer chronischen Beeinträchtigung zu beraten und zu unterstützen. Teilhabe meint, dass die Kinder in alltäglichen Lebenssituationen funktionsfähig sind und sich als einbezogen erleben. Für eine gelingende Teilhabe ist es also erforderlich, dass Neuropädiaterinnen und Neuropädiater dem Kind helfen, entsprechend seiner Teilhabepräferenzen und Aktivitätskompetenz all das im Alltag zu tun, was gleichaltrige Kinder tun. Neben rehabilitativen Maßnahmen geht es vornehmlich darum, multiprofessionell und interdisziplinär für das Kind im Alltag Barrieren abzubauen.

Trotz der genannten Maßnahmen kommt es bei manchen Kindern dazu, dass die neurologische Erkrankung fortschreitet, die Symptome zunehmen und das Wohlbefinden des Kindes sich zusehends verschlechtert. Dann spätestens wird der lebensverkürzende Charakter dieser neurologischen Erkrankung sichtbar und der Zeitpunkt für eine ergänzende palliative Versorgung ist gekommen. Was aber genau macht jetzt den Unterschied zwischen einer neuropädiatrischen und einer palliativen Versorgung aus und wie wäre der Übergang zu gestalten? Das soll an folgendem Schaubild näher erläutert werden (▶ Abb. 4.1).

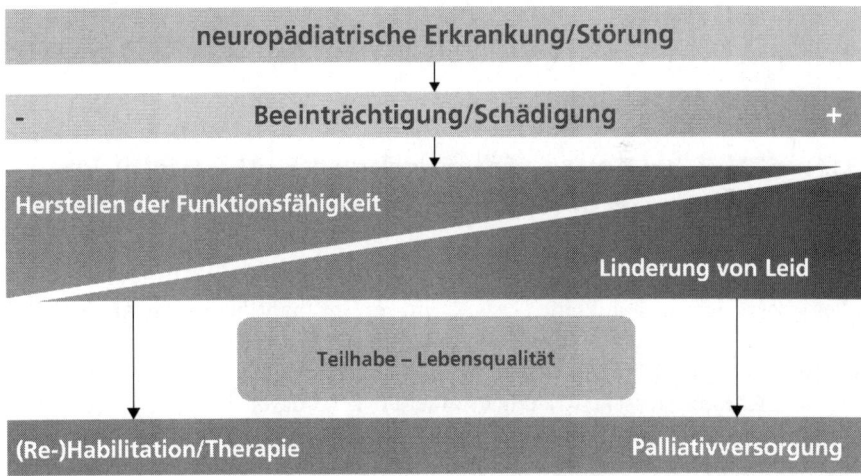

Abb. 4.1: Schaubild zur Darstellung des Kontinuums zwischen neuropädiatrischer (Re-)Habilitation bzw. Therapie und der Palliativversorgung (Quelle: Philippi)

Wie bereits gesagt, haben neuropädiatrische Erkrankungen eine mehr oder weniger ausgeprägte Beeinträchtigung der Funktionsfähigkeit und Schädigung von Organen zu Folge. Wenn die Beeinträchtigung bzw. Schädigung weniger ausgeprägt ist, profitiert das Kind von einer neuropädiatrischen Versorgung (links im Schaubild, ▶ Abb. 4.1), weil es realistisch ist, durch Therapien und (re-)habilitative Maßnahmen eine Teilhabe im Alltag zu erreichen. Nehmen die Beeinträchtigungen und Schädigungen mit fortschreitender Erkrankung zu (rechts im Schaubild, ▶ Abb. 4.1) und erreichen ein solches Ausmaß, dass Schmerzen, Übelkeit, Unwohlsein und/oder Luftnot in den Vordergrund treten, rückt die Linderung von Leid und damit die Palliativversorgung in den Vordergrund. Lebensqualität wird jetzt mehr durch die Symptomlinderung denn durch die aktive Teilhabe im Alltag bestimmt.

Wie das Schaubild auch zeigt, enthalten beide Versorgungsformen von Anfang an Aspekte der jeweils anderen Versorgungsform. Entsprechend früh sollte deshalb die neuropädiatrische Versorgung um die palliative ergänzt werden. Es geht dann um ein »Sowohl-als-auch« und nicht um ein »Entweder-oder«. Es wird im Leben von schwer kranken Kinder immer Stunden, Tage und Wochen geben, während derer das Kind sein Bedürfnis nach sozialer Teilhabe leben kann und neben der palliativen Versorgung unterstützt werden muss. Dieser Aspekt wird häufig unterschätzt. Der subjektiv hohe Stellenwert der aktiven Teilhabe für Kinder rückt oft ganz aus dem Fokus, weil die Symptomlinderung mit sedierenden Medikamenten die Teilhabe nicht mehr für wesentlich oder gar möglich erscheinen lässt. Fragt man hingegen die Kinder, so werden wir erfahren, wann sie sehr wohl für kurze Phasen aktiv sein möchten und können. Das Zusammenspiel von neuropädiatrischer und palliativer Versorgung in diesem Kontext wird in ▶ Kap. 4.3 und ▶ Kap. 4.4 anhand von Berichten betroffener Kinder näher erläutert. Im direkt folgenden Kapitel (▶ Kap. 4.5) stelle ich die neuropädiatrischen Krankheitsbilder dar, die in der Palliativversorgung eine Rolle spielen, damit deutlich wird, welche Symptomkonstellationen dabei zu berücksichtigen sind.

4.2 Welche neuropädiatrischen Krankheitsbilder spielen in der Palliativversorgung eine Rolle?

Hier beziehe ich mich auf eine Auswertung von Joachim Pietz beim KinderPalliativTeam Südhessen aus den dem Zeitraum 11/2010 bis 01/2021. In ▶ Tab. 4.1 ist die Diagnosenhäufigkeit verschiedener Erkrankungen dargestellt. Wie zu sehen ist, machen neuropädiatrische Krankheitsbilder etwa 2/3 davon aus.

Tab. 4.1: Diagnosenspektrum und Häufigkeit der Diagnosen in der SAPV-Versorgung von 419 Kindern, Jugendlichen und jungen Erwachsenen, betreut durch das KinderPalliativTeam Südhessen von seiner Gründung 11/2010 bis 01/2021 (Quelle: Joachim Pietz, KinderPalliativTeam Südhessen)

Onkologie & Hämatologie	N	%
Weichteil- und Knochentumoren Sarkom, Rhabdomyosarkom	29	22.3

4.2 Welche neuropädiatrischen Krankheitsbilder spielen eine Rolle?

Tab. 4.1: Diagnosenspektrum und Häufigkeit der Diagnosen in der SAPV-Versorgung von 419 Kindern, Jugendlichen und jungen Erwachsenen, betreut durch das Kinder-PalliativTeam Südhessen von seiner Gründung 11/2010 bis 01/2021 (Quelle: Joachim Pietz, KinderPalliativTeam Südhessen) – Fortsetzung

	N	%
Hirntumoren Gliom, Glioblastom, Astrozytom	52	40.0
Nervengewebe Neuroblastom, Ganglioneuroblastom	9	6.9
Andere Organtumoren Nephroblastom, Hepatoblastom, Ovarialtumor, Hodentumor, Melanom	17	13.1
Leukämien, Lymphome, andere Bluterkrankungen ALL, AML, NHL, aplastische Anämie	23	17.7
Summe | % Gesamt	**130**	**31 %**
Angeborene & genetische Erkrankungen	**N**	**%**
Trisomien Trisomie 13, 18, 21 mit und ohne Herzfehler und Organfehlbildungen	26	13.1
Neurogenetische Erkrankungen Cri du Chat, DiGeorge-Syndrom, Miller-Dieker-Syndrom, COL4 A1, Rett-Syndrom, WWOX, Lubs-Syndrom, Prune 1, STXBP1, Neurofibromatose, Ataxia teleangiectatica	21	10.6
Hirnfehlbildungen Angeborener Hydrocephalus, Brainstem Disconnection Syndrome, Schizenzephalie, Polymikrogyrie, Hemimegalenzephalie, septo-optische Dysplasie, Lissenzephalie, Holoprosenzephalie, pontine tegmentale Capdysplasie	21	10.6
Komplexe Fehlbildungs-Syndrome Schinzel-Gideon-Syndrom, Aicardi-Syndrom, Arthrogryposis multiplex congenita	24	12.1
Herzfehler Hypoplastisches Linksherz-Syndrom, Double Outlet Right Ventricle, Fallot, Ebstein-Anomalie	13	6.6
Angeborene Stoffwechselerkrankungen Nichtketotische Hyperglycinämie, Sphingolipidosen, Gangliosidosen, MPS, Komplex 1-Defizienz, Ethylmalonsäure-Enzephalopathie, Zellweger, D-bifunktionaler Protein-Mangel, SLO, Molybden-Cofaktor-Mangel Typ 1, Menkes-Syndrom; Harnstoffzyklus-Defekte, Glykogenose, CDG	44	22,2
Neurodegenerative Erkrankungen Morbus Krabbe, Adrenoleukodystrophie, Progressive multifokale Leukenzephalopathie, Leigh Syndrom; 4H-Syndrom, NCL 2, 6, INAD, Cockayne, SSPE, MEGDEL-Syndrom, PCH	25	12.6
Neuromuskuläre Erkrankungen Duchenne, SMA, Morbus Pompe, Walker-Warburg, Ullrich-Myopathie, Nemaline Myopathie	24	12.1

Tab. 4.1: Diagnosenspektrum und Häufigkeit der Diagnosen in der SAPV-Versorgung von 419 Kindern, Jugendlichen und jungen Erwachsenen, betreut durch das Kinder-PalliativTeam Südhessen von seiner Gründung 11/2010 bis 01/2021 (Quelle: Joachim Pietz, KinderPalliativTeam Südhessen) – Fortsetzung

Summe | % Gesamt	198	47 %
Andere Organerkrankungen und andere seltene Erkrankungen	**N**	**%**
Bekannte angeborene & genetische Erkrankungen Zystische Fibrose, Megacystis-Microcolon-Syndrom, Kurzdarmsyndrom; Epidermolysis bullosa	7	100
Summe | % Gesamt	7	2 %
Prä-, peri-, postnatale Hirnschädigung	**N**	**%**
Prä-, peri-, postnatale Asphyxie, Frühgeburtlichkeit	57	78.1
Hirnblutung, Hirninfarkte	11	15.0
Hirnschädigung beim älteren Kind SHT, Ertrinkungsunfall, Meningitis	5	6.9
Summe | % Gesamt	73	17 %
Pränatale SAPV-Versorgung	**N**	**%**
Prätatale SAPV-Versorgung	11	100
Summe | % Gesamt	11	3 %

Betrachtet man den Verlauf des Diagossenspektrums innerhalb der letzten zehn Jahre (▶ Abb. 16.1), wird deutlich, dass die Zahl an onkologischen Erkrankungen in etwa gleichgeblieben ist, während die neuropädiatrischen Krankheitsbilder deutlich zugenommen haben. Das erklärt sich aus der Tradition heraus. Das Fachgebiet der Onkologie gab zunächst seinerzeit früher den Ausschlag zur Etablierung der Kinderpalliativversorgung, weil ein solcher Bedarf bei den onkologischen Krankheitsbildern offensichtlich war. Erst mit der Zeit wurden die Neuropädiater des Umstands gewahr, dass es gerade auch in ihrem Gebiet einen hohen Bedarf an palliativ zu versorgenden Kindern gibt. Die sehr große Variation des Krankheitsverlaufs bei neuropädiatrischen Erkrankungen macht es im Einzelfall schwieriger, den richtigen Zeitpunkt für den Beginn einer palliativen Versorgung zu erkennen. Insofern braucht es Kriterien, an denen eine solche Entscheidung festgemacht werden kann.

4.3 Wann braucht ein neuropädiatrisch krankes Kind eine Palliativversorgung?

Um diese Frage zu beantworten, hören wir in ein Interview mit einem betroffenen Vater hinein. Er ist der Vater einer damals zehn Jahre alten Tochter mit einer bila-

4.3 Wann braucht ein neuropädiatrisch krankes Kind eine Palliativversorgung?

teralen spastischen Zerebralparese GMFCS-Level 5, MACS-Level 5, CFCS-Level 5, EDACS-Level 5 und Erblindung (► Abb. 4.2).

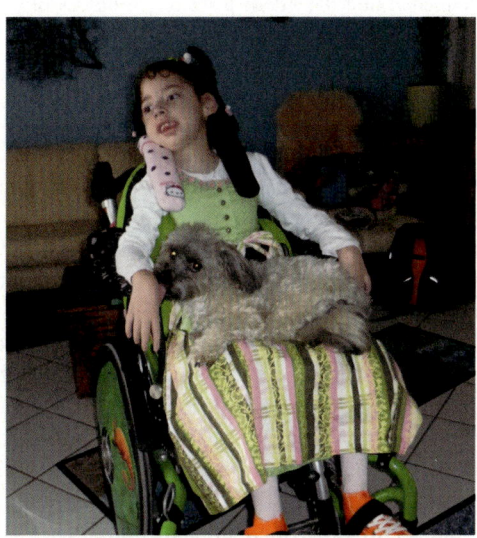

Abb. 4.2: Daniela mit ihrem Hund Malcom (Quelle: Eltern Danielas)

»Als wir das erste Mal in Kork waren … Wir waren sehr euphorisch und hatten gedacht … sie wird vielleicht nicht laufen können, aber stehen können … Wir wurden das erste Mal von unserer Euphorie heruntergeholt, in Kork, als dann der [Arzt] … sagte, wir brauchen einen Rollstuhl. Und das war für mich [den Vater] ein absolutes Nein, das wollte ich nicht … aber es kam. Und jetzt sitzt sie im Rollstuhl. Und dann ging das Schlag auf Schlag. Dann kam die Skoliose … [Der Arzt] sagte dann: wir bauen so Pelotten ein, dass sie gedrückt wird, dass sie gerade sitzt im Rollstuhl. Und da hatte ich gedacht, warum muss sie jetzt auch noch schief sein. Das muss doch nicht sein. Das war noch nicht mal das Ende. Das Ende war dann, dass sie den ganzen Tag ein Plastikkorsett tragen muss. Das sind alles so Sachen, wo man vorher nicht weiß und wo einen ganz brutal runterholen. Egal ob das jetzt war mit den Zähnen, wir dachten immer der Mund und die Zähen können gerichtet werden. Sie nimmt Medikamente, die lassen das Zahnfleisch wuchern und auch dagegen kann man nichts machen. Auf einmal hieß es, Ihre Tochter wird nie richtige Zähne haben … und meine Frau und ich, wir standen dann da vor der Arztpraxis und … weinten wie die Schlosshunde … Die Hüfte genauso. Als wir damals dachten, na vielleicht mal im Stehständer oder so … nein, gar nichts. Sie kann leider nur sitzen und liegen, und das auch nur im Korsett.« (Interview mit dem Vater 2018).

Hinzu kamen dann noch therapierefraktäre schwere epileptische Anfälle, eine PEG-abhängige Ernährungs- und Schluckstörung. Daniela litt unter lang anhaltenden Schreiattacken, die zum Teil auf einen immer größer werdenden Dekubitus zurückzuführen waren. Häufig rezidivierende Lungenentzündungen und große epileptische Anfälle mit tiefer Sauerstoffentsättigung erforderten immer häufiger stationäre Krankenhausaufenthalte.

»Bei Daniela geht es oft rasend schnell … dass sich ihr Zustand verschlechtert. Das geht innerhalb von einer halben Stunde, wo die Sättigung abfällt, und dann müssen meine Frau und ich sofort handeln. Wir rufen dann den Notarzt. Die kommen dann angerast mit dem Krankenwagen ... In der Klinik ... wird sie dann sofort, das Erste, was die wollen, ist 'nen Eingang, intravenösen Eingang. Und der ist bei Daniela sehr schlecht zu finden, da wird sie bis zu siebenmal gestochen und die Adern platzen ... und das ist jetzt alles nicht mehr.« (Interview mit dem Vater 2018)

Fazit

Es sind häufig zwei Aspekte, die dazu führen, dass eine ambulante Palliativversorgung in Anspruch genommen wird. Zum einen, wenn die Symptomlast zu hoch wird und die Symptomlinderung nicht mehr im herkömmlichen System der Kinderarztpraxis und des SPZ gelingt, sowie zum zweiten, wenn die Eltern dem Kind und sich die sehr belastenden Krankenhausaufenthalte ersparen wollen.

Wie den Aussagen von Danielas Vater zu entnehmen ist, sind die Eltern in die Zunahme der nicht gut beeinflussbaren Symptome hineingeschlittert und haben erst den Kontakt zum Palliativteam aufgenommen, als sie bereits einen längeren Leidensweg hinter sich hatten.

Die späte Integration der Palliativversorgung ist auch gegenwärtig noch häufige Praxis, obwohl es bereits gute Erkenntnisse gibt, dass Familien und deren Kinder sehr davon profitieren, wenn mit ihnen über die Möglichkeiten der Palliativversorgung bereits im Vorfeld im Sinne eines »Advance Care Plannings« (ACP) gesprochen wird; also dann, wenn die Symptome, die Alltagslast und Erschöpfung der Familie noch nicht fortgeschritten sind.

Die Möglichkeit eines ersten Beratungsgesprächs durch das KinderPalliativTeam besteht jederzeit und ist ganz unverbindlich. Ein früh geführtes Beratungsgespräch führt häufig zur Entlastung der Eltern, allein durch die Perspektive, dass eine solche ambulante Versorgungsmöglichkeit besteht, bzw. das Wissen, wie diese konkret für ihr Kind aussehen könnte, wenn es ganz schlimm wird. Durch solche Gespräche werden die Eltern in die Lage versetzt, gut entscheiden zu können, wann genau für ihr Kind und sie selbst der richtige Zeitpunkt gekommen ist, die ambulante Palliativversorgung zu beginnen.

4.4 Was benötigen Eltern und Kind aus dem Fachbereich Neuropädiatrie?

Im Prinzip benötigen Eltern und Kind zweierlei Dinge. Zum einen eine Intensivierung und Spezifizierung der neuropädiatrischen Symptombehandlung und zum anderen Teilhabegestaltung und (Re-)Habilitation.

Intensivierung und Spezifizierung der neuropädiatrischen Symptombehandlung

In der Phase der palliativen Versorgung von Kindern mit neuropädiatrischen Erkrankungen ist das Gehirn der Kinder meistens sehr umfassend gestört. Sie können sich meistens nur über ihre Mimik, Gestik, Lautieren und ihr Verhalten mitteilen. Insofern stellen Phasen von Unruhe, Schlaflosigkeit, Weinen, Schreien, Sich-Steifmachen oder Zittern die Ärzte und Ärztinnen vor eine große diagnostische Herausforderung. Von neuropädiatrischer Seite muss dann geklärt werden, ob es sich um epileptische oder nicht epileptische Anfälle, dystone oder spastische Bewegungsstörungen, Schmerzen oder eine psychisch-psychiatrische Symptomatik handelt. Je nach Ursache gilt es dann, geeignete Medikamente einzusetzen, dabei die Wechselwirkungen mit der bereits bestehenden Medikation zu berücksichtigen und schließlich zu beurteilen, ob die gewünschte Wirkung eingetreten ist. Die Kenntnis des jeweiligen Medikaments bezüglich der Möglichkeiten und Dosierungen einer alternativen Applikation zur intravenösen und oralen Gabe ist zudem erforderlich.

Teilhabegestaltung und (Re-)Habilitation

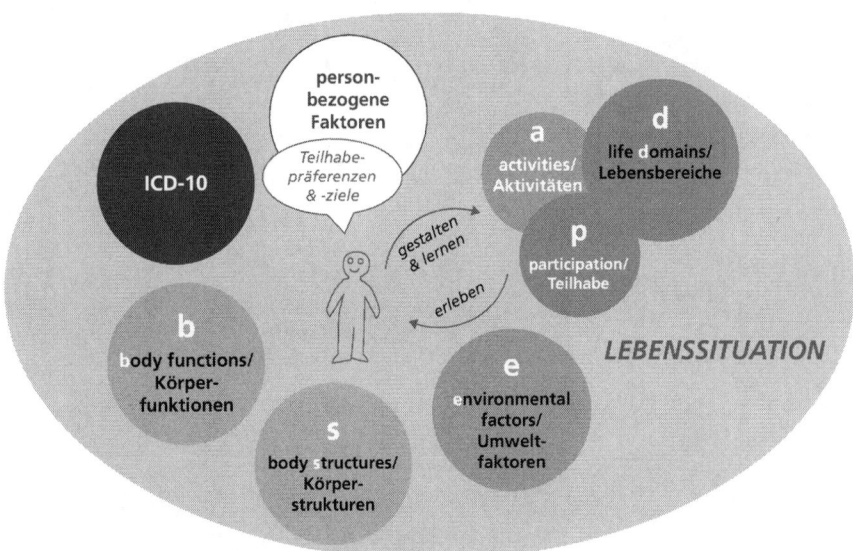

Abb. 4.3: Schaubild der ICF-Komponenten und ICD-Diagnose als Sortierungsvorlage für alle Aspekte, die für die Teilhabegestaltung eines Kindes wichtig sind (Quelle: ICF-Praxis – Philippi)

4 Palliativversorgung von Kindern aus neuropädiatrischer Perspektive

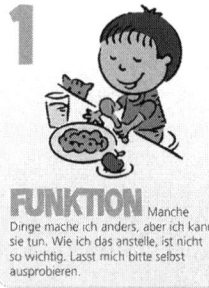
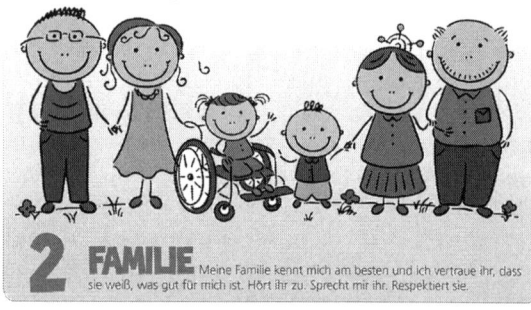
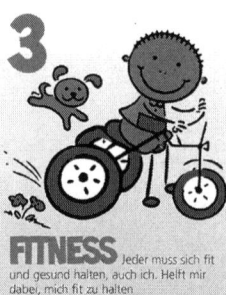
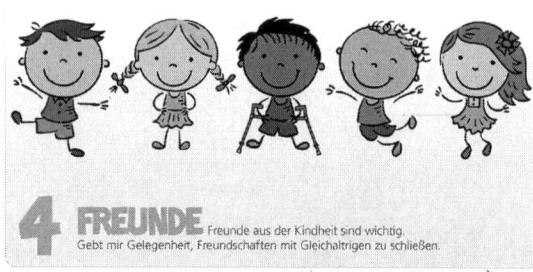
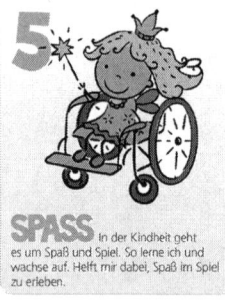
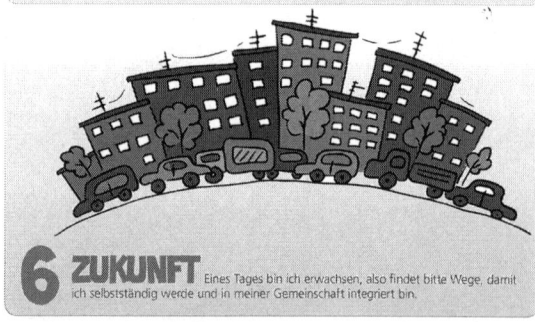
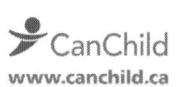
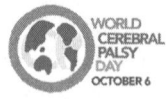

Abb. 4.4: Die sechs wichtigsten Wörter für Kinder (sog. F-Words: Function, Familiy, Fitness, Friends, Fun, Future) am Beispiel der Zerebralparese (Quelle: CAN CHILD – Olaf Kraus de Camargo)

Wie eingangs gezeigt, ist es für Kinder in der palliativen Versorgung bedeutsam, dass auch sie während ihrer Phasen mit relativ gutem Allgemeinbefinden wie gleichaltrige Kinder aktiv sind, am Alltag teilhaben und sich weiterentwickeln. Dabei kommt ihnen ihr kindliches Talent, im Moment leben zu können, zugute. Sie brauchen aber auch unsere Unterstützung, damit sie dies in der ihnen möglichen Art und Weise tun können. Die Familiensituation, die körperlichen Einschränkungen und die funktionellen Beeinträchtigungen müssen dabei berücksichtigt werden. Nicht alles, was wir uns an Aktivitäten vorstellen oder das Kind möchte, ist so ohne weiteres möglich. Zur Analyse der Situation und Planung der Unterstützungsmaßnahmen hilft uns die Anwendung der internationalen Klassifikation für Funktionsfähigkeit, Behinderung und Gesundheit, kurz ICF (*International Classification of Functioning, Disability and Health*) (▶ Abb. 4.3). Indem wir alle zu berücksichtigenden Aspekte rund um das Kind in seiner jeweiligen Lebenssituation den ICF-Komponenten zuordnen, erhalten wir einen guten Überblick darüber, wo angesetzt werden kann und was zu tun ist. Die ICF-Komponenten umfassen Körperstrukturen und -funktionen, Umweltfaktoren, personenbezogene Faktoren, Aktivitäten und Teilhabe (= Lebensbereiche).

Hilfreich ist zudem, die jeweilige Situation aus der Sicht der Kinder zu beleuchten, indem wir uns die sog. sechs F-Wörter (▶ Abb. 4.4) vergegenwärtigen.

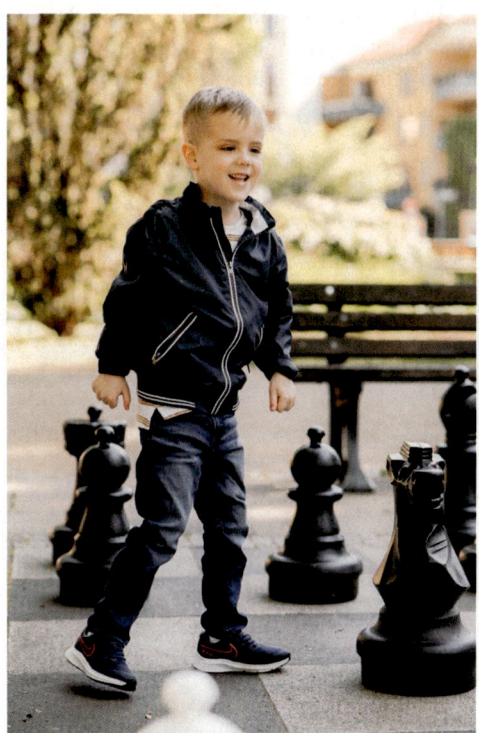

Abb. 4.5: Philipp beim Schachspiel trotz seiner Koordinationsstörung des rechten Arms und Beins (Quelle: Eltern Philipps)

4 Palliativversorgung von Kindern aus neuropädiatrischer Perspektive

Anhand von Philipp veranschauliche ich, wie es gelingen kann, entlang der Teilhabepräferenzen von Kind und Mutter gelingende Momente der Teilhabe zu gestalten.

Philipp war ein 6,5 Jahre alter Junge, der wusste, dass er einen Hirntumor hatte, der schwierig zu behandeln war, darüber wollte er nicht sprechen (▶ Abb. 4.5).

Philipp wollte die Koordinationsstörung seines rechten Arms und Beins loswerden, um sich wieder *fit* zu fühlen und *Spaß* am Malen und Spielen zu haben.

Seine Mutter erhoffte sich eine Einschätzung zur medikamentösen Therapie von Philipps starkem Tremor, der ihn im Alltag am meisten einschränkte, damit er wieder mehr Kraft in den Beinen bekäme. Die Mutter beschäftigte weiterhin die im Herbst anstehende Einschulung: »Von der Physiotherapie erhofften wir uns Unterstützung im Hinblick auf Philipps bevorstehende Einschulung. Philipp ist vor allem feinmotorisch ... eingeschränkt und ich machte mir Sorgen darüber, wie das in der Schule klappen sollte« (aus dem Interview mit der Mutter). Philipp freute sich auf die Einschulung.

In ▶ Abb. 4.6 haben wir die wichtigsten Aspekte rund um Philipps Lebenssituation mit Hilfe der ICF zusammengetragen. Es entstand ein sog. ICF-Profil, auf dessen Grundlage wir gemeinsam mit der Mutter und Philipp diskutierten, wie die einzelnen Aspekte der ICF-Komponenten miteinander in Bezug stehen, und leiteten daraus ab, welche Maßnahmen wir anbieten können, damit die Präferenzen von Philipp (Spielen mit Spaß und Fitness) und seiner Mutter (fit für den Schulbesuch) in Erfüllung gehen konnten.

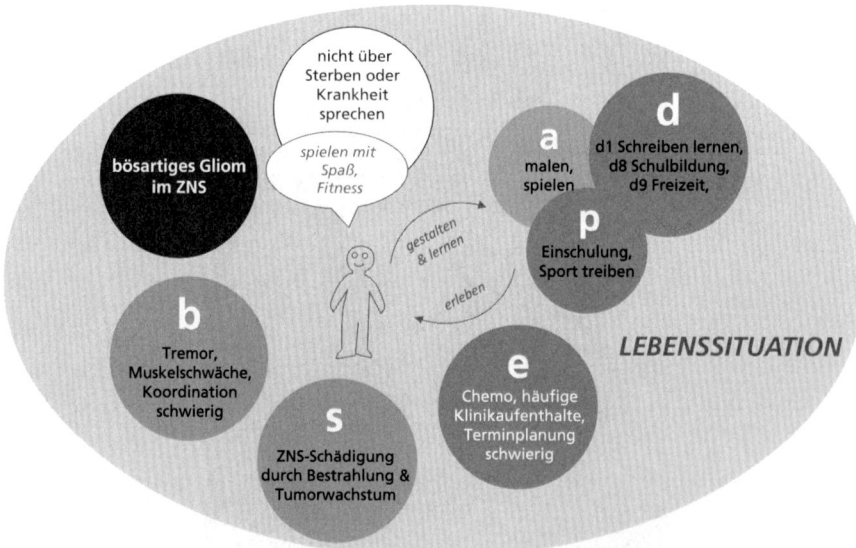

Abb. 4.6: Die wichtigsten Aspekte von Philipps Lebenssituation nach ICF, profiliert in Bezug auf seine Wünsche »mit Spaß spielen zu können« und »sich wieder fitter zu fühlen«. Die von Philipp und seiner Mutter geschilderten Themen entsprechen nach ICF den Lebensbereichen d1 Lernen, d8 Schulbildung und d9 Freizeit. (Quelle: ICF-Praxis – Philippi)

4.4 Was benötigen Eltern und Kind aus dem Fachbereich Neuropädiatrie?

Weil Philipps Gesamtzustand aufgrund der Chemotherapie und des Tumorwachstums (ICF-Komponente s) instabil war und er häufig in die Klinik musste (ICF-Komponente e) bzw. sein Allgemeinbefinden plötzlich stark eingeschränkt war, kam eine regelmäßige Therapie einmal wöchentlich (ICF-Komponente e) nicht in Frage.

Gestützt auf eine physiotherapeutische Befunderhebung und Beratung boten wir Therapien an, die es Philipp ermöglichen sollten, seine Alltagsaktivitäten trotz Tremor und Koordinationsschwäche (ICF-Komponente b) zu meistern. Zudem sollte Philipp zum Kraftaufbau (ICF-Komponente b) und zur Anregung der Koordination (ICF-Komponente b) in der Nutzung einer Vibrationstherapie angeleitet werden. Die Eltern würden sich dann ein Vibrationsgerät für zu Hause besorgen, um Philipp die Möglichkeit zu geben, beliebig oft unabhängig von externen Terminen (ICF-Komponente e) zu trainieren. Zudem bekam Philipp das sportliche Angebot (ICF-Komponente p), einmal pro Woche am Schwimmtraining in der Gruppe teilzunehmen. Hier wäre es in Ordnung gewesen, wenn er nicht regelmäßig hätte kommen können.

Philipp freute sich über die Aussicht, sich nun gedanklich mit spannenden Trainingsmöglichkeiten befassen zu können. Bezüglich des anstehenden Schreiberwerbs (ICF-Komponente p) und der Verbesserung der Vorläuferkompetenz »Malen« (ICF-Komponenten a, p) hatten wir ein Interview von Philipp mit einer Ergotherapeutin geplant. Gemäß dem sog. COPM (Canadian Occupational Performance Interview) sollten konkrete Ziele und dazu passende spielerische Übungen für den feinmotorischen Handgebrauch erarbeitet werden. Leider kam es dann nicht mehr dazu, weil Philipp verstarb.

Im Nachgespräch teilte mir die Mutter mit, wie wertvoll die Vorstellung von Philipp im SPZ in Ergänzung zur onkologischen Therapie und zur Palliativversorgung für sie und Philipp war – trotz seines Versterbens während der Planung rehabilitativer Maßnahmen. Dabei sei es nicht wesentlich gewesen, dass ein Teil der geplanten Maßnahmen nicht mehr hätte stattfinden können. Für sie und Philipp sei es sehr hilfreich und entlastend gewesen, sich mit professioneller Unterstützung mit den positiven Aspekten wie Lernen, Entwicklung und Fitnesstraining für den anstehenden Schulbesuch befassen zu können. Angenehm sei auch gewesen, dass Philipp ärztlich mit Fokus auf die Verbesserung seiner Handlungsfähigkeit ausführlich angeschaut und der Mutter zugehört wurde.

> »Die Ärztin hat ihn sich bei einem einstündigen Ersttermin genau angeschaut und ein ausführliches Gespräch mit mir geführt. Es folgte zwei Wochen später ein zweites Gespräch mit mir, da die Zeit im Erstgespräch nicht für alle Themen, die mir wichtig waren, ausreichte. Dies war für mich als Mutter sehr wichtig, ich hatte das Gefühl, in guten Händen zu sein und gehört zu werden.«
> (Interview mit der Mutter)

Sie bedauerte, dass sie erst spät und eher zufällig von der Möglichkeit einer ambulanten neuropädiatrischen und rehabilitativen Versorgung in einem SPZ erfahren hatte. Sie würde sich für die Zukunft wünschen, dass eine frühzeitige neuropädiatrische Mitbetreuung Kindern wie Philipp standardmäßig angeboten würde.

4.5 Wie können Neuropädiaterinnen und Neuropädiater zur Palliativversorgung beitragen?

Aktuell findet die neuropädiatrisch-rehabilitative Mitbetreuung in der SAPV-Versorgung regional sehr unterschiedlich statt. Obwohl viele Kinder wegen neuropädiatrischer Erkrankungen eine palliative Versorgung wählen, arbeiten nicht regelhaft Neuropädiaterinnen und Neuropädiater in den SAPV-Teams. Oft wird erst sehr spät an die Vorstellung des Kindes in einem SPZ gedacht. Zudem ist die irrige Vorstellung noch weit verbreitet, dass ein Kind erst dann in die palliative Versorgung weiterzuleiten sei, wenn in der ambulanten neuropädiatrischen Versorgung alle Maßnahmen ausgereizt wurden, weil der Beginn der palliativen Versorgung zwangsläufig mit dem Ende der eigenen Betreuung einhergehe.

Insofern sollte das Fachkollegium der Neuropädiatrie zukünftig viel früher im Sinne von »Early Integration« und »Advanced Care Planning« an ein erstes Beratungsgespräch im SAPV-Team denken und mit den Eltern über diese Möglichkeit sprechen. Es wäre zudem für die Kinder hilfreich, wenn sich in der Neuropädiatrie ein Verständnis der fortgesetzten neuropädiatrischen Mitbehandlung von palliativ versorgten Kindern entwickeln könnte.

Noch nicht gut geregelt ist die zeitnahe Kommunikationsmöglichkeit zwischen dem Kollegium des SAPV-Teams und der neuropädiatrischen bzw. sozialpädiatrischen Fachkraft außerhalb des SAPV-Teams. Diesbezüglich wäre eine bessere Erreichbarkeit auf Seiten der Neuropädiatrie per Handy oder Email notwendig. Insbesondere müsste es für den Fall der Abwesenheit der zuständigen Fachkraft eine verlässliche Vertretungsregelung geben.

Neben der neuropädiatrischen Diagnostik und Durchführung von neuropädiatrischen Therapien wie z.B. ketogene Diät, anfallssupprimierende Medikamente, Botulinumtoxin-Injektionen oder Programmierung einer Baclofenpumpe, sollten Neuropädiaterinnen und Neuropädiater zukünftig häufiger auch an rehabilitative Maßnahmen mit dem positiven Fokus auf Teilhabegestaltung denken. Sofern Kind und Eltern es möchten, kann das Schaffen von mehr Raum und Zeit, um über Entwicklung von Fähigkeiten zu sprechen und Förderung in Aussicht zu stellen, eine wichtige Ressource für Kind und Eltern in der palliativen Situation sein. Teilhabe kann auch gelingen in Anbetracht des absehbaren Versterbens – das muss keinesfalls ein Widerspruch sein, wie es uns die Familie von Philipp gezeigt hat.

5 Elternstimme: Unser Weg mit dem Team des KinderPalliativTeams Südhessen

Ulrike Alcin und Ali Haydar Alcin

Kurz zu uns: Mein Name ist Ulrike Alcin, mein Mann heißt Ali Haydar Alcin. Wir sind die Eltern unseres am 02.09.2014 in der Uniklinik Frankfurt geborenen und am 09.02.2015 verstorbenen Sohnes Ilyas Levi Sinan Alcin.

Ilyas kam mit multiplen Fehlbildungen zur Welt. Unter anderem hatte Ilyas einen schweren Herzfehler, eine Speiseröhrenfehlbildung, eine Kleinhirnhypoplasie und eine Fehlbildung der Ohrmuschel. Er war geistig und körperlich beeinträchtigt, um es milde auszudrücken. Bis heute ist nicht klar, woran Ilyas erkrankte.

Ilyas wurde vom Tag seiner Geburt an bis zu seinem Entlassungstag am 03.12.2014 in der Uniklinik Frankfurt betreut. Aufgrund seiner schlechten Prognose war für uns immer – neben dem erhofften Wunder, er würde einfach wieder gesund werden – oberstes Ziel, ihn mit nach Hause nehmen zu können, da wir zu diesem Zeitpunkt noch drei weitere Kinder, darunter Ilyas erst eineinhalbjährige Schwester, zu versorgen hatten und es organisatorisch fast unmöglich war, Familie und Ilyas im Krankenhaus unter einen Hut zu bringen. Wie das gelingen konnte, wussten wir damals nicht, folgten aber immer dem Motto: »Wir schaffen das schon irgendwie!«

Nach mehreren gescheiterten Versuchen, Ilyas stabil mit nach Hause nehmen zu können, folgte ein Gespräch mit einem seiner behandelnden Ärzte, worin besprochen wurde, dass Ilyas nun nach Hause entlassen werden könne. Dabei wurde uns dringend angeraten, bei Entlassung ein Palliativteam mit ins Boot zu holen. Mit dem Begriff »palliativ« brachte ich zu diesem Zeitpunkt gerade mal ansatzweise »Sterbebegleitung von betagten Menschen« in Verbindung. Mehr nicht. Mein Kind stirbt nicht, also dachte ich: Brauche ich nicht. Schaffe ich alles alleine. Ich habe Ilyas im Krankenhaus selbst versorgt, sobald ich dort war, und machte mir wenig Sorgen um die Versorgung daheim. Medikamente, PEG, Nahrungspumpe ... kein Problem. Wozu also ein Palliativteam?!

Mein Mann und ich brachten Ilyas nach Hause und schon bald erhielt ich einen Anruf. Das Palliativteam. Ich dachte: Ok, sollen sie mal kommen. Anschauen schadet nichts.

Zum Glück habe ich mich auf diesen Kontakt und alles Weitere eingelassen. Ohne Palliativteam wären ich und unsere Familie sehr wahrscheinlich schon bei Beginn der ersten sogenannten Krise von Ilyas an unsere Grenzen gekommen; und Krisen hatten wir einige.

Sehr schnell nach dem ersten telefonischen Kontakt standen Mitarbeiterinnen des Palliativteams vor der Tür, um sich und ihre Arbeit vorzustellen. Es folgte ein ausführliches und sehr »warmes« Gespräch. Sehr, sehr nett, dachten wir uns, und alle anfängliche Skepsis war verflogen. Von da an nahm alles irgendwie seinen Lauf.

Das Angebot des Palliativteams, ich bzw. wir könnten uns jederzeit dort melden – wirklich egal ob Nacht oder Tag, 24/7, ob Ilyas fertig ist oder ich oder wer auch immer –, nahmen wir nach anfänglichem Zieren fast täglich in Anspruch. Denn: Es gab ständig neue Aufgaben und Herausforderungen mit Ilyas zu bewältigen, die wir allein nicht hätten stemmen können. Gesundheitliche Probleme, die wir ohne ärztliche Hilfe nicht hätten abstellen können, pflegerische Aspekte, Rezepte, Medikamente, Hilfsmittel wie z. B. einen Inhalator, die das Palliativteam für uns sogar besorgt hat.

Uns wurde immer geholfen. Es gab immer ein offenes Ohr. Was man uns abnehmen konnte, um uns unseren Rucksack zu erleichtern, wurde uns abgenommen. Regelmäßig wurde Ilyas' gesundheitliche Verfassung mit uns besprochen und bei Bedarf alles Notwendige angepasst. Aber auch die Dinge, die wir am liebsten nicht hätten besprechen oder regeln wollen, wurden auf sehr einfühlsame Art und Weise mit uns kommuniziert – wo wir beim Thema Menschlichkeit, Einfühlungsvermögen und Empathie wären.

Ich kann mich auf diesem Wege nur nochmal in aller Herzlichkeit für die Menschlichkeit, das besondere Einfühlungsvermögen, für die Empathie und natürlich für die hervorragende ärztliche und pflegerische Versorgung unseres kleinen Ilyas und in diesem Zusammenhang auch für unsere »Versorgung« bedanken. Vor allem gilt mein Dank den unter anderen damals eng Eingebundenen: Frau Dr. Becker, Frau Reuß und Herrn Fiedler. Ohne Sie hätten wir wertvolle Zeit mit Ilyas zu Hause inmitten unserer Familie verloren. Dank und mit Ihnen konnten wir Ilyas' Zeit nach unseren Wünschen und Möglichkeiten gestalten, mussten uns nicht zwischen Familie und Krankenhaus zerreißen und Ilyas konnte, wenn auch möglicherweise in seinen Fähigkeiten sehr begrenzt, erfahren, was für uns Familienleben, Liebe und Zuwendung bedeutet. Uns bedeutet es viel, Sie kennengelernt zu haben.

Frau Reuß, vielen Dank für Ihre Unterstützung in der Nacht, in der es Ilyas besonders schlecht ging, ich ihn nicht beruhigen konnte, ich Sie anrief, Sie kamen, mir Ilyas abnahmen, ihn beruhigten, sich mit ihm hinsetzten und ich an Ihrer Schulter schlafen durfte, weil ich nicht mehr konnte, während Sie über Ilyas gewacht haben.

6 Existenzielles in der Kinderpalliativversorgung

Peter J. Winzen

6.1 Kindersterben

Der Tod eines nahestehenden Angehörigen zerreißt die Welt, die gemeinsam bestand und so Bestand hatte. Unsere Lebenswelt ist eine Welt voller Bezüge und Beziehungen – Beziehungen, die uns Resonanz und Lebenskraft geben. Mit dem Tod des Nahstehenden geht ein Riss durch diese Bezüge, die Beziehungen sind nicht mehr sinnlich spürbar, nur noch als Schmerz und als fehlende Sinnlichkeit, sodass die Frage nach dem Sinn des Lebens aufbricht. Die Erfahrung von Sterben und Tod konfrontiert uns nicht nur mit der eigenen End- und Sterblichkeit, sondern auch mit der Frage nach der Mitte unseres Daseins.

Die Frage nach Sinn entfacht sich an dem Bemühen, den fehlenden und stumm gewordenen Beziehungen Tröstendes abzugewinnen. Je älter die lebendige Beziehung und der Verstorbene waren, desto vielfältiger können Erinnerungen ein Trost sein, verbunden mit der Hoffnung, dass das Sterben erlösend und das gelebte Leben reich, vollendet war. Der Tod eines noch jungen Menschen jedoch erschwert einen solchen Trost; der Tod eines Kindes gar führt an andere Abgründe.

Eine »stille Tragödie« nennt Unicef das Kindersterben und betont, dass die Stimmen der kranken Kinder und ihrer Eltern in medialer Öffentlichkeit kaum hörbar sind. Wenngleich die Kindersterblichkeit seit 1990 weltweit etwa um die Hälfte gesunken ist, sterben heute immer noch weltweit jährlich ca. 5 Mio. Kinder vor Erreichen ihres fünften Lebensjahres – etwa 2,4 Mio. schon in den ersten vier Wochen.[5]

Im Deutschland von 1870 war noch traurige Wirklichkeit, dass von 1.000 Kindern bis zum fünften Lebensjahr 250 Kinder verstarben; heute sind es statistisch etwa 3,6 Kinder von 1.000. Diese erfreuliche soziale und medizinische Entwicklung verdeckt allerdings, dass jährlich immer noch über 14.000 Kinder bis zum Alter von fünf Jahren auch in Deutschland versterben, täglich beinahe 40 Kinder. Im Vergleich mit den Zahlen über Verkehrstote (ca. 3.000 Tote im Jahr, 8 täglich) fällt auf, wie wenig Kindersterblichkeit auch in Deutschland zur Sprache gelangt.[6]

---

[5] Vgl. WHO (2021). *Latest child mortality estimates reveal world remains off track to meeting Sustainable Development Goals.* https://www.unicef.org/press-releases/latest-child-mortality-estimates-reveal-world-remains-track-meeting-sustainable (19.08.2023).

[6] Vgl. Wikipedia (2017–22). *Liste der Länder nach Kindersterblichkeitsrate.* https://de.wikipedia.org/wiki/Liste_der_Länder_nach_Kindersterblichkeitsrate (19.08.2023).

Die Todesvorstellung sowie Gefühle und Gedanken zu Sterben, Tod und Postmortalität haben sich in der Moderne stark gewandelt[7] und bleiben zugleich traditionellen religiösen Motiven verhaftet. Der Tod erscheint dabei als Metapher für Verwandlung in eine andere, oftmals kosmisch geweitete Form des Daseins: als Erlösung, als Auferstehung, als reines Nichts, als Reinkarnation – als Dasein an einem anderen, aber guten Ort.

Auch für tote Kinder werden gute Orte gedacht – diese Vorstellungen jedoch bleiben in der Regel sehr eng verknüpft mit den Erinnerungen an die große Schutzbedürftigkeit und Verletzbarkeit bzw. Verletzung der Kinder, verknüpft auch mit den Erinnerungen an die tiefgehende Bindung, die zwischen Eltern und Kind möglich ist. Bis heute ist wenig bekannt, wie Kinder ihre Krankheit zum Tode erleben und wie Eltern mit einem Kindestod ihr weiteres Leben zu führen vermögen.

Todesanzeigen, die an Verstorbene höheren Alters erinnern, bekräftigen oft Tröstliches als letzte Verbindung zwischen den Lebenden und Toten, weniger den Schmerz. In den Todesanzeigen jedoch, die eines Kindes gedenken, bleibt der Schmerz selten verborgen – so, als wären die Lebenden und das verstorbene Kind im Schmerz vereint.

6.2 Schmerz und Sprache

Der Schmerz zerreißt Sprache. Wie mit dem Schmerz Sprache und Welt versinkt, so bedarf es der Suche nach anderen Worten und neuer Sprache, um die Schmerzen zu fassen und vielleicht in Trauer zu verwandeln. Es ist der Lyrik und Poesie eigen, an der Grenze zum Nichtsprachlichen wieder zum Wort zu finden.

Die Gebrüder Grimm etwa beschreiben den Tod als Wandlungsmetapher; Antoine de Saint-Exupéry betont mit dem Tod die Bedeutung von liebevoller Sorge und Beziehung; Astrid Lindgren fokussiert den Trost und das Licht, welche toten Kindern entgegenkämen, und Peter Härtling erzählt von den Alten, die in der Familie in der Nähe der Kinder sterben können. Die Schriften Grimms, de Saint-Exupérys, Lindgrens, Härtlings[8] sind eher geschrieben für Kinder, die beginnen, Endlichkeit zu erfassen und sich mit dem Tod gedanklich zu beschäftigen – weniger jedoch für Kinder, die sterben.

---

7 Phillipe, A. (2015). *Geschichte des Todes* [1982]. (13. Aufl.). München: DTV.
8 Brüder Grimm (1999). *Kinder- und Hausmärchen* [1812]. Vollständige Ausgabe. Mit 184 Illustrationen zeitgenössischer Künstler und einem Nachwort von Heinz Rölleke. (19. Aufl.). S. 247–250. Zürich/Düsseldorf: Artemis & Winkler/Patmos; de Saint-Exupéry, A. (2022). *Der kleine Prinz. Eine literarische Reise* [1943], aus dem Französischen übersetzt von Grete und Josef Leitgeb. München: Ars Edition; Lindgren, A. (2019). *Die Brüder Löwenherz* [1973], aus dem Schwedischen von Anna-Liese Kornitzky. Hamburg: Friedrich Oetinger; Härtling, P. (1995). *Jakob hinter der blauen Tür* [1983]. (6. Aufl.). Weinheim: Belz und Gelberg.

Auch in der Weltliteratur erscheinen unheilbare Krankheit und Tod eines Kindes oftmals als Erzählfigur, die jedoch das Leiden und Sterben eines Kindes selbst nicht in die Mitte stellt, sondern allgemein die Frage nach Sinnhaftigkeit thematisiert. In Thomas Manns berühmten *Buddenbrooks* verstirbt Hanno, der letzte Sprössling der ehrwürdigen Familie, an Typhus, wobei ihm der Tod als Zuflucht vor dem Leben willkommen ist.[9] Das Ende von Genealogien und Zugehörigkeiten in der Moderne, die Auflösung von festgefügten Verhältnissen und Gewissheiten werden erzählt, nicht dagegen das Leid und Sterben des Kindes.

Der Tod eines Kindes als literarische Figur verdichtet allerdings Grundlegendes des menschlichen Daseins. Fjodor Michailowitsch Dostojewskij lässt die *Brüder Karamasow* über die Sinnlosigkeit menschlichen Tuns räsonieren, die sich in grausamen Vergehen gegenüber unschuldigen Kindern zeige und eine Welt entstehen lässt, die leer ist, weil sie kein Herz für Kinder hat.[10] Kontrapunktisch zur russischen Moderne thematisiert F. M. Dostojewskij gottlos gewordene Moral- und Verantwortungslosigkeit sowie das daraus entstehende Leiden. Das Bild vom toten Kind wird zu einer Klage über eine Welt ohne Liebe – so etwa auch in Hugo von Hofmannsthals *Ballade des äußeren Lebens*.[11] – Schließlich schreibt auch Gottfried Benn vom toten Kind, das nur noch Hülle und todesblass sei, nicht mehr Person voll des Lebens und schöner Jugend.[12] G. Benn rekurriert dabei auf die Erschütterung der vernichtenden Kriege in Europa. – So, wie wir mit unseren Kindern umgehen, gehen wir mit uns selbst um. Und: Dort, wo die Liebe abstirbt, zu der Kinder fähig sind, sind wir alle Todgeweihte.

Den sterbenden Kindern näher erscheinen Friedrich Rückerts *Kindertodtenlieder*[13], von Gustav Mahler[14] vertont und weithin bekannt gemacht – Lieder voll von Schmerz. Rückert hat diese in immer wieder anflutenden Wellen durchlitten und zahllose (über 400) Klagelieder geschrieben, so als wären diese endlos. Der Schmerz treibt die Worte und die Lieder immer weiter, jeder Trost scheint zu schwach – so auch in Klabunds *Dreißig Sonetten*[15] oder in Joseph von Eichendorffs Ballade *Auf meines Kindes Tod*[16], in der die Trauer wie ein irre gewordenes Lied in einer stumm gewordenen Welt melancholisch wird.

---

9 Mann, Th. (2002). *Buddenbrooks: Verfall einer Familie* [1901]. *Große kommentierte Frankfurter Ausgabe*, Bd. 1. Frankfurt am Main: Fischer.
10 Dostojewskij, F. M. (2021). *Die Brüder Karamasow* [1878–1880], aus dem Russischen von Swetlana Geier. Frankfurt am Main: S. Fischer.
11 von Hofmannsthal, H. (1962). *Ballade des äußeren Lebens* [1894/1896], vgl. G. Bogner: *Ballade des äußeren Lebens*. In O. Bohusch (Hg.), *Interpretationen Moderner Lyrik*, S. 30–37. Frankfurt am Main: M. Diesterweg.
12 Benn, G. (2006). *Die schöne Jugend* [1912]. In ders.: *Gedichte*. (2. Aufl.), S. 7, Stuttgart: Reclam.
13 Rückert, F. (2007). *Kindertodtenlieder und andere Texte des Jahres 1834*, bearb. von Hans Wollschläger und Rudolf Kreutner. Göttingen: Wallstein-Verlag.
14 Mahler, G. (1905). *Kinder-Totenlieder von Rückert: für eine Singstimme mit Klavier oder Orchester*. Ausgabe Deutsch-Englisch, mit Klavierbegleitung. Leipzig: Kahnt.
15 Klabund (1928). *Totenklage: 30 Sonete*. Wien: Phaidon.
16 von Eichendorff, J. (1988). *Auf meines Kindes Tod* [1826]. In ders. *Werke*, Bd. 1, S 243f. München: Winkler.

Die Gedichte Nelly Sachs' und Else Lasker-Schülers tasten sich noch näher an die sterbenden Kinder heran: Nelly Sachs hält den Schmerz und den Blick auf die im Krieg und in Lagern ermordeten Kinder aus und schaut genau hin – ein Hinschauen, bei dem die Augen brennen und der Schmerz sich tief ins Herz senkt; und Else Lasker-Schülers Gedicht *An mein Kind*[17] über und an ihren verstorbenen Sohn bringt einen verzweifelten Mutterschrei zu Wort, der immer wieder zu verstummen droht, weil mit jedem Jahr, manchmal mit jedem Tag und immer am Jahrestag der eigene Sohn nochmals stirbt und das Leben der Mutter zu einem Leben mit dem ständigen Sterben des Herzanverwandten geworden ist. Die Mutter kann nicht fortrücken vom Kind und will es – für alle Zeit – begleiten, wenn sie sagt: »Und man vermag nur zu knien, sein Kind im Sterben zu erreichen.«[18]

Das sterbende und tote Kind in der Familie wird literarisch immer wieder behandelt. Seismographisch bringen Autorinnen und Autoren Widerfahrenes zu Wort, wo es kaum Worte gibt. Der Erkundungsgang durch die erzählende und dichtende Literatur zeigt, wie sehr die Erfahrungen mit einem sterbenden Kind überwältigende Erfahrungen sind und oftmals bleiben: als Begegnung mit Sinnlosigkeit, mit einer beängstigenden, grausam- und fremdgewordenen Welt, mit stillgewordenen, liebesentleerten Tagen und Nächten, ja, und mit immer wieder anflutendem Schmerz.

Kaum hörbar sind in dieser Literatur die Stimmen der sterbenden Kinder selbst. Kaum hörbar auch die Momente von dichter Intensität und Intimität zwischen dem sterbenskranken Kind und den Eltern, kaum hörbar auch irgendeine Einstimmung in die frühe Vergänglichkeit, die die Kinder ihren Eltern in großer Liebe zuweilen schenken können. Die Schmerzen und Klagen der Erwachsenen antworten auf die Zuneigung, Bindung und Liebe der Kinder bis zu deren letztem Atemzug: Die Liebe des Kindes und zum Kind ist das erste Wort, der Schmerz dem sterbenskranken Kind gegenüber die Antwort. Das frühe Sterben des Kindes bringt uns an den Rand unserer Existenz und zeigt, was uns existenziell ausmacht.

6.3 Natalität

Ein Kind entwickelt sich, sobald es zur Welt kommt. Und mit dem Kind kommt Entwicklung ins Leben derer, die es versorgen. Das Kind braucht etwa die Berührung wie die Luft zum Atmen, Berührung von Haut zu Haut. Und bald auch sucht das Kind die Berührung und berührt im Grunde alles, was es umgibt. Und ein Kind nimmt und nimmt an. Es nimmt die Mutterbrust und es nimmt bald darauf alles Mögliche in den Mund. Es schmeckt die Welt und verinnerlicht diese. Dabei entdeckt das Kind den Innenraum, den eigenen Innenraum, niemandem zugänglich und ganz dem Selbst zugehörig, indem es vieles, was es nimmt, heruntergeschluckt

---

17 Lasker-Schüler, E. (1932). *An mein Kind* [1928]. In dies.: *Konzert*, S 41 f. Berlin: Rowohlt.
18 Ebd.

und verdaut. So entdeckt das Kind nicht nur die Welt, sondern auch sich selbst, die Ausformung des eigenen Willens, die ersten Spuren eines bewussten Ichs.

Auch nimmt das Kind sogleich wahr, dass es in Beziehungen lebt und von anderen her lebt – zumeist von den Eltern, aber auch mit ihnen lebt. Und schließlich entdeckt das Kind, dass es vielfältige Beziehungen gibt, zwischen den Eltern, zu den Geschwistern, zu anderen Kindern und auch zu anderen Erwachsenen. In all dies findet das Kind sich ein und findet dabei eigene Wege: eine eigene Weise, sich berühren zu lassen und zu berühren, eine eigene Art zu nehmen und zu geben, eine ganz persönliche Art, zu schauen und angeschaut zu werden. So greifen Kinder Beziehung auf und gestalten diese zur Mitte ihres Daseins, als eigenes Du ausgerichtet auf ihr Gegenüber.

Wenn Kinder ihr Gegenüber, sich selbst und die Welt entdecken in einem unstillbaren Drang, der auch gegen Frustrationen anrennt, Tränen überwindet und die Freude am Dasein größer sein lässt, dann füllt sich der Raum, in dem die Kinder sind, mit Leben wie im Frühling, wenn alles aufbricht und alles erblüht – sinnlich und sinnhaft, zur Freude der Eltern und derer, die sich den Kindern zuwenden.

Nein, es soll nicht die Mühsal schöngeredet werden, die Eltern und Pflegende auf sich nehmen, wenn sie Tag und oft zur Nacht für die Kinder da sind. Auch soll nicht übersehen werden, dass die Aufgabe des Care-Giving manchmal sehr belastend wird, dass alle Freude dahin ist und selten auch die Beziehung zu den Kindern misslingen kann oder die Beziehung der Eltern scheitert.

Unabhängig jedoch von den Geschicken und Missgeschicken der Erziehung und unabhängig von dem, was im Nachhinein bereut wird – und in jedem Fall, was gut und gerne erinnert wird: Es bleibt das Licht, das jedes Kind mit zur Welt bringt, das Licht des Anfangs und des Entdeckens und der grundsätzlichen Freude am Dasein. Es bleibt, dass jene, die fürsorglich für das Kind da sind, nochmals von dem berührt werden, was sie selbst mit zur Welt brachten, von dem Licht des eigenen Anfangs – wie glücklich oder auch schwierig dieser war.

Werden wir Erwachsene an diesen Anfang des Daseins und Aufbruch ins Dasein erinnert, wissen wir zugleich, dass mit jedem Anfang auch ein Ende in die Welt kommt. Ein solches Wissen gleicht dem Wissen um die Jahreszeiten und einem Wissen von dem ständigen Kommen und Gehen: Auf das Aufblühen im Frühling folgt die Reife im Sommer und schon bald das Abernten der Felder, das Aufbäumen aller Farben im Herbst, bevor das Laub fällt und zu Erde verfällt und im Winter alles ruht, bevor es zum Frühling wieder keimt.

Dieses Wissen vom Kommen und Gehen ist jedoch etwas anderes als das Wissen um den eigenen Tod und das Dasein zum Tode, wie der Existenzphilosoph Martin Heidegger prägend formulierte und womit er auf die Aufgabe hinwies, seinem Leben einen Sinn abzuringen. Vielmehr ermöglicht das Wissen von den Kreisläufen des Lebens, sich in die Konditionen unseres Lebens einzufinden, in die wir eingebettet sind. Der Blick auf die ewige Wiederkehr des Immergleichen kann allerdings melancholisch stimmen und einem die Sinnlosigkeit des Geschehens nahelegen.

Mit jeder Geburt kommt ein Tod in die Welt. »Und sie gebären rittlings über dem Grabe [...]« sagt S. Beckett in seinem berühmten Drama *Warten auf Godot*[19].

Weniger mit dem Blick auf das Ende allerdings, sondern auf den Anfang gelangen wir zu unserer Individualität und finden zu unserer Subjektivität. Erst dort, wo wir auf den Anfang schauen, wird deutlich, was und wer wir sind, ohne nach dem Wohin und Wozu, ohne nach späterer Rationalität und Sinnentwürfen zu fragen. Immer wenn wir handeln, beginnen wir etwas. Und mit jedem Handeln setzen wir uns in Beziehung zu dem, was um uns ist – zu unserer Umwelt, zu unseren Mitmenschen, zu unseren Nächsten. Der Anfang, unsere Natalität[20] und unser Dasein, das ausgerichtet ist auf ein Gegenüber, auf Beziehung, gehören zusammen – ein Leben lang. Wenngleich wir unsere Lebensbedingungen und Konditionen unseres Daseins anerkennen müssen – ein Gang von der Geburt bis zum Tod –, bringen wir uns, unsere Hoffnungen und Enttäuschungen, unser Lächeln und unsere Tränen in den Gang der Welt ein und formen sie. Vor allem: Wir formen uns, indem wir unsere Beziehungen gestalten. Mit und durch unsere Beziehungen ziehen wir einen Faden, unseren Faden in das Gewebe unseres gesellschaftlichen Miteinanders, prägen wir den Lauf der Dinge. Mit dem Impuls des Anfangs kommt das Lyrische, das Poetische, die Schönheit unseres Daseins ans Licht und zum Klang.

Es sind die Beziehungen, derer wir bedürfen und die uns immer wieder zurückrufen zu dem, was wir sind, was wir suchen und was unsere Sehnsucht ausmacht, bis zum Schluss. Beziehungen können scheitern, sie können verletzen oder gar gewaltförmig werden. Schauen wir aber auf den Anfang, sehen wir, wie alle Beziehungen beginnen: als gesuchtes Voneinander, als Menschenwärme und leibliches Zueinander, als Mitgefühl und gewünschtes Miteinander, als Zuneigung und Anverwandlung.

Kommt mit jedem Kind etwas Besonderes zur Welt, so erinnert uns auch jedes Kind, dass wir besonders sind, weil wir immer wieder neu anfangen können, wie wir auch damals schon anfingen – anfingen, in Beziehung zu sein, in Beziehung zu unseren Nächsten und von dort aus zu weiteren Bezügen und Beziehungen, immer aber mit dem Klang des Anfangs und dessen, wie wir empfangen wurden und darauf antworteten und mit unserer Antwort eine neue Welt entstand.

6.4 Transformation

Und der Schmerz eines sterbenden Kindes, welches für die, die an der Seite des Kindes stehen und ihm die Hand halten, vielleicht der größte Schmerz ist?

---

19 Beckett, S. (1976). *Warten auf Godot* [1953]. (9. Aufl.). S. 221. Frankfurt am Main: suhrkamp taschenbuch.
20 Vgl. Arendt, H. (1960). *Vita activa oder vom tätigen Leben.* Stuttgart: Kohlhammer.

Sigmund Freud nahm vor 100 Jahren an, dass Kinder frei seien von Todesangst, aber große Verlustängste kennen und erleben[21] – das Gegenteil von Urvertrauen. Der berühmte Kinderarzt Donald Winnicott hat diesen Ängsten intensiv nachgespürt und sie mit einem Sturz in ein Nichts, in einen Abgrund verglichen, in dem kein Halt mehr ist,[22] weil keine Beziehung mehr hält.[23] Vielleicht spürt diese Angst unserem Kommen aus dem Nichts und unser Gehen ins Nichts nach. Aber zwischen diesem Kommen und Gehen gewinnen wir Beziehungen und die Frage bleibt, ob und wie unsere Beziehungen dieses ewige Kommen und Gehen, ja das Leben selbst transformieren.

Es heißt, dass Kinder bis zu ihrem dritten Lebensjahr etwa ihre Welt magisch verstehen, bis zu ihrem siebten Lebensjahr Kausalitäten begreifen, ab dem neunten Lebensjahr über ein Leben nach dem Tod nachdenken und ab ihrem zwölften Lebensjahr ein Wissen von der Biologie bzw. dem Grundsatz haben, dass alles, was entsteht, auch zugrunde geht – und dabei Gedanken über die Seele, über Auferstehen, über Reinkarnation und/oder das Nichts anbrechen.

Mit den zunehmenden Fähigkeiten, Kenntnissen und Fragen wächst zugleich ein Ich heran, das sich aus Bindungen löst und zu einem »Selbst« wird, weil es frühe Bindungserfahrungen verinnerlichen kann. Johann Gottlieb Fichte ist der asymmetrischen Beziehung zwischen dem Kind und dem Erwachsenen nachgegangen und hat beschrieben, wie der Erwachsene dem Kind durch »Aufforderung zur Freiheit« hilft, ein »eigenständiges Wesen« zu werden, also zu einer Autonomie zu finden, die Bindungen relativieren kann.[24]

Kinder, die von Anbeginn an oder früh von schwerer Krankheit gezeichnet sind, verbleiben stärker in zugewachsenen Bindungen und gehen eine andere Entwicklung – davon wissen die Eltern dieser Kinder zu berichten und jene, die sich helfend diesen Kindern zuwenden. Auch in der pädiatrischen Palliativmedizin und -pflege ist bekannt, dass schwer erkrankte Kinder eine eigene Entwicklung einschlagen. Krankheit und körperliche Versehrtheit bedingen eine eigene Zukunft und die Entwicklung einer eigenständigen Identität – eine Identität, die nicht nur Brüche, Schmerzen und Verzweiflung kennt, sondern auch um die jugendliche Illusion einer ewigen Jugend weiß, aber auch um das Wertvolle von Beziehungen, der Beziehungen zu den Eltern, der Familie und den Freunden, und deren besondere Augenblicke, in denen die Beziehungen geschehen.

---

21 Vgl. Freud, S. (1926d). *Hemmung, Symptom und Angst*. In Gesammelte Werke, Bd. XIV, S. 111–205. Ders. (1940e [1938]). *Die Ichspaltung im Abwehrvorgang*. In Gesammelte Werke Bd. XVII, S. 59–62. Vgl. auch Schneider, G. (2023). Der Tod in psychoanalytischer Perspektive. *Psyche – Z Psychoanal 77*, 311–342.

22 Vgl. Winnicott, D. W. (1991). Die Angst vor dem Zusammenbruch. *Psyche – Z Psychoanal 45* [1974 postum], 1116–1126.

23 Vgl. auch Kaschnitz, M.-L. (2002). *Das dicke Kind* [1952]. In dies.: *Das dicke Kind und andere Erzählungen*, S. 27–35. Frankfurt a. M.: Suhrkamp, die die frühen Verlustängste als Todesängste beschreibt und damit »uns eine sprachgewaltige Lektion der Stille« erteilt (Marcel Reich-Ranicki).

24 Vgl. Fichte, J. G. (1971 [1796]). Grundlage des Naturrechts nach Prinzipien der Wissenschaftslehre, Bd. 3, S. 80 f. Berlin: de Gruyter. Vgl. auch Schneider, Chr. (2023). Die Lebenden und die Toten. An den Grenzen des Lebens: Trauer als paradoxer Anerkennungsprozess. *Psyche – Z Psychoanal 77*, 981–1001.

Kinder, die schon von Krankheit geschlagen und dann früh dem Tode geweiht sind, besitzen – wenn sie von den ärgsten körperlichen Qualen ihrer körperlichen Schmerzen befreit werden können – eine eigene Würde und Reife. Hermann Hesse spricht ihnen in seinem Gedicht *Auf den Tod eines Kindes*[25] gar eine besondere Weisheit zu. Sie gehen auf ihre Weise mit dem nahenden Tod um, jedes Kind verschieden, aber meist in einem gleich: Sie finden Trost, weniger für sich, sondern für diejenigen, die sie lieben – die Eltern, die Angehörigen. Gerade weil Kinder oft intensiver als Erwachsene von und in Beziehungen leben, spüren sie, dass das Härteste auf Erden nicht der Verlust des irdischen Lebens, sondern der Verlust von liebevollen Bezügen ist.

Früh dem Tod geweihte Kinder blicken auf eine kürzere Geschichte zurück, von der sie sich im Sterben verabschieden müssen. Auch in ihrer Ich-Entwicklung sind sie meist weniger dem Pfad der souveränen Autonomie gefolgt, der mit Abschieden verbunden ist. In Umkehrung pädagogischer Aufgaben nehmen sie die Erwachsenen an die Hand und führen diese in das Dasein eines Miteinanderseins,[26] das Exploration und eine in Bindung integrierte Autonomie erlaubt.

Das Verlieren von Liebe und Geliebten ist wohl die härteste Prüfung des Lebens und unsere größte Aufgabe. Es ist immer eine Sonata funèbre, eine Trauersonate, das ganz große Negative. Kinder geraten oft nicht so sehr in diesen Verlust, auch wenn sie vor ihrem Ende stehen, weil sie präsenter sein können im Augenblick und in der Gegenwart, die Beziehung ausmacht – befreit vom Kommen und Gehen und Gang der Dinge und auch über den Schmerz hinaus.

Greifen wir die Intensität des Augenblicks auf, also die Gegenwart unseres Daseins, widersprechen wir unserem Dasein zum Tode mit unserem Dasein im Leben, d. h. mit unserer Fähigkeit zur Beziehung und zur Gestaltung von Beziehungen, in deren Mitte die liebevolle Zuwendung stehen will, von Beginn an.

Die Herzensfähigkeit der Kinder, ihre Kraft zur Liebe und zur Beziehung, ja ihre Lebens- und Weltbejahung – auch in Revolte gegen den Schmerz, nicht aber unbedingt gegen den Tod – bringt uns an den primären Motor unserer Existenz. »Und man vermag nur zu knien, sein Kind im Sterben zu erreichen« – dieser Satz Else Laske-Schülers bringt die Schmerzen zu Wort, aber auch die Erschütterung, die uns an die Mitte unseres Daseins erinnert und nirgends so deutlich wird wie beim Kind, das liebt – auf dem Sterbebett noch – und dessen Liebe bleibt.

> Ein kurzer Exkurs in die Medizinpolitik: Seit ihren Anfängen wird in der Palliativmedizin und -pflege der Gedanke der Multiprofessionalität betont, wobei explizit die Biprofessionalität von ärztlichem und pflegerischem Handeln erweitert wird um die Kompetenzen der Seelsorge/Spiritual Care, Psychologie und

---

25 Hesse, H. (2023). *Auf den Tod eines kleinen Kindes* [1930]. In ders.: *Die Gedichte*. (9. Aufl.), S. 599. Frankfurt am Main und Leipzig: Insel Taschenbuch.
26 Vgl. Butler, J. (2005). Gefährdetes Leben. Politische Essays, S. 38. Frankfurt a.M.: Suhrkamp. Vgl. auch Kläui, Chr. (2023). Tod und Unsterblichkeit. Über Vergänglichkeit und das Unbewusste. *Psyche – Z Psychoanal* 77, 665–687.

Sozialarbeit.[27] Councelling zur Befähigung, das eigene Lebensende zu gestalten, professioneller Umgang mit schwieriger Kommunikation und Psychodynamik als auch spirituelle Begleitung der Reflexionen auf die eigene Biographie und Sterblichkeit gehören ebenso zum palliativen Gedanken wie medizinische und pflegerische Kompetenzen.

Der Gedanke der Multiprofessionalität wird in aktuellen Debatten auf den Aspekt der Transprofessionalität zugespitzt.[28] Ist schon mit dem Stichwort Multiprofessionalität die Kooperation der verschiedenen Berufsgruppen unterstrichen, so wird mit dem Begriff der Transprofessionalität das gemeinsame Handeln und das kooperative Ineinandergreifen der jeweiligen beruflichen Perspektiven betont.[29] Und was ist das Gemeinsame? Im Grunde ist es wohl die Fähigkeit zur Perspektivübernahme und Beziehung: Perspektivübernahme hin zur anderen, mithandelnden Profession, gestiftet durch die gemeinsame Beziehung zum erkrankten Gegenüber. Erst in der Beziehung zum erkrankten Gegenüber werden sowohl Sinn und Ziel der mitbehandelnden Professionen deutlich als auch das Aufeinander-angewiesen-Sein. Das Gemeinsame der Transprofessionalität ist mithin die Fähigkeit, eine stabilisierende Bindung zu finden, in der die Welt des erkrankten Gegenübers aufscheinen kann. Qualität einer solchen Beziehung ist die Zeit, Zeit des Zuhörens, Zeit des Schweigens, Zeit der Zuwendung und Zeit, eine Sprache und Körpersprache zu finden, die

---

27 Vgl. WHO-Schrift *The solid fact* (1998) mit Rückgriff auf die wissenschaftliche Studie von I. Higgins und Kollegen des St. Christopher's Hospice, die herausstellt, dass seelsorgendes, psychologisches und sozialarbeitendes Handeln sowohl in der Einzelversorgung der Erkrankten als auch im Palliative-Care-Team selbst im hohen Maße notwendig ist, um auf professionelle Weise nicht nur technisiert die Sterbenszeit als Lebenszeit zu gestalten.

28 In der deutschen Gesetzgebung wird die psychologische und sozialarbeitende Tätigkeit nicht explizit und insgesamt nur sehr schemenhaft bestimmt. Im GKV WSG 2006/07 (BGBl 2007, S. 378–473), das die spezielle ambulante Palliativversorgung im § 37b regelt, werden nur der ärztliche und der pflegende Berufsstand erwähnt, Palliative Care der spezialisierten ambulanten Palliativversorgung auf den Gedanken des Sterbens in häuslicher Umgebung eingeengt, unspezifisch von besonderen Bedarfen der Kinder gesprochen und auf die gewachsenen Kompetenzen im hospizlichen Feld hingewiesen. Auch die ausführenden Richtlinien des Gemeinsamen Bundesausschusses von 2007, zuletzt geändert 2022 (BAnz AT 23.11.2022 B2), erwähnen die besonderen Bedarfe für unterschiedliche Professionen und deren vernetzte Tätigkeit der unterschiedlichen Professionen nur am Rande (§ 6, Abs. 5). Mit Verweis auf den § 39a und die dortige Regelung der Hospize sowie auf die Begründung zum Gesetzestext wird die besondere Begleitung sterbender Kinder und ihrer Familien gemäß hospizlicher Tradition den ehrenamtlich Tätigen zugewiesen. Erst mit dem *Rahmenvertrag nach § 132d Abs. 1 Satz 1 SGB V zur Erbringung von Spezialisierter ambulanter Palliativversorgung für Kinder und Jugendliche (SAPV-KJ)* vom 26.10.2022 (https://www.gkv-spitzenverband.de/media/dokumente/krankenversicherung_1/hospiz_palliativversorgung/sapv_kj/20221026_SAPV-KJ-Rahmenvertrag.pdf) ist eine Kassenfinanzierung einer mindestens halben Stelle für psychosoziale Fachkraft vorgesehen – gültig für die palliative Versorgung von Kindern und Jugendlichen, nicht für Erwachsene.

29 Schmitz, D., Schmohl, T. (2021). Transprofessionalität. In *Handbuch Transdisziplinäre Didaktik*, T. Schmohl, T. Philipp (Hg.), S. 257–367. Bielefeld: transcript.

das Gegenüber erreicht, auch mit seinen körperlichen und seelischen Schmerzen.[30]

Zeit für körperliche und seelische Schmerzen bedeutet in der palliativen Arbeit zumeist, Entlastungsgespräche zur Krankheitsbewältigung zu führen, die Bewältigung eines schwierigen Alltags zu unterstützten, die Überlastungen und Ängste der Eltern aufzufangen und bei schwierigen therapeutischen Entscheidungen Hilfe zu bieten, das vereinsamte Geschwisterkind im Blick zu haben, prolongierten oder subkutanen Traumata in der Familie zu begegnen und eventuell auch Momente der Scham zu mildern, die die Krankheit als Schatten wirft. Dies alles geschieht multiprofessionell. Transprofessionell aber kommt hinzu, dass wir dem Existenziellen in uns Raum geben und mit dem Kind eine Beziehung finden mit qualitativ angefüllter Zeit, die dem Kind die Verlustängste nimmt und Raum gibt für alle neuen Anfänge, die das Kind in die Welt bringt.

---

30 Multi- und Transprofessionalität ist allgemein medizinisch geboten, insbesondere in der Kinder- und Jugendmedizin, vgl. dazu etwa Fujak, A., Forst, R., Forst, J. (2021). Erbliche Muskelerkrankungen. In *Orthopädie und Unfallchirurgie up2date 2021*; 16(02), 187–206.

7 Perinatale palliativmedizinische Beratung – eine Chance auf gemeinsame Zeit

Silke Ehlers und Theresia Rosenberger

»Eine Routineuntersuchung und ein Befund, der unser Leben veränderte. Stark lebenseinschränkend, nicht lebensfähig?! ›Aber sie könnte auch gesund sein?‹, fragte ich den Arzt, wobei ich die Antwort eigentlich schon kannte. ›Nein, davon gehe ich nicht aus!‹, sagte er und schwieg.«
(Zitat: Christine, Mutter von Mila)

Die perinatale Palliativversorgung eines noch ungeborenen Kindes beginnt, sobald die lebensverkürzende Erkrankung im Rahmen der pränatalen Diagnostik bereits in der Schwangerschaft festgestellt wird. Sie folgt dem gleichen multiprofessionellen Ansatz, wie ihn die Palliativversorgung von Kindern, Jugendlichen und Erwachsenen bietet. Vor der Geburt liegt dabei der Schwerpunkt neben der individuellen Unterstützung der werdenden Eltern zur Klärung von Verständnis und Bedeutung der Diagnose und der möglichen Therapieansätze auch auf der Vorbereitung für die Geburt und Verabschiedung des Kindes.

7.1 Die besondere Situation sterbender Neugeborener

Die Säuglingssterblichkeit liegt in Deutschland in den letzten Jahren stabil bei ca. 3 von 1.000 Lebendgeborenen und macht etwa ¾ aller verstorbenen Kinder unter 18 Jahren aus. Davon verstirbt der überwiegende Anteil bereits im Neugeborenenalter, meist innerhalb der ersten sieben Lebenstage. Im Jahr 2022 verstarben 2352 Säuglinge im ersten Lebensjahr, 1331 (56,6 %) davon bereits in der ersten Lebenswoche (Statistisches Bundesamt, 2023). Die Todesursachen sind bei gut der Hälfte spezifisch perinatal (extreme Frühgeburtlichkeit, schwere Asphyxie unter der Geburt, schwere Infektionen). Bei knapp 30 % ist die Todesursache eine angeborene lebensverkürzende Erkrankung, zum Teil mit schweren Organfehlbildungen (Statistisches Bundesamt, 2018).

Schwerstkranke Neugeborene versterben überwiegend in einer Klinik auf der Neugeborenenintensivstation in den Perinatalzentren der höchsten Versorgungsstufe (Garten, 2016). Bei meist raschem Verlauf der Erkrankung besteht für die Eltern kaum die Möglichkeit, den Sterbeort frei zu wählen. Nur wenigen Familien ist es möglich, ihr sterbendes Neugeborenes mit nach Hause zu nehmen und dort im

Rahmen der Familie zu verabschieden. Im Unterschied zur Palliativversorgung von Kindern verbleibt den Eltern nur sehr wenig Zeit, um bleibende Erinnerungen mit ihrem Kind zu schaffen.

Der Tod eines Neugeborenen ist, im Gegensatz zum Versterben eines älteren Kindes, ein sozial weniger anerkannter Tod. Wenige Personen außer den Eltern können das Neugeborene lebend kennenlernen und einen Bezug und Zugang zum Verlust der jungen Eltern entwickeln. Auch in Europa war die neonatale Sterblichkeit noch vor 50 Jahren erheblich höher und noch heute gibt es, zumindest in der älteren Generation, daher die Haltung, sich nicht zu früh emotional binden zu sollen. Dies ist Schwangeren und Wöchnerinnen noch weniger möglich als den (werdenden) Vätern. Außenstehenden erscheint diese Abschirmung jedoch noch immer sinnvoll und wird dadurch an die Eltern herangetragen. Früh verwaiste Eltern erfahren daher in ihrem Umfeld nicht den gleichen Beistand, wie er einer Familie zuteilwird, deren Kind bereits einen festen Platz in der Familienstruktur innehatte. Daher kann die Möglichkeit, das sterbende Kind zu Hause zu begleiten, für die Familie in ihrem sozialen Umfeld nachhaltig unterstützend wirken.

7.2 Leitsätze für Palliativversorgung und Trauerbegleitung in der Peri- und Neonatologie

Die palliative Versorgung von Neugeborenen folgt den gleichen Grundsätzen, die für die Palliativversorgung von Kindern und Jugendlichen gelten, mit dem Ziel der bestmöglichen Lebensqualität (Charta zur Betreuung schwerstkranker und sterbender Menschen in Deutschland, 2023). Neben der Symptomkontrolle und der Vermeidung von leidvollen Maßnahmen bei Neugeborenen spielen bei ihren Eltern die psychosozialen Aspekte eine große Rolle. Die »Leitsätze für Palliativversorgung und Trauerbegleitung in der Peri- und Neonatologie« (Garten, 2019) zeigen umfassend diese Ziele auf. Im Mittelpunkt steht der Bindungs- und Beziehungsaufbau mit der Möglichkeit, dem Neugeborenen einen Platz in der Familienstruktur zu geben.

7.3 Pränataldiagnostik

Die Pränataldiagnostik kann mit Hilfe von Ultraschalluntersuchungen, Bluttests und invasiven Untersuchungen wie der Amniozentese oder Chorionzottenbiopsie bereits im zweiten Trimester unspezifische oder spezifische Auffälligkeiten und Befunde sowie konkrete Erkrankungen des Fetus feststellen. Zunehmend werden dabei auch genetische Ursachen für stark lebensverkürzende Erkrankungen und Chromosomenstörungen diagnostiziert. Laut einer Umfrage im Auftrag der Bundeszentrale für gesundheitliche Aufklärung (BzgA) 2003 und 2004 nahmen zum damaligen Zeitpunkt bereits 85% der Schwangeren Maßnahmen der Pränataldiagnostik in Anspruch (BzgA, 2006). Seit der Einführung des nicht invasiven Pränataltests (NIPT) als Kassenleistung gehen Gynäkologen und andere Beteiligte, insbesondere der Schwangerenkonfliktberatungsstellen, davon aus, dass die Inanspruchnahme erheblich steigen wird.

2004 lag die Häufigkeit auffälliger Befunde bei 5% (BzgA, 2006), davon ist nur ein kleiner Anteil der Diagnosen als lebensverkürzend einzuschätzen.

Typische vor der Geburt gestellte Diagnosen mit sehr kurzer Lebenserwartung sind zum Beispiel die Trisomie 13 und 18, die Triploidie, schwere Hirnfehlbildungen, schwere Skelettdysplasien und komplexe Herzfehler (Coté-Arsenault, 2011).

Wird eine schwere oder lebenslimitierende fetale Diagnose gestellt oder ein Verdacht auf eine solche geäußert, werden Paare dabei rasch mit der Möglichkeit des Schwangerschaftsabbruchs konfrontiert. Dieser erfolgt gemäß der aktuellen Rechtsprechung nach § 218a StGB (2), wonach eine medizinische Indikation der Schwangeren vorliegen muss. Die Beratung erfolgt in erster Linie durch einen Pränatalmediziner. Das Schwangerschaftskonfliktgesetz (SchKG § 2a, in Kraft seit Anfang 2010, aktualisiert zuletzt 07/22) sieht vor, die Bedeutung der Erkrankung und alle Möglichkeiten des weiteren Vorgehens mit den Eltern zu besprechen, möglichst unter Hinzuziehen von Ärzten, die mit dem entsprechenden Krankheitsbild vertraut sind. Außerdem sollten die Eltern in ihrer Notsituation psychosoziale Unterstützung erhalten. Diese verschiedenen Aspekte machen ein multiprofessionell arbeitendes Team erforderlich.

Im individuellen Fall ist es herausfordernd, konkrete, schnell verfügbare Beratung und Begleitung anzubieten. Diese Aufgabe kann den normalen Praxis- oder Klinikalltag in der Pränataldiagnostik überfordern. Neben dem rein Medizinischen werden weitere Unterstützungsangebote benötigt, die den werdenden Eltern vermittelt werden und von ihnen unkompliziert und rasch erreicht werden können.

7.4 Entscheidungen gemeinsam abwägen – langfristig tragfähig und nachvollziehbar

Im Fall des Verdachtes oder der bestätigten Diagnose einer stark lebensverkürzenden Erkrankung stellt ein Fortsetzen der Schwangerschaft mit palliativer Versorgung des Neugeborenen eine Alternative zum Schwangerschaftsabbruch (bei später Diagnosestellung oder Entscheidung mittels Fetozid) dar. Beide Möglichkeiten sollten den Eltern neutral und verständlich erklärt werden. Außerdem ist der Faktor Zeit entscheidend. Eine gut informierte, langfristig tragfähige Entscheidung ist wesentliches

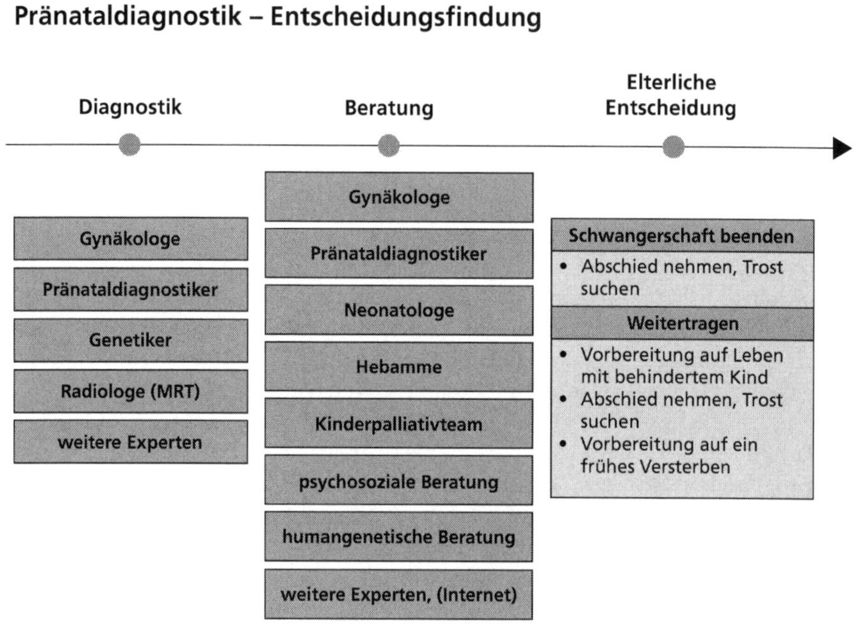

Pränataldiagnostik – Entscheidungsfindung

Abb. 7.1: Pränataldiagnostik – Entscheidungsfindung (Quelle: S. Ehlers)

Ziel eines umfassenden und multiprofessionellen Beratungsprozesses und kann nicht überstürzt getroffen werden (Blakely et al., 2019; Heider & Steger, 2014).

7.5 Perinatale Palliative-Care-Konzepte

International, insbesondere in den USA (Catlin, 2002) und in Großbritannien (Dickson, 2019; Murdoch, 2010), gibt es bereits etablierte und wissenschaftlich fundierte *perinatal palliative care concepts*. Aufgaben der Programme sind die Unterstützung der betroffenen Schwangeren bei der Entscheidungsfindung sowie die Begleitung und Unterstützung in der besonderen Zeit bis zur Geburt und darüber hinaus. Ein perinataler Palliativplan wird gemeinsam mit den Eltern und den beteiligten Berufsgruppen der Pränataldiagnostik, Geburtshilfe und Neonatologie erarbeitet. Darin werden die Maßnahmen und Wünsche perinatal im Umgang mit der Schwangeren, der Geburt und dem schwerkranken Neugeborenen entsprechend dem Therapieziel beschrieben und festgelegt. Außerdem werden psychosoziale Aspekte und eine Trauerbegleitung involviert.

Ähnliche Konzepte der Integration von palliativen Beratungsangeboten bereits während der Pränataldiagnostik gibt es bisher in Deutschland wenige und sie sind nicht flächendeckend etabliert. Im Rahmen von großen Perinatalzentren gibt es unterschiedliche Strukturen und auch Kinderpalliativteams erhalten zunehmend Anfragen von Betroffenen. Vorgaben des Gesetzgebers sind bisher nicht vorhanden. Überwiegend ist es den Betroffenen selbst überlassen, sich Hilfe und Unterstützung zu suchen.

7.6 Die multiprofessionelle pränatale palliativmedizinische Versorgung

Das Beratungs- und Versorgungsangebot Pränatale Palliativmedizin ist eine Ergänzung der Pränataldiagnostik sowie der humangenetischen und der psychosozialen Beratung bei besonderen Schwangerschaftssituationen.

7.7 Den eigenen Weg finden

> »Auch wenn mit diesem Gedanken klar war, dass ein Abbruch für uns keine Option war, so konnten wir uns die Maximalversorgung ebenfalls nicht gut vorstellen.«
> (Zitat: Jessica und Joshua)

Nach der Diagnose muss zunächst abgewogen werden, wie sicher diese ist und ob diese einen palliativen Weg zulässt. Im nächsten Schritt wird versucht, Aussagen zur Prognose zu treffen.

Eine kontinuierliche Begleitung der werdenden Eltern mit Gesprächen, Zeit und Empathie unterstützt sie, die Erkrankung mit den möglichen Symptomen, Therapieoptionen und Möglichkeiten der Versorgung und Unterstützung zu verstehen. Eltern werden dadurch gestärkt, ihre entstehenden Fragen und Unsicherheiten zu formulieren und zu klären.

Die Bedeutung der (vermuteten) Erkrankung ist für die Betroffenen individuell und wird von ihren jeweiligen Erfahrungen und Werten, viel Hoffnung, der Sorge vor Leid und Schmerz für ihr Kind und der Vorstellung von Lebensqualität bestimmt.

Für viele – gerade junge – werdende Eltern ist es die erste Auseinandersetzung mit Tod und Sterben. Daher gilt es, bestehende Ängste aufzugreifen: Wie sieht Sterben allgemein aus? Wie sieht eine verstorbene Person aus? Was passiert, wenn jemand stirbt? Was können wir unterstützend tun? Möglicherweise sind unbewusste Vorstellungen vorhanden und tragen zur Unsicherheit bei.

Die häufig formulierte Sorge, dass das Kind bereits im Mutterleib leidet und Schmerzen hat, kann fast immer verneint und damit genommen werden. Die Annahme, nichts für das Kind tun zu können, erzeugt weitere Ängste, dass das Kind schwere, unbeherrschbare Schmerzen oder andere Symptome wie Luftnot und Ersticken erleiden würde. Hier hilft die Darstellung von palliativer Symptomkontrolle, die gezielt ansetzt. Sie reicht von einfachen Handlungen, die die Eltern übernehmen, bis hin zum Einsatz von Opiaten durch erfahrene Kinder-Palliativmediziner, die niedrig dosiert Atemnot nehmen können und in angepasster Dosierung gegen starke Schmerzen wirken.

Auch die Möglichkeit, dass das Kind nicht rasch nach der Geburt verstirbt, sondern einige Zeit überleben kann, muss besprochen werden. Dann kommen weitere Herausforderungen auf die Familie zu, die manches Mal zunächst nicht vorher mitbedacht werden. Das Leben mit einem schwer kranken Kind, das jederzeit in die Lebensendphase eintreten kann und verstirbt, ist schwer vorstellbar und die Eltern können sich kaum darauf einstellen.

Bei bestimmten Erkrankungen gibt es Therapiemöglichkeiten, die Operationen und Intensivmedizin ab der Geburt beinhalten und trotzdem nicht zu einem langfristigen Überleben führen. Das Abwägen und Finden des Therapieziels sowie die Vorstellung, welche Belastungen für das Kind, aber auch die gesamte Familie entstehen, ist dann eine extreme Herausforderung für die werdenden Eltern und bringt mitunter auch große moralische Konflikte (Afonso et al., 2021).

Dagegen kann die Möglichkeit, nach der Geburt noch Zeit mit dem Kind zu verbringen, es kennenzulernen und gemeinsam als Familie den Abschied zu gestalten, Betroffene ermutigen, die Schwangerschaft fortzusetzen. Die Überleitung nach der Geburt in die spezialisierte ambulante palliative Versorgung eines Kinderpalliativteams bietet hier die Perspektive, mit dem schwerkranken Neugeborenen nach Hause zu gehen. Im häuslichen Umfeld können auch weitere Angehörige mit eingebunden werden – damit bekommt das Kind einen festen Platz im Familiensystem. Dies trägt wesentlich zur Bewältigung des frühen Kindsverlusts bei (Dickson, 2019; Garten, 2019; Guon et al., 2014).

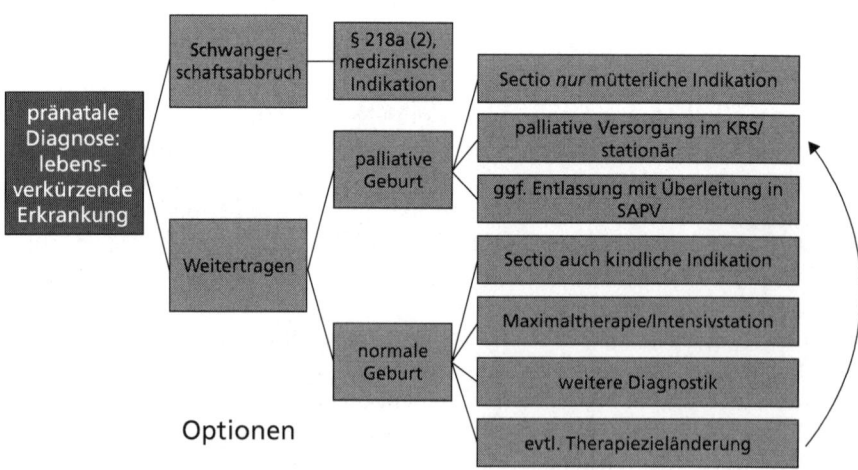

Abb. 7.2: Optionen (Quelle: S. Ehlers)

7.8 Gründe zum Weitertragen

Zusammenfassend sind verschiedene Ebenen und Überzeugungen für die Eltern ausschlaggebend, die Schwangerschaft trotz einer infausten Prognose für ihr Ungeborenes fortzusetzen. Neben persönlichen und religiösen Gründen führen kindzentrierte Überlegungen zur Entscheidung. Häufig ist von Bedeutung, das Kind lebend kennenzulernen und ihm einen festen Platz in der Familie zu geben, dem Kind sein Zuhause zeigen und als geschützten und ungestörten Raum darbieten zu können. Liebe schenken und für ihr Kind sorgen zu können, sich als Eltern fühlen zu können. Das Kind wird gewürdigt und steht im Mittelpunkt, Angehörige wissen, um wen getrauert wird. Die Option, viele Erinnerungen sammeln und festhalten zu können, führt wie die anderen Gedanken dazu, Selbstwirksamkeit und Kontrollgewinn trotz Ausnahmezustand zurückzugewinnen (Guon et al., 2014).

7.9 Den eigenen Weg gehen

»Wir konnten und wollten nicht darüber entscheiden, ob Mila leben sollte oder nicht. Wir wussten nur, dass wir Mila ihren Weg gehen lassen wollten.«
(Zitat: Christine und Moritz)

Wird die Schwangerschaft fortgesetzt, kommt der vorrausschauenden Planung der palliativen Geburt große Bedeutung zu, die professionell begleitet werden sollte. Eingebettet ist diese Planung in die umfassende Begleitung während der Schwangerschaft, der Vermittlung mit Aufbau eines Hilfenetzwerks für die betroffene Familie und die Trauerbegleitung.

Die vielfältigen und oft sehr konkreten Fragen der werdenden Eltern zum Ablauf rund um die Geburt und den Sterbeprozess müssen genau beantwortet werden. Eltern möchten wissen, wo die Geburt stattfinden sollte, wer sie unterstützen kann, was sie benötigen, wer helfende Ansprechpartner sein können und wie sie im Umgang mit ihrem todkranken Neugeborenen unterstützt und geschult werden können (Guon et al., 2014). Es wird auch über erwünschte sinnvolle Maßnahmen bei der Geburt gesprochen (z. B. Verzicht auf dauerhafte Herztonüberwachung, Kaiserschnitt nur bei Gefahr für die Mutter). Diese umfangreichen medizinischen und nichtmedizinischen Themen können am besten konkret in einem perinatalen Palliativplan zusammengefasst werden. (Cortezzo et al., 2020; Garten et al., 2020). Der Plan ermöglicht den Eltern, sich ab Geburtsbeginn auf sich, ihr Kind und die palliative Geburt konzentrieren zu können. Dieser wird mit allen beteiligten Institutionen wie der Geburtsklinik mit kinderärztlich-neonatologischer Begleitung, Trauerbegleitung und der psychosozialen Unterstützung abgesprochen und erforderliche Maßnahmen werden koordiniert. Besteht die Möglichkeit und der Wunsch, nach Hause zu gehen, benötigen die Eltern zusätzlich ein ambulantes Kinderpalliativteam zur häuslichen Versorgung. Wichtig ist in jedem Fall auch eine Nachsorgehebamme, auf die jede Schwangere ein Anrecht hat und die auch bei frühem Kindsverlust wertvolle Hilfestellung bietet. Dazu kommen individuell noch weitere Fachstellen bis hin zum Bestattungsunternehmen.

Eine multiprofessionelle Begleitung einer Schwangeren und ihres Partners nach der pränatalen Diagnose einer lebensverkürzenden Erkrankung des Fetus umfasst eine gute Kommunikation aller Beteiligter untereinander. Die Wahrung der elterlichen Autonomie mit der Befähigung, im besten Sinne des Kindes und der Familie zu handeln und zu entscheiden, kann gelingen und zeichnet qualitativ hochwertige Begleitung aus.

7.10 Ausblick/Fazit

Die Entwicklung in der Pränataldiagnostik, insbesondere durch die umfassenden genetischen Möglichkeiten, haben in den letzten Jahren dazu geführt, dass immer häufiger seltene Erkrankungen, Syndrome oder Befunde erhoben werden. Zum Teil ist die Prognose ungewiss aufgrund der geringen Fallzahlen. Auch lässt sich wenig über die Symptome von lebenden Kindern sagen, da viele der mit diesen genetischen Syndromen betroffenen Feten nicht lebend auf die Welt kommen, sondern im Beratungsverlauf ein Schwangerschaftsabbruch, vor allem aufgrund der erheblichen Ungewissheit des Outcomes, erfolgt.

Im Spannungsfeld dieser Entwicklungen erscheint es uns besonders wichtig, für die Betroffenen die Beratungssituation hinsichtlich der beschriebenen Themen bestmöglich zu gewährleisten. Hierzu sind auch staatliche Vorgaben für Strukturen und deren Sicherstellung inklusive einer gesicherten Finanzierung erforderlich. Als eine gesellschaftliche Herausforderung sehen wir die Auseinandersetzung mit den Auswirkungen genetischer Untersuchungen, die im Rahmen der Pränataldiagnostik zur Abklärung unklarer Befunde eingesetzt werden.

> Seit 2012 erhielt das KinderPalliativTeam Südhessen immer wieder Anfragen von werdenden Eltern, die ein Kind mit voraussichtlich kurzer Lebensprognose erwarteten. Im Jahre 2017 startete das Projekt »Pränatale Beratung und Versorgungsplanung«, das mit einer großen Spendenaktion der FAZ 2018 unterstützt wurde. Seit 2020 besteht das Projekt Pränatales Palliativteam aus Neonatologin Dr. Silke Ehlers, Hebamme Theresia Rosenberger und Teamassistentin und Seelsorgerin Anette Krüger. 2021 wurde das Projekt mit dem Preis der Fürst Franz Josef von Liechtenstein Stiftung, 2022 mit dem Preis der Dr. Wolfgang und Sigrid Berner Stiftung, Frankfurt, und dem 2. Platz des Anerkennungs- und Förderpreises für ambulante Palliativversorgung der DGP ausgezeichnet.

Literatur

Afonso, N. S., Ninemire, M. R., Gowda, S. H. et al. (2021). Redefining the relationship: Palliative care in critical perinatal and neonatal cardiac patients. *Children, 8*(7), 548.

Blakely, C. et al. (2019). Parental decision-making following a prenatal diagnosis that is lethal, lifelimiting, or has long term implications for the future child and family: a metasynthesis of qualitative literature. *BMC Medical Ethics* 20: 56.

Bundesverband »Das frühgeborene Kind« e.V. (Hrsg.) (2018). PaluTin: *Leitsätze für Palliativversorgung und Trauerbegleitung in der Peri- und Neonatologie.*

Catlin, A. (2002). Creation of a Neonatal End-of-Live Palliative Care Protocol. *Journal of Perinatology* 22: 184–195

Charta zur Betreuung schwerstkranker und sterbender Menschen in Deutschland. https://www.charta-zur-betreuung-sterbender.de (28.02.2023)

Cortezzo, D. E., Ellis, K., Schlegel, A. (2020). Perinatal Palliative Care Birth Planning as Advance Care planning. *Front. Pediatr. 8:* 556.

Coté-Arsenault, D. (2011). »My Baby is a person«: Parents' Experiences with Life-Threatening Fetal Diagnosis. *Journal of palliative medicine* 14(12).

Dickson, G., (2019). *A Perinatal Pathway for Babies with Palliative Care Needs* (2nd edition). https://www.togetherforshortlives.org.uk (24.06.2023)

Garten, L. (2016). Perinatale Palliativversorgung – Warum es einer gesonderten Betrachtung bedarf. *Paediatr Paedolog, 51,* 253–256.

Garten, L. (2019). Palliative Care and Grief Counseling in Peri- and Neonatology: Recommendations From the German PaluTiN Group. *Front. Pediatr.* 8; 67 (und Broschüre, zu beziehen über den Bundesverband das Frühgeborene Kind e.V.)

Garten, L., von der Hude, K., Strahleck, T., Krones, T. (2020). Extending the Concept of Advance Care Planning to the Perinatal Period. *Klin Padiatr, 232,* 249–256.

Guon, J., Wilfond, B. S., Farlow, B. et al. (2014). Our Children are not a Diagnosis: the Experience of Parents who continue their pregnancy after a prenatal diagnosis of Trisomy 13 or 18. *Am J Med Genet A, 164 A*(2), 308–318.

Heider, U. & Steger, F. (2014). Individuelle Entscheidungsfindung nach pränatal diagnostizierter schwerer fetaler Fehlbildung. *Ethik in der Medizin, 26,* 269–285.

Murdoch, E. for the British Association of perinatal Medicine (2010). *Palliative care (supportive and end of life care) A framework for clinical practice in Perinatal medicine.* https://www.bapm.org/resources/30-palliative-care-a-framework-for-clinical-practice-in-perinatal-medicine-2010 (24.06.2023)

Statistisches Bundesamt (2018). Statistisches Jahrbuch, S. 138; 4. Gesundheit, 4.1.11 gestorbene Säuglinge 2015

Statistisches Bundesamt, online: https://www.destatis.de/DE/Themen/Gesellschaft-Umwelt/Bevoelkerung/Sterbefaelle-Lebenserwartung/Tabellen/saeuglingssterblichkeit.html, (24.06.2023)

8 Elternstimme: Levi lebt

Simon Block

Öffne die Tür auf der Leben steht
Jeder Schritt bringt Dich nach Hause auf dem weiten Weg
Ich schlag es in den Fels — die Erde bebt
Willkommen kleiner Held: Levi lebt!

Jeder Tag an dem das Licht in Deine Augen fällt
Jeder Schlag mit dem das Leben durch die Adern schnellt
Jeder Moment in dem wir zwei weiter beisammen sind
Ist ein Geschenk das uns mit Sicherheit keiner mehr nimmt

Die Zeit an sich war immer schon ein knappes Gut
Erst die Unendlichkeit darin stiftet ein wenig Mut
Ich danke Dir dass ich ihn heute noch nicht brauch
Und ich sage mir: Dasselbe gilt für morgen auch

Dein Herz läuft einfach weiter ohne Unterschied
Scheiden ist eine Option die Du zur Seite schiebst
Es fällt schwer zu begreifen kleines Wunderkind
Dass wir ohne großes Leiden froh und munter sind

Dieser Text ist nicht zu Ende vielleicht wird er's nie
Wie und wann dein Weg beendet ist bleibt Phantasie
Ich wünsche Dir dass du ihn noch viel weiter gehst
Vielleicht entlang der Felsen – dort steht: Levi lebt!

9 Ethische Überlegungen in der Kinderpalliativversorgung

Holger Fiedler

9.1 Ethik und moralische Dilemmata

Konfliktsituationen begleiten uns in allen Bereichen des Lebens, beruflich wie privat. Kleinere Unstimmigkeiten können unter Umständen schnell gelöst werden. Was aber, wenn es zu Konflikten kommt, die tiefgründig sind, die unsere Seele, unseren Körper, unsere Psyche, vielleicht sogar unsere Existenz und unsere Selbstbestimmung gefährden? Solchen Konflikten und Herausforderungen müssen wir uns in der Kinderpalliativversorgung häufig stellen. Um diesen besser gewachsen zu sein, sind Grundkenntnisse der ethischer Entscheidungsfindung und ethisch begründeten Handelns hilfreich wie geboten.

> **Patientengeschichte: Michael (15 Jahre)**
>
> Hirntumor (nicht operabel, metastasiert in Lunge und Knochen)
> Michael leidet immer wieder unter Schmerzen, zudem unter zunehmender Schwäche und Übelkeit. Er ist über den Stand seiner Erkrankung informiert und weiß, dass es kaum noch medizinische Optionen zur Tumorbekämpfung gibt. Die Überlebensprognose ist sehr schwer zu stellen, im Fall von Michael spricht die Onkologie von Wochen bis Monate, auch zwei Jahre sind nicht gänzlich ausgeschlossen.
> Michael ist mobil, hat eine ausgeprägte Belastungsdyspnoe. Er ist kommunikativ, jedoch aufgrund seiner krankheitsbedingten Schwäche nur begrenzte Zeit in der Lage, ein Gespräch zu führen. Michael ist kachektisch, leidet unter Appetitlosigkeit, Diarrhoe und Erbrechen. Er erzählt, dass die massiven Schweißausbrüche und die Luftnot besonders belastend für ihn seien – in seinem Zimmer läuft permanent ein Ventilator.
> Aufgrund des schnelleren Wirkeintritts und der kürzeren Halbwertszeit hat das Kinderpalliativteam ihm ein opiathaltiges Nasenspray als schnell wirksames Mittel zur Behandlung der akuten Atemnot empfohlen und auf die Anwendung, Dosierung und Nebenwirkungen hingewiesen. Ziel ist die Steigerung der Lebensqualität. Michael hat sofort zugestimmt, es probieren zu wollen.
> Michael ist begeistert von dem Nasenspray und der guten Wirkung bei akuter Atemnot. Er sieht darin eine deutliche Steigerung seiner Lebensqualität. In den kommenden Wochen steigt der Bedarf des Medikamentes, trotz gesteigerter Wirkstoffkonzentration im Nasenspray.

Michael wird angehalten, den Verbrauch (Uhrzeit, Dosis und Anlass) genau zu dokumentieren, um herauszufinden, ob der erheblich gestiegene Bedarf zu bestimmten Uhrzeiten und Anlässen (Bewegung) passt oder ob Michael das Spray einfach »prophylaktisch« nimmt oder sich gar einen »Kick« zur Stimmungsaufhellung verabreicht.

Michael arbeitet nicht mit uns zusammen, er weigert sich, den Verbrauch kontinuierlich zu dokumentieren, und lehnt Hausbesuche ab: »Warum kontrolliert ihr mich?« »Ich bin doch kein Junkie!« »Glaubt ihr mir nicht?«

Die rezeptierte Menge des Opiats stimmt nicht mit Michaels Dokumentation überein (Differenz eklatant!). Diesbezügliche Gespräche mit ihm und seinen Eltern fruchten nur kurzzeitig. Im Team kommt die Frage auf, ob sich Michael durch die Medikamentengabe immer wieder einen »Kick« verabreicht und sich »wegbeamt«.

Im Verlauf steigt der Bedarf noch weiter. Michael sagt, er würde das Medikament nur bei akuter Luftnot nehmen. Aufgrund der mangelnden Zusammenarbeit und Michaels nicht ganz glaubwürdigen Rückmeldungen entstehen auch Konflikte im Team und mit seinen Eltern. Das Spannungsfeld zwischen Therapieverantwortung des Behandlungsteams und dem Anspruch auf Autonomie und Selbstbestimmung des Patienten bringt das Versorgungskonzept erheblich ins Wanken.

Wenn wir über Ethik und Moral sprechen, verwenden wir diese Begriffe oft in einem Atemzug: »Ich finde das ethisch und moralisch nicht gut!« In der Philosophie wird unterschieden zwischen Ethik und Moral: Ethik beschreibt die Theorie der Moral und somit das methodische und kritische Nachdenken über die Moral bzw. moralische Werte.

Die Moral ist ein Normensystem für das Verhalten von Menschen mit dem Anspruch auf allgemeine Gültigkeit. Vereinfacht ausgedrückt beschreiben moralische Werte den Maßstab zur Entscheidungsorientierung zwischen »gut« und »böse«. Umgangssprachlich beschreibt »moralisch« das sittlich Gute und »unmoralisch« das sittlich Böse (Schlechte).

Unsere moralischen Werte gelten allerdings nicht voraussetzungslos und allgemein, sie sind vielmehr unter anderem durch Sozialisation, Weltanschauung, Religion sowie Erfahrungen geprägt und sehr individuell. Durch Erziehung, Bildung und das soziale Umfeld verinnerlicht der einzelne Mensch das ihm Vorgegebene in jeweils eigener Weise. Ab frühester Kindheit werden vorgelebtes moralisch begründetes Verhalten und Handeln bewusst oder unbewusst als Orientierung gesehen und führen zu einer Grundhaltung. Aus dieser Grundhaltung heraus beurteilen wir unsere Mitmenschen und unsere Umwelt. Je nach vermittelten moralischen Werten – etwa Respekt, Ehrlichkeit, Fairness, Gewaltlosigkeit – wirken sich diese auf die Gewissensbildung aus und dienen als Verhaltensmaßstab.

Fühlt sich eine Gruppe von Menschen einer bestimmten Moral verpflichtet, sprechen wir von einem Ethos – sprachlich abgeleitet vom griechischen Wort *ethos*, Sitte/Gewohnheit/Brauch, aber auch Charakter/Denkweise/Sinnesart bezeichnend. Bekannt etwa ist das Berufsethos der Ärzte, im medizinischen Alltag ebenso der

Ethikkodex für Pflegefachkräfte, vertreten vom International Council of Nurses (ICN):

ICN-Kodex für Pflegende (Auszug):
»Pflegende haben vier grundlegende Aufgaben: Gesundheit zu fördern, Krankheit zu verhüten, Gesundheit wiederherzustellen, Leiden zu lindern. Es besteht ein universeller Bedarf an Pflege. Untrennbar von Pflege ist die Achtung der Menschenrechte, einschließlich des Rechts auf Leben, auf Würde und auf respektvolle Behandlung. Pflege wird ohne Wertung des Alters, der Hautfarbe, des Glaubens, der Kultur, einer Behinderung oder Krankheit, des Geschlechts, der sexuellen Orientierung, der Nationalität, der politischen Einstellung, der ethnischen Zugehörigkeit oder des sozialen Status ausgeübt. Die Pflegende übt ihre berufliche Tätigkeit zum Wohle des Einzelnen, der Familie und der sozialen Gemeinschaft aus; sie koordiniert ihre Dienstleistungen mit denen anderer Beteiligter Gruppen.«
(Deutscher Berufsverband für Pflegeberufe 2021)

In der Ethik als philosophische Disziplin wird unterschieden zwischen deskriptiver Ethik, normativer Ethik und Metaethik. *Die deskriptive Ethik* ist zunächst beschreibend: Angelehnt an die Geschichts- und Sozialwissenschaften wird gefragt und beschrieben, welche Formen von Moral bestanden und bestehen. Die *normative Ethik* fragt, wie sich Moralen begründen lassen. Die *Metaethik* führt dann aus, wie wir allgemein oder begrenzt für moralische Begriffe, Aussagen und Argumentationen Geltung beanspruchen können.

Ethik greift in der Regel Fragestellungen auf, die dilemmatisch sind, also weder denkend noch handelnd unmittelbar beantwortbar erscheinen. Zum Beispiel:

- Gibt es (immer) eine Goldene Regel der Lebensführung?
- Wie großzügig können und sollen wir sein?
- Rechtfertigt der Zweck die Mittel?
- Sind Drogengesetze moralisch konsistent oder nicht?
- Sind Rechte auf Menschen beschränkt oder können diese etwa auch auf Tiere ausgeweitet werden?

Ein moralisches Dilemma liegt dann vor, wenn wir uns in einer Situation zwischen mehreren gleichermaßen inakzeptablen oder zumindest unangenehmen Alternativen entscheiden müssen, die sich gegenseitig ausschließen.

Ein Beispiel für ein moralisches Dilemma: Selbstfahrende Autos werden in naher Zukunft unseren Straßenverkehr prägen. Wie aber soll autonomes Fahren im Blick auf unvermeidbare Unfälle programmiert werden? Einen Fußgänger überfahren oder den Tod der Insassen riskieren? (Zeit Online 24.10.2018; vgl. BMVI, 2017)

Ein berühmtes Gedankenexperiment der britischen Philosophin Philippa Foot verdeutlicht die Dramatik ethischer Dilemmata: Ein außer Kontrolle geratenes Tram rast die Gleise hinunter. Weiter unten arbeiten fünf Gleisarbeiter, die durch das Tram getötet werden, wenn es nicht durch eine Weiche, die sich oberhalb der Arbeiter befindet, auf ein anderes Gleis umgeleitet wird. Auf dem anderen Gleis befindet sich jedoch ebenfalls ein Arbeiter. Sie stehen bei der Weiche und Sie müssen entscheiden, auf welches Gleis das Tram rollt. Was tun Sie?

Dieses Beispiel gibt nur einen kleinen Einblick in ihr Experiment, verdeutlicht jedoch sehr anschaulich, was mit einem Dilemma gemeint ist. Sie haben zwei

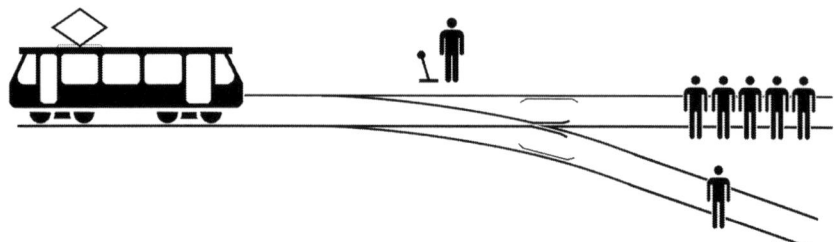

Abb. 9.1: Das Gleisarbeiter-Dilemma (Quelle: Wikipedia, Nutzer: McGeddon/Zapyon, File: Trolley Problem.svg – Wikimedia Commons)

Möglichkeiten und werden sich, wenn Sie dieses lesen, wahrscheinlich für die Weichenstellung entscheiden, die »nur« einem Arbeiter Schaden zufügt. So entscheiden sich 82 % der Menschen in Deutschland der Vernunft folgend (vgl. MPG, 2020).

Sie haben sich entschieden »vernünftig« zu handeln, um somit das Wohl vieler über das Wohl Einzelner zu stellen. Aber sind wir immer vernünftig? Sind wir in der Lage, in einer Notsituation wie dieser unsere Emotionen außer Acht lassen? Nehmen wir einmal an, der einzelne Bahnarbeiter ist ein Freund von Ihnen oder es ist ein Kind, das an den Bahngleisen spielt, oder, um es auf die Spitze zu treiben, Ihr Kind spielt an den Bahngleisen. Ist es dann fraglos möglich, das Wohl vieler über das Wohl Einzelner zu stellen?

Dieses Beispiel soll dazu dienen, die Komplexität von ethischen Entscheidungen zu verdeutlichen, wenn moralische Grundsätze zueinander in Gegensätze geraten. Das Prinzip des Nicht-Schadens etwa ist Bestandteil des medizinischen Ethos und wird angegriffen, wenn es zur Triage kommt, etwa als wegen überfüllter Intensivstationen während der Pandemie bewertet und entschieden werden musste, wer eine (lebensrettende) Behandlung erhalten kann und wer nicht.

9.2 Normative Ethik und moralische Prinzipien

In der Kinderpalliativversorgung stehen wir häufiger vor Situationen, in denen wir Entscheidungsempfehlungen (z. B. Therapiefortsetzung bei infauster Prognose) aussprechen müssen, zum einen, weil wir hinzugezogen und gefragt werden, zum anderen aber auch, weil wir einen moralischen Anspruch gegenüber unseren Patienten und ihren Familien haben.

Was also hilft, in solchen dilemmatischen Lagen zu entscheiden? Gibt es eine Richtschur? Gibt es Prinzipien, die weiterhelfen?

Prinzipien ethischer Entscheidungsfindung wurden in der Vergangenheit viele erarbeitet. Bekannt etwa sind die Kardinaltugenden aus der Antike, wonach mit Klugheit, Tapferkeit, Gerechtigkeit und Maß das Leben zu führen sei. Thomas von

Aquin übernimmt zum großen Teil diese Kardinaltugenden, integriert diese in eine religiös-christliche Haltung und spitzt sie dabei auf das Prinzip der Liebe zu, dass also »nur derjenige tugendhaft sein könne, der das Gute, das er tut, auch liebt« (Berger 2004).

Berühmtheit erlangt haben die ethischen Grundsätze Immanuel Kants und ihre Entfaltung als praktische Vernunft, die unabhängig von religiöser Haltung und äußeren Sachzwängen Gültigkeit beansprucht und zugleich – wie schon von den Kardinaltugenden bekannt – der Tapferkeit bzw. in Kants Worten eines »guten Willens« bedarf, »nur dasjenige zu wählen, was die Vernunft unabhängig von der Neigung als praktisch notwendig, das ist als gut, erkennt«. Der ethische Kern dieser praktischen Vernunft findet Ausdruck im *kategorischen Imperativ*: »Handle nur nach derjenigen Maxime, durch die Du zugleich wollen kannst, dass sie ein allgemeines Gesetz werde« und »handle so, dass Du die Menschheit, sowohl in deiner Person als in der Person eines jeden anderen, jederzeit zugleich als Zweck, niemals bloß als Mittel brauchest« (Maio, 2012).

Ein Standard zum Vorgehen und zur Lösung eines ethischen Konflikts existiert nicht und wird auch nie existieren. Die moralischen Wertvorstellungen und die jeweiligen Situationen sind zu unterschiedlich, als dass man sie bündeln und in ein für alle geltendes Prinzip überführen könnte. Der Mensch ist einzigartig. »Für die Familie und das (schwerkranke) Kind ist allein schon das Kranksein nicht in Leitlinien und Standards zu packen« (Maio, 2012).

Gleichwohl bilden die zentralen Gedanken Thomas von Aquins und Immanuel Kants den Hintergrund der palliativen Ethik und der moralischen Prinzipien palliativer Versorgung von Kindern: der Grundsatz nicht nur des guten, sondern auch liebevollen Handelns, verbunden mit der Idee des kategorischen Imperativs, das eigene Handeln bewusst auch zu sich und allen in Beziehung zu setzen.

Die Grundsätze der Liebe (u. a. positive Besetzung, Wertschätzung, Einfühlung) und der Beziehung können gut in die vier Prinzipien integriert werden, die Beauchamp und Childress als Prinzipienethik aufgestellt haben und die als Grundstein der Medizinethik anerkannt sind (Beauchamp & Childress, 2008):

1. Selbstbestimmung/Autonomie
2. Nichtschadensprinzip (nonmaldeficience)
3. Prinzip des Wohltuns (beneficience)
4. Gerechtigkeit (justice)

Schauen wir uns gemeinsam die vier Prinzipien der Ethik nach Beauchamp und Childress konkret, also in Bezug auf Michael, an:

1. Selbstbestimmung/Autonomie:
   In Bezug auf die Selbstbestimmung muss man argumentieren, dass Michael 15 Jahre alt ist und somit in der Lage, ein autonomes Leben zu führen. Durch unsere »Gängelei«, durch unser ständiges Nachfragen also und das Einfordern von Gesprächen, begrenzen wir zumindest teilweise seine Autonomie. Und dies, obwohl er dem Team versichert, das Medikament nur zu nehmen, wenn es ihm

schlecht gehe, und Hausbesuche ihn so sehr anstrengen, dass er sich danach stundenlang ausruhen muss. Aus diesem Grund möchte er das nicht.
2. Nichtschadensprinzip:
Das Behandlungsteam will dem Patienten nicht schaden, eine Überdosierung auf längere Zeit (einige Monate) könnte seine Lebensqualität erheblich einschränken. Zudem könnte es sein, dass bei weiterer Dosissteigerung die unerwünschten Nebenwirkungen wie Schläfrigkeit und auch Atemdepression den Nutzen übersteigen und potenziell zu einer Gefährdung führen. Das Team möchte Michael nicht schaden.
3. Prinzip des Wohltuns:
Das Team möchte Michael auf seinem schweren und letzten Weg begleiten und dafür Sorge tragen, dass es ihm so gut wie möglich geht. Was spricht also dagegen, sich ab und zu einen »Kick« zu verabreichen, um durch diese schwere Zeit zu kommen?
4. Gerechtigkeit:
Michael fragt das Team: »Kontrolliert ihr eure anderen Patienten genauso wie mich?« »Müssen alle Patienten in eurer Versorgung den Medikamentenverbrauch so genau dokumentieren wie ich?« »Seid ihr immer so misstrauisch?«

Das Beispiel von Michael verdeutlicht sehr eindrucksvoll, wie komplex moralische Fragestellungen sein können. Diese vier beschriebenen Punkte können/sollten, wenn es nötig ist, erweitert werden. Wie ist es mit der Therapieverantwortung des Arztes bestellt, der die Betäubungsmittel in immer höheren Dosen verordnen muss (rechtliche Aspekte)? Die Situation war komplex und blieb es auch bis zum Schluss. Alle Aspekte umschreiben und erfassen die dilemmatische Lage. Wie ist damit liebevoll und so umzugehen, dass die Beziehung zum Mitmenschen im Vordergrund steht?

Wie ging es also weiter? Es wurden noch einige Gespräche mit Michael (mit und ohne Eltern) geführt. Man einigte sich auf ein Mindestmaß an Kontrolle der Medikamente, gestand Michael zu, soweit es ging, selbstbestimmt die Hausbesuche zu terminieren, um hier die größtmögliche Autonomie zu gewähren. Michael stimmte zu, in größeren Abständen, Gespräche über palliative medikamentöse Therapieoptionen zu führen.

Michael verstarb zu Hause im Beisein seiner Eltern. Das Kinderpalliativteam war fünf Monate in der Versorgung.

9.3 Medizinische Ethik

Bis Mitte des letzten Jahrhunderts wurde Medizinethik überwiegend im Sinne einer Fürsorgeethik begrenzt auf die ärztliche Zunft betrieben. Sie war gekennzeichnet durch einen sehr paternalistischen Ansatz. Die Anerkennung von Selbstbestimmtheit und Autonomie des Patienten bedeutet zwangsläufig seine Einbindung bei Entscheidungen pro/contra Therapien.

Zu den Themen, die in der Medizinethik diskutiert werden, zählen unter anderem die folgenden:

- Arzt-Patient-Beziehung
- Euthanasie und Sterbehilfe
- Pränataldiagnostik
- Präimplantationsdiagnostik
- Stammzelltransplantation
- Organtransplantation
- Gentherapie

Zur Illustration, wie häufig sich ethische Fragestellungen in ärztlichen und pflegerischen Berufsalltag wiederfinden, hier einige typische Beispiele (Rellensmann, 2013, S. 55):

- »Aktive Lebensbeendigung ist immer verboten« (deontologische Ethiken).
- »Bestimmte Folgen wollen wir nicht akzeptieren, ganz egal wie gut die Absicht ist« (konsequentialistisches Argument).
- »Im Team besteht Einigkeit, dass Schmerzen vermieden und Autonomie gestärkt werden soll« (Bezug auf Beauchamp/Childress).
- »Wir schätzen ein Teammitglied nicht wegen vieler richtiger Entscheidungen, sondern wegen ihrer integren Persönlichkeit und Haltung gegenüber Patienten« (Tugendethik).
- »Statt über Lebensrecht und Schmerzvermeidung zu reden, führen wir ähnliche Fälle zum Vergleich an« (Kasuistik).
- »Vor allen theoretischen Erwägungen ist klar, dass wir uns um diesen kranken Menschen sorgen und uns für ihn einsetzen müssen« (Fürsorgeethik).

Essenziell ist die Identifikation des ethischen Dilemmas. Dieses beinhaltet unter anderem:

- die lebensanschauliche und soziale Dimension
- die organisatorische Dimension
- das Wohlbefinden des Patienten (Symptomkontrolle)
- die Autonomie des Patienten
- die Verantwortlichkeiten

Um diese Dimensionen zu erfassen und beurteilen zu können, gilt: »Die Beschäftigung mit dem Hintergrund unserer Argumente kann manchmal helfen, Inhalt und Reichweite eigener und fremder Argumente besser zu verstehen« (Rellensmann, 2013, S. 44). Allerdings bleibt bescheiden und demütig festzuhalten: »In manchen moralischen Konflikten scheint die Frage, was zu tun das moralisch Richtige ist, derart schwer zu beantworten, dass sich die Frage aufdrängt, ob überhaupt eine Antwort gegeben werden kann« (Schmidt, 2012). Gleichwohl: Die Reflexionen all dieser medizinethischen Dimensionen und die Berücksichtigung der medizinethischen Prinzipien kann erst dann und dann am ehesten gelingen, wenn eine liebevolle Haltung in der Beziehung zum Gegenüber – hier zum erkrankten Kind – als Vertreter des Menschlichen und der Menschheit, also auch als Vertreter meiner selbst, möglich wird. In der Kinderpalliativversorgung ist dies auf besondere Weise nötig und möglich, denn Kinder benötigen und gestalten die Beziehung zu jenen intensiv, die sich ihnen liebevoll zuwenden.

Literatur

Beauchamp T. L., Childress, J. F. (2008). *Principles of Biomedical Ethics*. (6. Aufl.). Oxford: Oxford University Press.

Berger, D. (2004). *Thomas Aquins »Summa Theologiae«*. Darmstadt: Wissenschaftliche Buchgesellschaft.

Bundesministerium für Verkehr und digitale Infrastruktur (BMVI) (2017). *Bericht Juli 2017 der Ethikkommission »Vernetztes und automatisiertes Fahren«*. https://bmdv.bund.de/SharedDocs/DE/Publikationen/DG/bericht-der-ethik-kommission.pdf?__blob=publicationFile (28.02.23)

Charta zur Betreuung schwerstkranker und sterbender Menschen in Deutschland. https://www.charta-zur-betreuung-sterbender.de (28.02.23)

Deutscher Berufsverband für Pflegeberufe (2021). *ICN-Ethikkodex für Professionell Pflegende*. https://www.dbfk.de/de/presse/meldungen/2021/ICN-Ethikkodex-fuer-professionell-Pflegende-aktualisiert.php (28.02.23)

Losert, C. (2011). *Die Tugendethik des Aristoteles und die Frage nach dem besten Leben*. München: Grin.

Max-Planck-Gesellschaft (MPG) (2020). »Einen Menschen opfern, um fünf zu retten?« Vergleichende Untersuchung der Max-Planck-Gesellschaft in 42 Ländern. www.mpg.de/14384755/trolley-dilemma-international (14.07.2023)

Maio, G. (2012). *Mittelpunkt Mensch: Ethik in der Medizin*. Stuttgart: Schattauer.

Rellensmann, G. (2013). Ethische Grundlagen. In B. Zernikow (Hg.), *Palliativversorgung von Kindern und Jugendlichen*. (2. Aufl., S. 37–82). Heidelberg: Springer.

Schmidt, T. (2012). Vom Allgemeinen zum Ernstfall. Die orientierende Funktion moralischer Prinzipien. *Zeitschrift für Philosophische Forschung, 66*(4), 513–538. https://www.philosophie.hu-berlin.de/de/lehrbereiche/ethik/mitarbeiter/schmidt/schmidt-vom-allgemeinen-zum-einzelfall-z-phil-forsch-2012.pdf (28.02.23)

Zeit Online (24.10.2018). »*Das Auto, das entscheiden muss, ob es Alte oder Kinder überfährt*«. https://www.zeit.de/digital/2018-10/autonomes-fahren-kuenstliche-intelligenz-moralisches-dilemma-unfall?utm_referrer=https%3A%2F%2Fwww.google.com%2F (28.02.23)

10 Das intergenerationelle Gespräch

Peter J. Winzen

10.1 Biographische Sprache

Alle Worte sind uns zugefallen, in frühen Tagen zumeist, seither schreiben wir mit ihnen Geschichte, unsere Geschichte.

Unsere Geschichte erwächst zunächst vielleicht aus Klängen, die noch pränatal an die Herztöne der Mutter erinnern, beruhigend oder belebend – erste Muttersprache. Dann vielleicht die Klänge des ersten Sommers, der Teint der väterlichen und die Farbe der mütterlichen Stimme darin, daneben die Laute all jener, die plötzlich eine Umgebung bilden. Und darüber vielleicht der Ruf der Mauersegler, Vögel des Himmels, die Sommerglück versprechen und noch vor dem Herbst davonfliegen, eine erste Stille und erste Sehnsucht hinterlassend.

Alle frühen Klänge sind wohl mit Berührungen verknüpft, meist von Haut zu Haut, wie in einem Wiegenlied. Beides, die frühen Klänge und die Berührungen, vermischen sich bald zu rhythmischen Lautmalereien, li-la-lo, ei-wei-wei, ma-ma-pa, pa-pa-ma. Irgendwann sprechen wir erste Worte, nachgesprochen denen, die sich zuwenden, und bald schon Sätze, vernommen von irgendwoher und transponiert in eigene Bezüge. Wir verknüpfen dabei die Sätze mit unseren ersten und dann weiteren Eindrücken, die sich als innere Bilder den Worten einprägen.

Es sind diese Bilder, die unsere Sprache in einen individuellen und beinahe privaten Bedeutungsraum stellen, den alle Semantik fortan begleitet. So wie die eigenen Erlebnisse erweitert und immer wieder um- oder überschrieben werden, so auch die eigene Sprache. Gleichwohl verbleiben in unserer Sprache primäre Eindrücke, die Abenteuer des magischen Denkens aus Kindertagen, die Spuren unserer latenten Sozialisation, die Akrobatik philosophischer Logiken aus der Pubertät und die Kraft unseres adoleszenten Trachtens.

> Ein Bild – von einer Wiese etwa, an einer Mauer, dort, wo der Kinderwagen stand und die Wäsche hing, wo die Großmutter saß und der Vater rief, die Mutter sang und der Großvater tröstete, wo die Geschwister spielten, wo der Weg hinausführte ins Neue und zurückführte ins Vertraute, wo andere Wiesen angrenzten und die anderen Kinder waren, wo der Schulweg entlangführte, tausendfach begangen, wo man Kind war und jugendlich wurde, wo Platz war für Schmerz und Glück erster Rivalitäten und Liebschaften, wo man hingehörte und doch fort musste mit Ängsten und Hoffnungen, wohin man zuweilen zurückkehrte,

> tatsächlich oder in Gedanken und Erinnerungen, die verblassen, einen jedoch nie ganz verlassen – auch sprachlich nicht.

In unsere Sprache sind eingeschrieben alle Geschehnisse mit dem eigenen Körper, der Umwelt und den Beziehungen, die uns formen und die wir formen. Durch unsere Sprache wandeln wir all jene Widerfahrnisse um in eigene Erfahrungen, die uns ausmachen und in unserer Sprache präsent bleiben.

So erfahrungsoffen die ersten Worte, so voller Geschichten sind alle weiteren, die in unserer Sprache anklingen und mit denen wir in die Welt ziehen: Unsere Eigensprache ist – über alle fremdsprachlichen Hürden und milieubedingten Grenzen hinaus – rudimentär immer schon eine Weltsprache, wenn es gelingt, jene Erfahrungen zu teilen, die in unseren Worten mitgehen. Wenngleich semantisch und grammatisch präzise Bedeutungen umschrieben werden können – es bleibt, dass auch jede sprachliche Präzision innerhalb eines individuellen, meist unbewussten Bedeutungshofes erscheint. So formuliert H.-G. Gadamer, der Philosoph des Verstehens und der Sprache: »Die Sprachunbewusstheit hat nicht aufgehört, die eigentliche Seinsweise des Sprechens zu sein«[31].

10.2 Zirkuläre Sprache

H.-G. Gadamer hat das gegenseitige Verstehen von sprachlichen Sinngehalten als Horizontverschmelzung und als zirkuläre Bewegung beschrieben: »Die im Verstehen geschehende Verschmelzung der Horizonte ist die eigentliche Leistung der Sprache.«[32] Zirkulär ist diese Verschmelzung, da die Botschaft des Gegenübers mit eigenen Erfahrungen abgeglichen wird und im mehrfachen Hin und Her von Rede und Antwort die Sichtweise des Gegenübers innerhalb des eigenen Horizontes immer deutlicher aufleuchten und verständlich werden kann.

Akademisch wurde und wird eingehend diskutiert, wie diese zirkulären Prozesse des Verstehens geformt sind, sodass Sinnverstehen über das Eigene und Individuelle hinaus möglich wird. Wie gelingt diese zirkuläre Horizontverschmelzung und was geschieht dabei?

Zuweilen wird die Verschmelzung als eine einfache Kreisbewegung beschrieben: Die Worte und Botschaften des Gegenübers werden in den eigenen Horizont hineingenommen, also mit Bekanntem abgeglichen. Eine solche kreisförmige Bewegung des Verstehens hieße, die fremden Dinge und das Gesprochene des Gegenübers auf die eigenen Erfahrungen zurückführen, also gänzlich anderes außer Acht zu

---

31 Gadamer, H.-G. (2010). *Wahrheit und Methode – Grundzüge einer philosophischen Hermeneutik* [1960]. *Gesammelte Werke* Bd. 1. (7. Aufl.). S. 409. Tübingen: Mohr Siebeck.
32 Edb., S 383.

10.2 Zirkuläre Sprache

lassen, jenseits des eigenen Horizontes. So kann Verstehen nicht gelingen, weil im Verstehen gerade Fremdes und Neues erkannt sein will.

> Zurück zum Bild von einer Wiese, einer anderen Wiese, an der keine Mauer steht, keine Großeltern Schutz geben, kein Vater ruft und keine Mutter singt, keine Geschwister spielen, die trocken ist und leblos und verlassen – eine Wiese zwar, aber gänzlich anders. Zwei Bilder von einer Wiese, die sprachlich gleich, szenisch jedoch weit voneinander entfernt sind.

Zum Verstehen des Anderen und Fremden gehört die Horizonterweiterung, die mit dem Begriff Verschmelzung anklingt: Die Sinngehalte der Worte gewinnen weitere und neue Bedeutungen, wenn diese im Kontext und in der Bedeutungswelt – also im Horizont – des Gegenübers erscheinen können. Es bedarf also der Verschiebung des eigenen Horizontes. Dies gelingt eher in einer Spiralbewegung des Verstehens, wobei die eigenen Erfahrungen dem Fremden mehr auszuliefern und im Lichte des Gegenübers zu überschreiben sind. Mit dieser Bewegung geht allerdings eine frühere Perspektive auch verloren oder wird unsicher.

> Nochmals zurück zur Wiese: Die so grüne Wiese der Vergangenheit wirkt bedroht und wenig greifbar angesichts von Bildern dürrer Wiesen in Gegenden beängstigender Verlassenheit.

Weil nun entweder das Missverstehen des Fremden durch Rückführung auf bloß Eigenes oder die Annäherung an das Fremde bei Verblassen des Eigenen als zwei schlechte Alternativen erscheinen, wurde schon vom Ende der Hermeneutik als der Lehre des Verstehens gesprochen. Es bedürfe zum gegenseitigen Verstehen vielmehr der Notwendigkeit, sich von sich selbst zu distanzieren, also von dem Eigenen abzusehen, ohne dieses zu verlieren, um die sprachlichen Strukturen des Anderen und Fremden zu begreifen. Erst in der Distanz zu sich selbst kann das Gegenüber, das Andere aufscheinen. P. Ricoeur, der französische Philosoph des Verstehens und der Verständigung, unterstreicht, dass die Sprache als Gesamtes eine verstehende Distanz ermögliche.[33] In den Worten, wie sie verwandt werden und zueinander gesetzt sind, semantisch und grammatikalisch, können Bedeutungen deutlich werden, die unabhängig vom eigenen Horizont sind und diesen doch berühren.

> Die Wiese des Anderen liegt am Rand einer insulären Hafenstadt zwischen Felsen mit Meeresblick und im Schatten einer feuchten Mauer, die sie vom benachbarten Supermarkt und der ganzen Stadt trennt. Keine Wiese eigentlich, sondern bewachsener Fels mit Vorsprüngen, hinter denen Treffs möglich waren, auf hartem Stein und im rauen Wind.

---

33 Ricoeur, P. (2003), *La mémoire, l'historie, L'oubli* [2000]. (3. Aufl.). S. 675. Paris: Seul.

10 Das intergenerationelle Gespräch

Die Wiese des Anderen wird von vielen Bedeutungen umfasst und gewinnt so ihre Eigenheit: Es gibt den Supermarkt, die Stadt und die Moderne, die sichert und zugleich wenig heimisch erscheint wie die feuchte Mauer. Es gibt die ewige Eingrenzung der Insel sowie den sehnsuchtsvollen Blick in die Weite der See. Und es gibt die Treffs, die (zunächst) unbekannt bleiben, nicht mehr kindlich, eher jugendlich daherkommen und etwas Trutziges, Trotziges in sich bergen auf hartem Stein und im rauen Wind. – Die Sprache, ja beinahe jedes einzelne Wort birgt Raum und Nischen für subjektive Erfahrungen wie jene Wiese und jener Fels mit seinen Vorsprüngen.

Um die Bedeutung dieser Erfahrungen zu erfassen, die zum Wort und zur Sprache drängen, bedarf es allerdings nicht nur der Analyse von Semantik und Grammatik, sondern auch des Hörens auf das Drängen des Subjektiven selbst: wie das Subjektive, das Andere, das Neue zum Wort drängt, aus welcher Tiefe, begleitet von welchem Impuls. Dieses Drängen selbst, die Tiefe des Subjektiven, klingt in den Worten wohl immer nur an, gelangt nie ganz zum Ausdruck und ist doch ahnbar. In jedem Ausdruck und jedem Satz bleibt ein ungesagter und vielleicht auch unverstandener Rest. H.-G. Gadamer notiert dazu: »Ein jedes Wort lässt das Ganze der Sprache, der es angehört, antönen und das Ganze der Weltansicht, die ihm zugrunde liegt, erscheinen. Ein jedes Wort lässt daher auch, als das Geschehen seines Augenblicks, das Ungesagte mit da sein, auf das es sich antwortend und winkend bezieht.«[34]

Wie gelingt denn nun Verstehen? Durch genaues Zuhören bzw. Analysieren der Worte und Sätze, durch Distanz zu eigenen Erfahrungen sowie durch neuen Blick auf die eigene Welt, die sich im Verstehen verändert. Und durch das Nachspüren auf das höchst Subjektive, das zum Wort drängt und szenisch wird.

10.3 Szenische Sprache

Der Psychoanalytiker A. Lorenzer hat vom »szenischen Verstehen« gesprochen. Beim szenischen Verstehen nimmt man an der Szene teil, die in Begegnungen miteinander entsteht. Die Teilnahme ermöglicht erst, zu entdecken und zu begreifen, wie und mit welcher inneren Motivation gesprochen wird, welche Hintergründe dabei aufleuchten und welche Lebensmuster auftauchen. Das szenische Verstehen wird der leiblichen Nähe gerecht, die Begegnungen und Sprechen auszeichnen. Im Verstehen lassen wir uns berühren und werden mit hineingenommen in das, was zum Ausdruck drängt.

Szenisches Verstehen gelingt in einer Doppelbewegung: Es bedarf des Berührtwerdens, des Einlassens auf das Gegenüber und des Mitgehens mit ihm; und es

---

34 Gadamer, H.-G., a.a.O., S. 462.

bedarf – gleichzeitig oder nachträglich – der Distanz und der Beobachtung dessen, was im Miteinander geschieht.

A. Lorenzer war daran gelegen, zu verstehen, was zur Sprache drängt und was verdrängt bleibt, also sprachlos ausagiert wird und nicht zu Verständnis bzw. Selbstverständnis gelangen kann. Dabei hatte er eher eine therapeutische Situation im Sinn.[35] Weil gerade das Verdrängte und Sprachlose[36] aufgedeckt werden soll, war und ist das szenische Verstehen sehr auf psychoanalytische und kulturanalytische Studien ausgelegt.[37]

Der Blick auf das Sprachlose allerdings kann das Hören auf die Sprache selbst behindern. Die Sprache ist ebenso szenisch – in ihr sucht das gesamte Universum des Gegenübers an die Oberfläche zu gelangen. Sprache kann zwar klischeehaft verbleiben, einengen, im Allgemeinen verharren[38] – immer aber klingen in Sprache und jedem Sprechen auch Eigensprache und die eigene Welt an, die sich affektiv in Szene setzten.

Weil Eigensprache affektgetragen ist, ist sie besonders resonanzfähig, birgt also die Möglichkeit, beim Gegenüber eine Vielzahl von weiteren Affekten anzustoßen, die dem Verstehen dienen. Affekte geben Informationen über Körper- und Selbstzustände, über inneres und äußeres Erleben, über Prozesse und Bezüge, über das Subjektive insgesamt – oftmals nicht bewusst, aber präsent. Nur als Gefühl sind Affekte fixiert und thematisiert – meist dagegen sind sie fließend, gehen mit der Sprache mit und bilden ihren ständigen Hintergrund.[39]

Eigensprachliches kommt weniger in Diskussionen zu Wort, in denen um allgemeine Vernunft gerungen wird, oder in Gesprächen, in denen um dominante Positionen gestritten wird. Die Eigensprache kennt weniger fixe Positionen und den Indikativ, Eigensprache ist eher im Konjunktiv und seinen Möglichkeiten zuhause: was im Erleben und Handeln alles möglich war oder möglich gewesen wäre. Dort, wo Indikativ und Realität dominant und bestimmend bleiben, zieht sich Erleben und Denken zurück – Erleben, Denken, ja insgesamt Personalität erfordern träumerische Elemente.[40]

Eigensprache bedeutet: Die verwandten Worte erhalten und behalten die Dimensionen, die sie im Verlauf meines gesamten Sprechens und Denkens innehatten und innehaben – so wie sie mir einst zugefallen sind und wie ich mit ihnen Geschichte schrieb. Dort, wo Eigensprachliches zu Wort gelangt, kann Subjektivität als

---

35   Lorenzer, A. (1985). *Die Wahrheit der psychoanalytischen Erkenntnis. Ein historisch-materialistischer Entwurf* [1974]. (2. Aufl.). S. 137f. Suhrkamp: Frankfurt a. M.
36   Vgl. Lorenzer, A. (1995). *Sprachzerstörung und Rekonstruktion. Vorarbeiten zu einer Metatheorie der Psychoanalyse* [1970]. (4. Aufl.). Frankfurt/Main: Suhrkamp.
37   Vgl. auch König, H. D. (2001). Tiefenhermeneutik als Methode psychoanalytischer Kulturforschung. In H. Appelsmeyer, E. Billmann-Mahecha (Hg.): *Kulturwissenschaft*. Köln: Velbrück.
38   Vgl. Lorenzer, A. (1988). *Das Konzil der Buchhalter. Die Zerstörung der Sinnlichkeit. Eine Religionskritik* [1981]. (5. Aufl.). Frankfurt/Main: Fischer.
39   Moser, U. (2023). Zustände affektiver Information in Mikro- und Makrowelten, in: *Psyche – Z Psychoanal* 77, 713–742.
40   Bion, W. R. (1992). *Elemente der Psychoanalyse* [1963]. Übers. E. Krejci, S. 112. Frankfurt a. M.: Suhrkamp.

eigene Welt Gestalt gewinnen, mimisch-gestisch-nonverbal und assoziativ, einer inneren Logik folgend.

Die Eigensprache ist, wie jede Sprache, auf ein Gegenüber hin ausgelegt und sucht beim Gegenüber ein Mitgehen zu erzeugen. Die Eigensprache bedarf der mitträumenden Zuhörerschaft und der affektiven Anerkennung, um zu Wort zu kommen und sich zu entfalten. Gelingt dies, entsteht eine doppelte Szene: Der Sprechende begegnet, oftmals zur eigenen Überraschung, sich selbst, versteht sich und entdeckt seine Möglichkeiten bzw. die guten Gründe seines Handels, Fühlens und Denkens – die Sprache wird szenisch, Perspektiven aufweisend; und der Zuhörende wird verstehend mit hineingenommen, sodass die gesamte Welt des Sprechenden aufscheinen kann – Beziehung wird szenisch, anerkennend.

Die Ärztin sucht engagiert nach therapeutischen Optionen und wendet sich dem schwer erkrankten Jungen zu, um dessen ungünstige Prognose sie weiß. Aus Erfahrung lässt sie den Jungen erzählen statt sogleich die Symptomlage abzufragen: Im Erzählen berichtet der Junge genauer und über das Raster der diagnostischen Fragen hinaus von seinem Ergehen.

Ein Schmerz auf der Brust bedrücke ihn. Die Ärztin fragt, was ihn drücke, wie und was sie selbst spüren müsse, um ebenso diesen Druck zu empfinden. Und der Junge erzählt von einem Stein, der auf der Brust drücke, ein Stein wie schroffer Fels, schwer und rau, man reibe sich wund an ihm. Das Bild vom Fels treibt das assoziative Gespräch weiter an: Der schroffe Fels mache Angst und zugleich doch auch neugierig. Der Fels zieht beide in den Bann: Was, wie, wo, fragt die Ärztin, führt mit ihren Fragen weiter in das Bild, dorthin, wo Ressourcen sind, und folgt zugleich der Erzählung des Jungen.

Der Fels erinnere an Treffs mit seinen Freunden auf einer Klippe am Meer, wobei der Stein wie ein Panzer sei, der ihn umklammere und eng schnüre, die Luft nehme, wenn es dunkelt, sodass er schließlich verlassen sei. Zugleich sei es so, als ob der Stein nach vorne einen festen Boden gäbe zu einer alten Mauer, hinter der die Eltern an ihrem Gartentisch säßen und die Geschwister auf der Wiese spielten; entlang der Mauer sei aber kein Durchlass, es ginge woanders hin …

… beide, der Junge und die Ärztin, sind hineingenommen in ein beängstigendes Geschehen von Trennungen, Trennung von Kindheit und Familie, Trennung aber auch von den Freunden hin zu einem Sonderweg, der in einen frühen Tod führt, den Eltern vorausgehend und zugleich auf sie angewiesen.

Zu Gesprächsende fragt und sieht die Ärztin noch nach einigen medizinischen Dingen, denkt über veränderte Schmerzmedikation nach, wegen der Nachtängste auch über zirkadiane Themen und stärkende Supplemente. Im Vordergrund jedoch steht die Frage, wie der Junge auf seinem Weg begleitet werden kann, Freiheiten zu entdecken, ohne von Einsamkeit bedroht zu werden, und seinen Weg zu gehen, ohne verlassen zu sein, ein Weg, der bald an ein Ende zu gelangen scheint.

Das Eigensprachliche bringt uns das Reale aus höchst subjektiver und motivationaler Perspektive nahe. Schon I. Kant hat darauf hingewiesen, dass die konjunktive Formulierung »Es ist, als ob ...« den Dingen Bedeutungen zuschreibt.[41] Die einzelnen Worte, wie sie ins Sprechen und zusammenkommen, lassen Bilder und Bilderfolgen entstehen, die richtungsgebende Bedeutungen und leibnahe Sinngehalte verdichten. In der Begegnung mit der immer fremden Realität, auf und an die wir stoßen, benötigen wir solche Bedeutungen, um vital zu bleiben.

Wird eine Anamnese oder eine medizinische/therapeutische Maßnahme durchgeführt, werden häufig mögliche Symptomreihen abgefragt, deren korrespondierende Antworten meistens »ja/nein« lauten, sodass keine Erzählung entstehen kann; Erzählungen sind gefürchtet, da diese »zu weit führen« und »zu lange dauern« würden. Dagegen führen Erzählungen oftmals schneller und eingehender zum Wesentlichen.

Gelingt eine Erzählung und eine eigensprachliche Dynamik von Bildreihen und sinnlichen Assoziationen, wird ein anteilnehmendes Verstehen möglich: Über das Berührtwerden hinaus wird ein Perspektivenwechsel, ein Sprung in die Perspektive des Gegenübers vorstellbar, ohne dabei mitzuagieren oder Rollen zu übernehmen. Erst ein solcher Perspektivensprung bringt die subjektive Welt des Gegenübers in den eigenen Horizont, kognitiv wie affektiv – Voraussetzung für fundiertes Verstehen.

Eigensprachliche Erzählungen sind besonders dort nötig und fruchtbar, wo die Sprechenden in verschiedenen Lebenswelten wurzeln – sozial, geschlechtlich, kulturell, religiös, aber auch generationell.

10.4 Intergenerationelle Sprache

Die Generationenfolge ist allpräsent, die Frage nach dem Miteinander der Generationen allerdings meist nur indirekt thematisch.

Sind Kinder und Jugendliche im Blick, werden entwicklungspsychologische Aufgaben fokussiert, die vom Säugling bis zur späten Adoleszenz anstehen. Besonders die biografischen Wendepunkte Kindergarten, Einschulung, Schulwechsel und Pubertät sowie der Umgang mit der Geschlechterdifferenz werden als intergenerationelles Geschehen beschrieben, also als Herausforderung sowohl für die Kinder und Jugendlichen als auch für die Eltern bzw. diejenigen, die – wie zuweilen die Großeltern – elterliche Funktionen übernehmen. Den Eltern wird dabei die Aufgabe zugeschrieben, die Familie als sozialen Hort zu gestalten und für die Heranwachsenden ein förderndes, spiegelndes Gegenüber zu sein sowie gleichzeitig tri-

---

41 Kant, I. (1968). *Kritik der Urteilskraft* [1790]. In *Kants Werke, Akademieausgabe*, Bd. V, unveränderter photomechanischer Abdruck von »Kants gesammelten Schriften. Herausgegeben von der Königlichen Preußischen Akademie der Wissenschaften« (1908), S. 211. Berlin: Walter de Gruyter.

angulierende Positionen einnehmen zu können, um symbiotische Familienbande in autonomiefähige Bindungen zu transformieren.[42]

Sind dagegen die Eltern oder auch die Großeltern im Blick, geht es eher um die Befähigung für die komplexen Erziehungsaufgaben, wobei auch Auswirkungen von traumatischen Erfahrungen bis in die nachfolgenden Generationen zu bedenken sind.[43] Weiter geht es häufig um den gesellschaftlichen Wandel der Generationen, um die Sandwich-Position der mittleren Generation und das Altern bzw. die Pflege der eigenen Eltern sowie insgesamt um Fragen der sozialen Gerechtigkeit zwischen den Generationen.[44]

Jenseits der Aufgaben von Caregiving und jenseits der komplexen Bindungsdynamiken erscheint wenig beachtet, dass die Generationen existenziell sich gegenseitig jeweils voraus sind. Die Alten verfügen über Erfahrungen, Weltsichten und Sprache, die sie von Anbeginn an die Jungen vermitteln – darin sind sie den Jungen voraus. Die Jungen verfügen über neue, zeitlich weiter gestreckte Perspektiven und sind so den Alten voraus. Die Alten gestalten ihre Welt, die sie mit den Jungen vielleicht erst entdecken und heimisch werden lassen; die Jungen greifen Tradiertes auf, tragen es weiter, finden sich darin, übergehen auch Geschichtliches, lassen Altes fallen und erfinden es neu – nehmen aber auch blinde Flecken aus den Vorgenerationen mit. Beide Welten, die alte und die neue, sind nicht frei von gesellschaftlichen Spannungen ihrer jeweiligen Gegenwart. Und beide Welten bleiben aufeinander angewiesen: Nicht nur die Jungen benötigen Sprache, Wissen, Erfahrungen der Alten – auch die Alten benötigen die Weitergabe an die Jungen und deren fortschreibende Dynamik, um ihre eigene Welt zu bewahrheiten, also sinnhaft aufrechterhalten zu können.

Kindern und Jugendlichen, die von lebensbegrenzenden Erkrankungen betroffen sind, ist die Zeit genommen, die Welt der Eltern und der älteren Generation weiterzuführen. Die Erkrankten sind in ihrem – oft monotonen – Alltag sehr mit dem körperlichen Leiden und mit Traurigkeiten befasst, sozial eher isoliert, zuweilen stigmatisiert. Mit zunehmendem Alter sind sie auf der Suche sowohl nach Handlungsmacht im Korsett von Krankheit und Pflege als auch nach eigenständiger Sicht auf das eigene Leben, nicht selten im Widerspruch zu den einnehmenden Umsorgungen.[45]

Die eigenständigen Stimmen der schwer erkrankten Kinder sind leise, gleichwohl in ihrem piano auf besondere Weise präsent und bewegend. Indem die Kinder und Jugendlichen absehbar vor den Eltern sterben müssen, sind sie den Eltern nochmals voraus. Ihre Lebenszeit wird besonders verdichtet, ebenso dicht und intensiv ist all

---

42 Streeck-Fischer, A. (2018). *Trauma und Entwicklung. Adoleszenz – frühe Traumatisierungen und ihre Folgen* [2006]. (2. Aufl.). S. 11–53 und S. 181–212. Stuttgart: Schattauer.
43 Völter, B. (2009). Generationenforschung und »transgenerationale Weitergabe« aus biografietheoretischer Perspektive. In H. Radebold, W. Bohleber, J. Zinnecker (Hg.), *Transgenerationale Weitergabe kriegsbelasteter Kindheiten* (94–106). Weinheim: Beltz Juventa.
44 Stiftung für die Rechte zukünftiger Generationen (SRzG) (Hg.) (2023). *Gerechtigkeit zwischen den Generationen*. Stuttgart: Kohlhammer.
45 Oetting-Roß, C., Schnepp, W., Büscher, A., (2018). Kindsein mit einer lebenslimitierenden Erkrankung – Erleben und Strategien aus Kinder- und Jugendperspektive. *Pflege & Gesellschaft, Zeitschrift für Pflegewissenschaft* (23), 5–23. Weinheim: Beltz Juventa.

das, was sie im Leben aufgreifen und wie sie dies Aufgegriffene eigenständig gestalten – fühlend, denkend, handelnd. Die erkrankten Kinder bewahrheiten und führen dasjenige, was sie von den Altvorderen und Eltern aufnehmen, auf eigene Weise fort – und sie bringen es aufgrund der verdichteten Zeit auch unmittelbar zurück, fokussieren dabei das Alltägliche auf die Beziehung zueinander und darauf, was sinnhaft sein kann bzw. sein soll.

Gedanken und Gespräche über ihre lebenslimitierende Erkrankung brechen die betroffenen Kinder und Jugendlichen nicht selten ab – insbesondere gegenüber den professionell Helfenden und Pflegenden, die zuweilen diese Erkrankung thematisieren müssen. Auch und gerade in diesen oder ähnlichen Abbrüchen spricht das Kind eigensprachlich aus, was numinos und sonst sprachlos im Raum ist: die übergroße Angst der Eltern vor dem Lebensende des Kindes. Weil die Angst vor dem Lebensende von den Eltern nicht gefasst und beruhigt werden kann, fällt diese Angst als Angst vor einem totalen Zusammenbruch und einem Fall ins Nichts auf das erkrankte Kind zurück. Das Abbrechen von Gesprächsthemen, die begleitende Mimik und Gestik, die entstehende Pause – all dies thematisiert eigensprachlich die bestehenden Ängste, die die Eltern kaschieren. Eigensprachlich käme es darauf an, den Gesprächsabbruch selbst bildlich-affektiv aufzugreifen.

> Der Junge erzählt der Pflegenden von seiner Atemnot und von seiner Enttäuschung, einen geplanten Ausflug zu einem Freund absagen zu müssen, wobei der Junge vehement unterstreicht, dass er dies sicher nachholen werde. Die Pflegende sieht sich zu dem vorsichtigen Hinweis genötigt, dass der Junge sich jetzt erholen müsse und es vielleicht noch weiterer medizinischer Hilfe bedarf. Schlagartig schweigt der Junge, der präsente Vater übernimmt vielredend das Gespräch, unruhig, besorgt und zugleich beschwichtigend. Die Pflegende fragt nach dem Freund, wie es mit ihm früher war und mit ihm heute ist. Und der Junge erzählt von den Spielen auf der Wiese und der Reise zur alten Burg damals, zu jenem hohen Turm, wo der Wind wehte und die Luft gut war, von dem man alles sah, den Fluss und sein Fließen in den Horizont … Es wird deutlich, dass der Junge dabei ist, den Lebensfluss und sein Ende in die Gegenwart und in die Beziehungen zu bringen, zu seinem Freund, zu den Pflegenden, zum nervösen Vater, zur besorgten Mutter.

Das *memento mori* unterstreicht bleibend, worum es im intergenerationellen Miteinander geht: um Begegnung auf Augenhöhe, also gegenseitige Anerkennung, eigenständig aufeinander bezogen zu sein – trotz des generationellen Unterschieds. Gerade das Stigma und die Präsenz des drohenden Lebensendes bedroht das Erkennen und Anerkennen des erkrankten Kindes in seiner Eigenheit – umgeben von Therapien und Pflege der Begleitenden, eingeengt von Sorgen und Ängsten im engsten Familienkreis. Dabei sucht gerade das erkrankte und so eingeengte Kind mit den ihn Umgebenden den Dialog, der vielleicht dann gelingen kann, wenn in allen Therapien, bei jeder Pflege und bei jeder sorgenvollen Zuwendung die Stimme des Kindes gehört wird als Versuch, – aller Krankheit zum Trotz – eine vitale Gegenwart zu schaffen, in der verschiedene Lebens- und Welterfahrungen sich einander anverwandeln und zu einer dichten Beziehung finden können, die bleibend ist, auch über ein befürchtetes Ende hinaus.

Anverwandlung aneinander bedeutet, mit den Verletzungen so umzugehen, als wären sie die eigenen, und Verständnis zu finden für Ärger, Wut und Aufbegehren. Anverwandlung aneinander heißt aber auch, die Wünsche und Hoffnungen des Gegenübers so zu hören, als wären sie die eigenen.[46] In der Sprache des erkrankten Kindes klingen diese Wünsche und Hoffnungen immer an – oftmals leise zwar, immer und für immer jedoch auf das Gegenüber bezogen.

---

46 Winzen, P. J. (2023). Wegen miteinander – Belastungen von Beziehungssystemen. *Zeitschrift für Palliativmedizin* (24), 230f.

11 Atemnot in der palliativen Versorgung von Kindern

Sebastian Krümpelmann

Atmung, sie ist im Urvertrauen immer da, ungefragt, lebenserhaltend.

Als Patient und Umstehende werden wir uns erst in der Atemnot ihrer existenziellen Notwendigkeit bewusst: Es geht nur noch um die Atmung, die plötzlich erarbeitet werden muss. Panik. Angst vor dem Tod, noch mehr Atemnot. Atmung wird zum Symbol für das Überleben.

Als Umstehende droht zusätzlich die Schuldfrage: Ich konnte nicht helfen, mein Patient oder gar mein Kind ist erstickt. Und wir erleben: Atemnot steckt an und erschwert es, medizinisches Wissen zu sortieren und kompetent zu handeln.

In der Wahrnehmung und Betreuung können Symptome wie auch therapeutische Maßnahmen symbolischen Charakter bekommen, wenn so zugrundeliegende tiefere Ängste damit besser umschrieben oder verdrängt werden können. So wird dann der vereinzelt auftretende nächtliche Husten zum Schlafräuber mit nachfolgender Tagesmüdigkeit und entsprechenden Konsequenzen für Familien, Berufsumfeld oder Eigenatmung (Husten: Erstsymptom der jetzt tödlichen Erkrankung, Symbol für Erkrankungsprogredienz).

Eine Diskussion wegen therapeutischer Malcompliance entpuppt sich als Gespräch auf verschiedenen Ebenen trotz gleicher Wortwahl (Morphin als »letztes Medikament« vor dem Tod/Morphin als Atemtherapeutikum). Eine steigende Sättigung bei vermehrter Sauerstoffgabe führt zur Scheinbefriedigung des Betreuenden, obwohl das der Atemnot zugrundeliegende Problem, in Form der ja weiterhin unbehandelten Hyperkapnie, fortbesteht (Sättigungsanstieg als trügerisches Symbol der Atmungsverbesserung).

Im Folgenden wird versucht, der Komplexität des Themas »Atemnot in der Palliativmedizin« zum einen in der Lebensendphase, aber auch bei einer längeren Lebensperspektive, wie z. B. bei progredienter neurologischer Erkrankung, multidisziplinär gerecht zu werden.

11.1 Erste Maßnahmen in der Atemnot

Fallbeispiel

Zweijähriger Junge mit anoxischer Hirnschädigung, Zerebralparese, Epilepsie, dyskriner Hypersekretion und rezidivierenden Sauerstoffentsättigungen.

Seit längerem werden Acetylcholinesterasehemmer zur Eindickung der Verschleimung, Inhalationen mit NaCl 0,9 % und Salbutamol sowie vermehrte Flüssigkeitsgabe zur Schleimlockerung mit jeweils kurzzeitigem Ansprechen verabreicht. Mehrfache Klinikaufenthalte wegen pulsrelevanten Entsättigungen bis unter 20 % bei bis zu 15 l/min Sauerstoff, sodass dort schließlich eine Atmungsunterstützung mit Highflow mit 5 l/min initiiert und ein Hustenassistent bei Hustenschwäche verordnet wurde. Es besteht der radiologische Verdacht auf ein Mittellappensyndrom der Lunge; eine Bronchiallavage, Teilresektion oder erweiterte Beatmungsmaßnahmen kamen angesichts des Gesamtzustandes nicht mehr in Frage, es erfolgte die Überleitung zur weiteren palliativen Betreuung im Pflegeheim.

Jetzt liegt der Junge vollkommen überstreckt und atemnötig im Bett, mit sicht- und hörbaren Einziehungen der Atemwege. Der Junge ist das einzige Kind der Eltern, die in ihrer Verzweiflung nichts Anderes tun können, als wenigstens die anwesenden Schwestern zu kontrollieren, was diese unter zusätzlichen Erfolgsdruck setzt und so immer wieder zu Spannungen führt.

Die rasche Reaktion der Helfenden: »Ich habe seine Atemnot gespürt. Ich habe den Sauerstoff aufgedreht, die Sättigung ging hoch; ich konnte schnell helfen.«

Häufiger Satz, häufige Handlung, jedoch verschleierte Qual: Sauerstoff allein hilft nicht ohne freie Atemwege – trotz steigender Sättigung bleibt die Hyperkapnie, welche die Atemnot weiter triggert.

Wichtig ist die daher im ersten Schritt die Einordnung der Atemnot als primäres Sauerstoffmangel- oder Ventilationsproblem. Oxygenationsprobleme bestehen insbesondere bei einer Anämie oder relevanter Blutdruckproblematik, pulmonaler Hypertonie, Pneumonie oder pulmonalen interstitiellen Problemen. Hier hilft Sauerstoff.

Die Ventilation, also die Belüftung der Lunge, ist gerade bei schwerst neurologisch erkrankten Patienten oder sehr geschwächten Patienten eine relevante Ursache für Atemnot. Häufig verengt ein auf laryngealer Ebene hör- und fühlbarer, zäher Schleim den verbleibenden, knappen Atemwegsraum zusätzlich. Forcierte Einatmung lässt durch intrathorakalen Unterdruck besonders die oberen Atemwege weiter kollabieren. Hier können folgende Maßnahmen helfen:

- Atemwege freimachen durch Entfernung von Fremdkörpern oder Flüssigkeiten, wie Schleim, Blut, gastroösophagolaryngealer Reflux/Erbrechen, atemerleichternde Lagerung, Esmarch-Handgriff (insbesondere bei Hypotonie im Bereich des Kehlkopfes/Schlundes), Schleimhaut abschwellende Maßnahmen.
- Ventilationsverbesserung (Atemfluss in der Lunge) durch atemwegserweiternde Maßnahmen, wie mechanisch dehnende oder die Atemmuskulatur entlastende Lagerungen, oder auch medikamentös (antientzündlich, antiobstruktiv, unter Beachtung auch möglicher allergischer Ereignisse). Auch Guedel- oder Wendl-Tubus können je nach klinischer Erfahrung und Patiententoleranz hilfreich sein.
- Auch das Einlassen von kühler Luft kann als atemanregende Maßnahme wirken, z. B. durch das Öffnen der Fenster oder die Nutzung eines (Hand-)Ventilators.

Sind die Atemwege des Patienten so frei wie möglich, die Ventilation so gut wie möglich und es gibt keinen Hinweis auf ein ursächliches Oxygenationsproblem, sind stützende Nähe und medikamentöse Angstlösung wichtig.

- Die Beruhigung des Patienten erfolgt durch die möglichst ruhigste und vertrauteste Person im Raum. Das werden die Eltern, die Pflegekräfte, aber manchmal auch Arzt oder Hund sein können. Wenn Körpernähe toleriert wird, dann nimmt die Helfende die atemnötige Patientin zu sich auf den Schoß und lässt sie die viel ruhigere Eigenatmung des Helfenden spüren. Der Helfende atmet selbst bewusst ruhig ein und aus, Singen kann auch beruhigen. Frühzeitig eingeübte autosuggestive Techniken (Traumreisen, 5-4-3-2-1-Übung, Muskelrelaxation) können sich jetzt bewähren (Printz, 2022).
- Medikamentös: frühzeitige Gabe von Morphin, ¼–½ der Schmerzdosis (bei Opioidnaiven 0,025–0,05 mg/kg per os) (Führer, 2013). Alternativen: bei bereits auf Fentanyl eingestellten Patienten Fentanylnasenspray (Zernikow & Rellensmann, 2022).

Evidenzbasiert ist die Kopplung mit Midazolam, Lorazepam wäre wegen der verlängerten HWZ insbesondere bei Patienten mit nächtlich auftretenden Ängsten zu erwägen.

Die zugrundeliegenden Wirkmechanismen von Opioiden bei Atemnot beruhen auf einer Harmonisierung der Atmung durch direkte Wirkung am Atemzentrum, Senkung des pulmonalarteriellen Druckes, einer Entlastung des Herzens (Nachlastsenkung) und Angstlinderung. Dadurch wird die Atmung langsamer und effektiver (weniger Atemzüge pro Minute), es kommt zu einer verbesserten Sauerstoffaufnahme in den Lungenbläschen.

Atemnot, gerade wenn sie lange anhält, aber auch die Therapie mit Morphin werden häufig als Warnsignale interpretiert für ein baldiges Versterben. Wichtig ist es, dies in der Kommunikation mit Angehörigen und auch Patienten aufzugreifen und richtig einzuordnen.

11.2 Therapeutische Maßnahmen zur Linderung einer Atemnot

Fallbeispiel (Fortsetzung)

Der Junge zeigt wiederkehrende Überstreckung der Wirbelsäule und Extremitäten, Blässe und rasche Atmung mit fast schnappender Ein-, aber ohne verlängerte Ausatmung: Der Junge leidet, die bisherigen therapeutischen Maßnahmen scheinen ausgereizt. Die Gabe von Morphin bukkal, mit 15-minütiger Wiederholung bis zur Symptomverbesserung hilft, die akute Not zu lindern.

Um das erneute Auftreten von Atemnot zu reduzieren, erfolgt jetzt die Ursachensuche. Die sich daraus ableitenden therapeutischen Maßnahmen müssen häufig längerfristig angewandt und daher mit allen Beteiligten abgesprochen werden. Durch die so erreichte Befähigung aller Beteiligten im Umgang mit Atemnot lassen sich Ängste ebenso wie eine »stille Opposition« gegen Therapievorschläge reduzieren.

Medikamentenüberprüfung

Insbesondere bei neurologisch vorerkrankten Patienten (Polymedikation) und bei Häufung der Symptomatik 1–2 Stunden nach auch kombinierter Gabe entsprechender Medikamente ist Medikamentenüberprüfung wichtig:

- Werden sedierende, atemdepressive oder muskelentspannende Medikamente eingesetzt? Ist die vorhandene Dosierung erforderlich? Gibt es besser geeignete Alternativen? Können durch zeitlich versetzte Gaben von Medikamenten additive muskulär-hypotone oder atemdepressive Effekte reduziert werden?
- Häufig werden anticholinerge, also auch Sekret eindickende Medikamente angesetzt wegen Hypersalivation bei einem noch gut schluck- und hustenfähigen Kind (Brockmann & Wilken, 2022). Kommt dann eine Schluckschwäche dazu, kann der Patient das zu zähe Sekret u. U. nicht mehr schlucken oder abhusten. Alternativ: Die Sekretolyse unter NaCl-Inhalation ist effektiver als die Möglichkeit, abzuhusten – jetzt sollte die Inhalation nach Konzentration oder Häufigkeit reduziert werden. Die systemischen Wirkungen von Anticholinergika (Obstipation, Sekretabflussstörung im suprapharyngealen Bereich, vor allem aber der erschwerte Sekrettransport und die intrapulmonale Sekreteindickung) können auch eine Rolle spielen bei inhalativem DNCG, Neuroleptika, Antidepressiva vom Amitriptylin-Typ und sonstigen atropinartigen Substanzen. Sinnvoll erscheint auch bei längerfristiger Überlebensprognose das Hinzuziehen weiterer Disziplinen/Therapeuten (▶ Abb. 11.1 und 11.2)
- Gerade bei Palliativpatienten verstärkt der Einsatz von Opioiden und anticholinergen Medikamenten die Entstehung einer Obstipation. Ein voller Bauch behindert die Durchatmung und begünstigt einen gastroösophageal-laryngealen Reflux mit dem Risiko pulmonaler Aspirationen.

Körperhaltung

Die hilfreiche Körperhaltung erklärt sich aus den individuell anatomischen Verhältnissen, z. B. bedeutet eine schwere, verkrümmt und verdrehte thorakale Wirbelsäule immer auch eine verdrehte Lungenlage im Brustkorb mit veränderten Belüftungsverhältnissen.

Hier hilft die Anamnese: Wie bekommt die Patientin in vergleichbaren Situationen am besten Luft? Eine Überstreckung des Halses sehen wir oft bei Patienten mit Pharynxschwäche oder Laryngotracheomalazie. Im Normalfall helfen dehnende Lagerungen wie die V-A-T-I-Lagerung.

Fallbeispiel Fortsetzung

Hinweise auf ein primäres Oxygenationsproblem bestanden nicht.

Durch Steigerung der angefeuchteten Luftmenge mittels des Highflow-Atemunterstützungsgerätes von 5 l/min sukzessiv auf 35 l/Min lässt sich der laryngopharyngeale Raum erweitern. Das klinische Ansprechen zeigt sich schnell durch Entspannung und sinkende Atemfrequenz bei sich abschwächenden inspiratorischen Einziehungen, keine Überstreckung der Wirbelsäule/Extremitäten mehr. Im Verlauf lässt sich auch so der zugeführte Sauerstoff reduzieren und schließlich absetzen. Im Langzeitverlauf gelingt es, den Patienten monatelang zu stabilisieren, die Entsättigungsereignisse entfallen fast völlig und das Krampfleiden bessert sich, möglicherweise im Rahmen des verbesserten Durchschlafens. Ein Zustand, der so in den Jahren zuvor nicht bestand.

Vorgehen Highfloweinstellung

- *Der Beginn erfolgt* langsam eingewöhnend mit niedrigem Flow, um das Kind nicht zu erschrecken, dann erfolgt die Flowsteigerung nach Effekt. In der Regel wird sich die Intensität bei atemnötigen Kindern sehr schnell steigern lassen. Wir erreichen mehr Weite des Luftraums, Feuchte und Auswaschen des CO_2 durch rotierenden Atemfluss aus der Mundhöhle.
- *Klinisch* beobachtbar bei optimal eingestelltem Flow sind leichtes Aufblasen der Wangen, leicht fühlbarer Atemstrom vor den Lippen bei weichbleibendem wenig geblähtem Bauch, andernfalls würde durch eingeschränkte Zwerchfellbewegung die Atmung behindert werden. Diese Beobachtungen bestimmen die Höhe des Flows, also der addierten Luft, genauso wie die abfallende Atemfrequenz und Atemnot, außerdem eine ansteigende Sauerstoffsättigung, vorausgesetzt diese ist nicht durch eine zu hohe Sauerstoffgabe verschleiert.
- *Praxis:* Zwei vorbereitende Maßnahmen lohnen vor Einleitung des Highflow:
  – Abdomenausgangsbefund erheben
  – Senken der Sauerstoffgabe bis zum sichtbar beginnenden Abwärtstrend der gemessenen Sättigung. So kann diese als zusätzlicher Ansprechparameter genutzt werden.
- *technische* Einstellung des *Highflowgerätes:*
  – Abschätzung Grundbedarf: 2 ml/kg unter 10 kg, dann 1 ml/kg ab 10 kg, 0,5 ml/kg ab 20 kg Körpergewicht können (!) eine rechnerische Anfangs-Orientierung sein, Bspl. 27 kg = 20 + 10 + 3,(5) ml entsprechend 33 l/min.
- *Flowsteigerung dann nach Effekt, das Abdomen muss weich bleiben, der Patient den Flow tolerieren.* Gelangt mit dem Highflow zu viel Luft ins Abdomen, besteht die Gefahr, dass durch den steigenden abdominellen Druck die Zwerchfellatmung behindert wird. Eine vorhandene PEG sollte geöffnet und mit einer z. B. 20er-Spritze gekoppelt werden, dadurch kann überschüssige Luft und Magensekret aufgefangen werden, zusätzlich Gabe von Simeticon mindestens 3 ×/Tag.

11 Atemnot in der palliativen Versorgung von Kindern

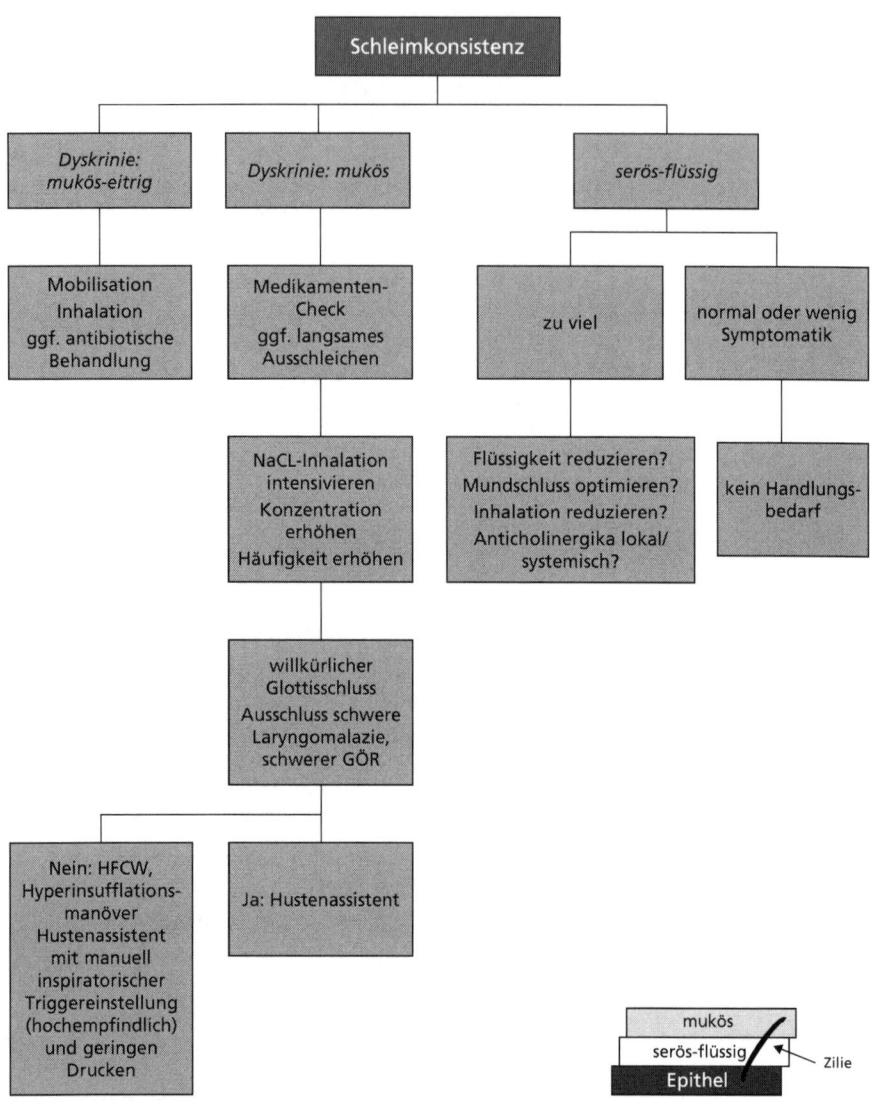

Generell gilt: keine Sekretolyse ohne Sekretabtransport; Absaugen kritisch erwägen

Abb. 11.1: Formen der Dyskrinie mit therapeutischen Konsequenzen
HFCWC = High Frequency Chestwall Compression (»Rüttelweste«); GÖR = Gastroösophagolaryngealer Reflux

Sekretmanagement

Neben dem Atemwegskollaps, den wir durch Lagerung und apparativ atmungsunterstützende Maßnahmen geschient haben, ist das Sekretmanagement essenziell.

Wichtige Aspekte sind der Entstehungsort und Konsistenz des Schleims. Abzugrenzen sind absolut erhöhte Schleimproduktion oder Schluckstörung des Patienten. Davon abhängig ergeben sich völlig unterschiedliche Therapieprinzipien (▶ Abb. 11.2–11.4).

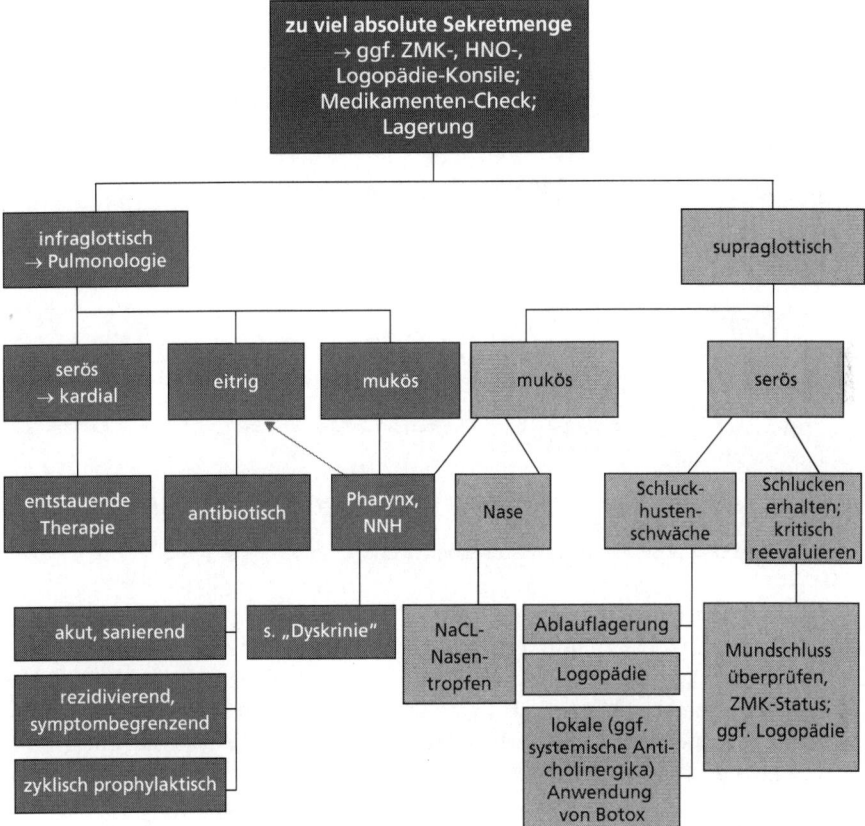

Abb. 11.2: Vorgehen bei *absolut* übermäßig anfallendem pharyngealem Sekret
ZMK = Zahn-Mund-Kiefer-Heilkunde; HNO: Hals-Nasen-Ohren-Heilkunde

Häufig sehen wir einen zu zähen Schleim (Dyskrinie). Als Optionen bieten sich an: Flüssigkeitszufuhr? Inhalation? Medikation? Mechanische Sekretolyse?

Zunächst: Zäh ist nicht immer zu zäh und Schleim ist nicht Schleim. Manche Kinder brauchen, um Schlucken zu können oder zu Schluckendes erspüren zu können, eine gewisse Konsistenz dessen. Steigt der Grad der Zähigkeit aber darüber hinaus, wird der eingedickte Schleim zum atemwegseinengenden Fremdkörper.

Den normalen Sekrettransport aus der Lunge/Nasenperipherie bis in den Rachenraum bewirkt das die Bronchien auskleidende Flimmerepithel, das sich in den Fremdkörper hakt und ihn anschließend in gleichförmiger Bewegung zum Körperausgang transportiert – ähnlich einer Rolltreppe. Das Verhältnis von flüssigem

11 Atemnot in der palliativen Versorgung von Kindern

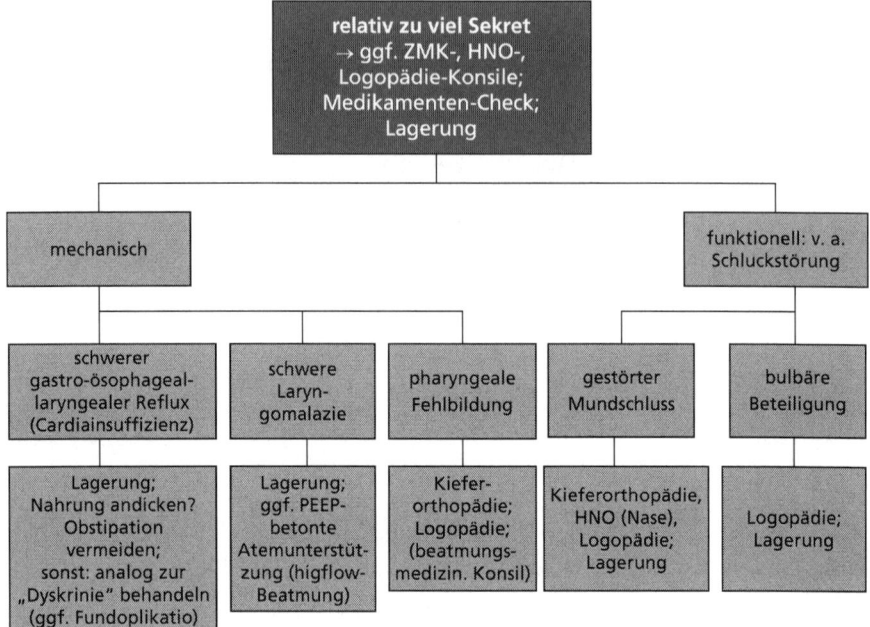

Abb. 11.3: Vorgehen bei *relativer* Sekretüberfüllung des Pharynx bei Dysphagie bzw. unzureichendem Hustenstoß
PEEP = positiv endexspiratorischer Druck

und zähem Sekretanteil ist wichtig: In Dysbalance bleiben entweder zu zähes Sekret, das die Beweglichkeit der Flimmerhaare beeinträchtigt, oder zu viel flüssiges Sekret, das ein Eintauchen der Haarspitzen in den Mucus verhindert, in der Lunge. Das Material kann nicht richtig entfernt werden. Atemnot kann eine akute Folge sein, später Dystelektasen und minderbelüftete Bereiche, die die nächste Pneumonie begünstigen. Entzündliche zerfallende Zellen verstärken bei Entzündungsprozessen durch zäh klebrige DNA die Dyskrinie. Entzündliche Prozesse, infektiös bedingt oder nach Aspirationen, schädigen den ziliären Apparat, also die Rolltreppe, und bahnen Bronchiektasen den Weg. Deswegen sind balancierte Flüssigkeits- und Inhalationstherapie zum einen, regelmäßige Anwendung hustenunterstützender Maßnahmen bei Husteninsuffizienz zum anderen so wichtig, eine reine Sauerstofftherapie hilft nicht nachhaltig.

Beim Husten wird der Schleim nicht nur ausgeworfen, sondern auch zusätzlich verflüssigt unter Ausnutzen der Thixotropie, der Konsistenzänderung bei rascher Bewegung des Schleims. Husten benötigt einerseits genug Einatemkraft, um Luft auch hinter den Fremdkörper bzw. die Schleimmassen zu bringen. Anschließend wird ausreichend Auswurfkraft benötigt, die sich hinter einer adäquat verschlossenen Glottis so lange aufbauen kann, bis es dann zum Auswurf kommt.

Kraft und Koordination sind bei schwerst neurologisch beeinträchtigten Patienten dafür oft zu beeinträchtigt.

Maßnahmen zur Verbesserung der Schleimkonsistenz und des Transports:

Therapiemöglichkeiten:

- Verbesserter Schleimtransport durch osmotische Verflüssigung
  Inhalation von normo- bis hyperosmolarer NaCl-Lösung. Je höher konzentriert die NaCl-Lösung ist, desto mehr besteht Bindungsfähigkeit für Wasser, was zu flüssigerem Sekret führt. Ab NaCl 6 % sollte zusammen mit Salbutamol inhaliert werden, um spastische Obstruktionen zu verhindern (AWMF S2k-Leitlinie, 2018; Fischer, 2013). Regelmäßigkeit und häufige Inhalation sind sinnvoll unter Abwägung der dadurch verursachten zeitlichen Belastung. Bei besonders zähem Sekret wie bei Mukoviszidose, aber auch für einzelne andere Erkrankungen, kann DNAse inhalativ oder lokal verabreicht helfen (Riethmüller & Kumpf, 2009; Den Hollander & Linssen, 2020). Die Datenlage ist für nur an Mukoviszidose Erkrankte gut und die Kosten der Behandlung sind hoch. Mannitol-Inhalation ist bei ebenso unsicherer Datenlage ein Grenzfall, andere mögliche Mukolytica sind im besten Fall umstritten (Kumpf, 2013; Linssen et al., 2020).
- Optimieren des Hustenstoßes
  Für den effektiven Hustenstoß wichtig ist eine koordinierte und effiziente Aktion der Zwerchfellmuskulatur und der Atemhilfsmuskulatur mit verstärkter Einatmung, physiologischer Architektur der Bronchien und stoßweiser Ausatmung (Hustenstoß). Liegt eine Wirbelsäulenverkrümmung vor, setzt die Atemmuskulatur häufig in einem ungünstigen Winkel an den Rippen an, der Schleim kann schlechter bewegt werden, die Lunge wird auch in manchen Lungenbezirken schlechter belüftet. Aus Minderbelüftung, Sekretverhalt und dort entstehenden Entzündungen kommt es zu Aussackungen der Bronchien (Bronchieektasen), die wiederum den Hustenstoß ineffektiver machen.

Neben der abgestimmten Aktion der Ein- und Ausatemmuskulatur muss der gesamte Ablauf noch mit dem Kehlkopf, d. h. der Öffnung der Stimmritze, koordiniert werden, um den maximalen Ausatemfluss zu ermöglichen (→ nicht zu früh öffnen) als auch die unterhalb liegende Lunge durch zu hohen Druck nicht zu schädigen (→ nicht zu spät öffnen).

Möglichkeiten zur Optimierung des Hustens:

- Ausatmen gegen die Lippen wie beim Pfeifen führt zur Steigerung des Luftdrucks im Rachen und abgeschwächt auch in den folgenden tieferen Lungenabschnitten. Spielerisch kann er durch Wegblasen von Wattebällchen bei entsprechend kognitiver Fähigkeit gefördert werden. So funktionieren auch PEP-Atemhilfen, teilweise in Kopplung mit leichter Oszillation.
- Apparative Hustenhilfen: Diese reichen von der einfachen Druckerhöhung während der teils verlängerten Einatmung wie im »Hyperinsufflationsmanöver« (Schwake & Mellies, 2003) bis zu einem zusätzlichen Sog bei der Ausatmung und zuschaltbarer Oszillation bei Verwendung des Hustenassistenten. Der Sog sollte stets größer als der Einatemdruck sein, um ein Air Trapping zu vermeiden. In-

und Exspirationszeit orientieren sich primär an der Atemfrequenz des Kindes und können im Verlauf langsam verlängert werden. Die Oszillation ist je nach Frequenz als fein vibrierend bis rhythmisch rüttelnd empfindbares Verfahren anwendbar und beruht auf der Verflüssigung des zähen Schleims unter Einwirkung von Scherkräften (Thixotropie). Oszillation lässt sich von innen über den Hustenassistenten wie auch von außen über eine HFCWC, auch »Rüttelweste« genannt, vermitteln.

Für eine gute Patientenakzeptanz sollten anfangs die Atemkoordination und Druckparameter, sichtbar über die Thoraxhebung, langsam erarbeitet werden, eine Oszillation sollte im Bereich der thorakalen lateralen Flanken tastbar sein. Um einer Aspiration beim Einsatz des Hustenassistenten vorzubeugen, sollte die Anwendung mindestens 2 h nach Nahrungsaufnahme erfolgen, was bei langzeitsondierten Kindern zu Kompromissen zwingen kann.

Die Erstanwendung sollte möglichst vor dem Akutbedarf liegen, sonst erschreckt das Kind in der sowieso schon bestehenden Atemnot. Regelmäßige tägliche Anwendung kann die Häufigkeit von Pneumonien reduzieren und Dystelektasen (Minderbelüftungen) verbessern bis hin zur verzögerten Beatmungspflichtigkeit bei Muskeldystrophien (Bachmann, 2013; Bachmann & Gross, 2020; Chatwin et al., 2018; AWMF S1-Leitlinie, 2023).

Eine Koppelung der Anwendung des Hustenassistenten mit angenehmen Ritualen (Musik, Körperkontakt, Erleben gemeinsamer Zeit) nimmt Ängste und erlaubt ein Reframing des Prozesses weg vom »Müssen« hin zum »Gönnen«. Atmen die Kinder asynchron gegen das Atemmuster des Assistenten, ist alternativ eine reine Atmung gegen exspiratorischen Widerstand oder die Anwendung von jetventilierenden Verfahren, die nicht auf den einzelnen Atemzug bezogen sind, sondern unterschiedliche Druck- und Oszillationsstufen über jeweils mehrere Minuten verabreichen, vorzuziehen. Hier ist dann das freie Durchatmen auf verschiedenen Druckstufen verbunden mit einer Oszillation, die dann nach z. B. 10 min in der Frequenz gesenkt wird, die entscheidende Komponente. Dies entspricht einer zweiten IPV- Alternative (Intrapulmonary Percussive Ventilation) zum Hustenassistenten.

Wichtig ist besondere bei Anwendung dieses Verfahrens, dass die Kinder gut nachbeobachtet werden, wenn eine Schluckstörung besteht, es kommt oft erst einige Minuten später zur Mobilisation des Schleimes auf Kehlkopfhöhe und damit zur Gefahr der Atemnot. Ablauflagerung, also Kopf seitlich bei leicht abhängendem Oberkörper, hilft dann, selten ist Absaugen erforderlich.

11.3 Rechtzeitige Vorausplanung: Die erhoffte und teilweise erreichbare Sicherheit im drohenden Chaos

Die Festlegung, welche der vielen Behandlungsmöglichkeiten im Einklang mit den Zielen des der Patientin stehen und die Lebensqualität unterstützen, ist oft schwierig.

Den Patienten bzw. den Eltern sind Informationen so zur Verfügung zu stellen, dass sie fundierte Entscheidungen treffen können – ohne sie mit ihrer Entscheidungsnot alleinzulassen.

Zunehmend bewährt hat sich hierfür eine rechtzeitige Vorausplanung mit Instrumenten wie Advance Care Planning (ACP). Das zentrale Element aller Überlegungen hinsichtlich angemessener Therapieentscheidungen muss die Bestimmung und der Erhalt von Lebensqualität sein. Durch diese Gesprächsprozesse werden Autonomie und Befähigung von Eltern und – alters- und entwicklungsentsprechend – auch der Kinder gestärkt.

Wichtige Fragen – deren Antwort sich im Verlauf einer Erkrankung sehr wohl ändern können und werden – sind: Was ist mir (für mein Kind) wichtig, wo sehe ich Lebensqualität, auf die ich/mein Kind nicht verzichten will? An welchem Punkt überwiegen therapiebedingte Belastungen den durch sie erreichbaren (oder vielleicht auch jetzt nicht mehr erreichbaren) Nutzen?

Also lohnt immer wieder die – allerdings schmerzhafte – Zwischenbilanz, die bei noch lange unklarer Lebensprognose anders aussehen wird als in der unmittelbar anstehenden Sterbephase. Bei aufwändigeren Maßnahmen heißt das nicht nur »Was brauche ich akut und wie kann ich das jetzt machen?«, sondern vor allem auch: »Welche Bedeutung hat das für mein späteres Leben, was ändert sich damit?« Lebensverlängerung und Lebensqualität können dabei unterschiedlich gewertet sein, und eine Lebensverlängerung kann später auch ein »Leben-Müssen« bedeuten.

In der Retrospektive auftauchenden Zweifeln wie »Hätte ich das gewusst, hätte ich nie ...« und »Hätte ich das gewusst, dass ich damit noch ... kann, hätte ich es gewagt« kann so zumindest begegnet werden, dass diese Entscheidungen in aller Ruhe und unter Abwägung der zum Entscheidungszeitpunkt vorhandenen Argumente erfolgt sind. Besonders bedeutsam ist dies für Eltern, die stellvertretend für ihr Kind entscheiden müssen. Sie sind zu zweit oft auf eine Konsensfindung angewiesen – und gleichzeitig eben jeder auch für sich allein der obigen Entscheidungsambivalenz ausgeliefert.

Bezüglich einiger atemrelevanter Therapieoptionen sei deren Mehrdimensionalität gezeigt, zunächst am Falle einer geplanten Beatmung: Hier sind es weitreichende soziopsychologische Folgen, die gegen eine dadurch erreichte vermehrte Handlungsfähigkeit, Lebensverlängerung oder Atemnoterleichterung abzuwägen sind (▶ Abb. 11.4).

In Tabelle 11.1 sind Aspekte zusammengestellt, die hinsichtlich des Einsatzes verschiedener atemerleichternder Maßnahmen gerade in palliativen Behandlungssituationen eine Rolle spielen werden (▶ Tab. 11.1).

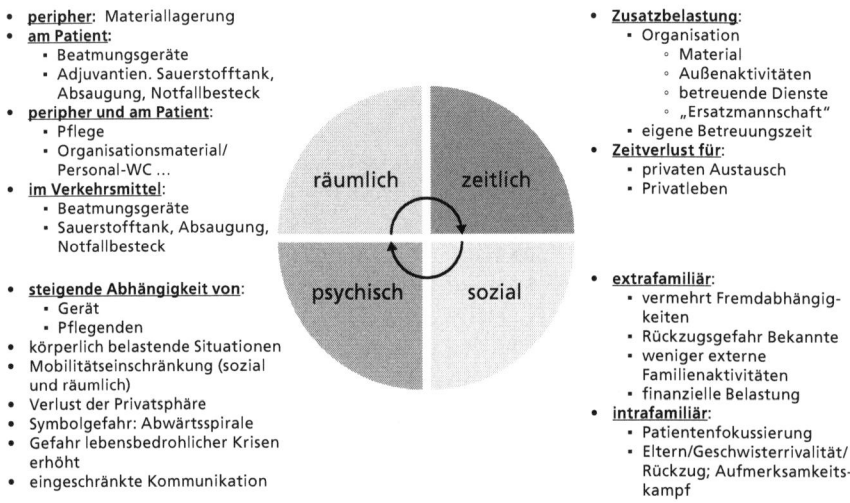

- **peripher**: Materiallagerung
- **am Patient**:
  - Beatmungsgeräte
  - Adjuvantien. Sauerstofftank, Absaugung, Notfallbesteck
- **peripher und am Patient**:
  - Pflege
  - Organisationsmaterial/ Personal-WC ...
- **im Verkehrsmittel**:
  - Beatmungsgeräte
  - Sauerstofftank, Absaugung, Notfallbesteck

- **steigende Abhängigkeit von**:
  - Gerät
  - Pflegenden
- körperlich belastende Situationen
- Mobilitätseinschränkung (sozial und räumlich)
- Verlust der Privatsphäre
- Symbolgefahr: Abwärtsspirale
- Gefahr lebensbedrohlicher Krisen erhöht
- eingeschränkte Kommunikation

- **Zusatzbelastung**:
  - Organisation
    - Material
    - Außenaktivitäten
    - betreuende Dienste
    - „Ersatzmannschaft"
  - eigene Betreuungszeit
- **Zeitverlust für**:
  - privaten Austausch
  - Privatleben

- **extrafamiliär**:
  - vermehrt Fremdabhängigkeiten
  - Rückzugsgefahr Bekannte
  - weniger externe Familienaktivitäten
  - finanzielle Belastung
- **intrafamiliär**:
  - Patientenfokussierung
  - Eltern/Geschwisterrivalität/ Rückzug; Aufmerksamkeitskampf

Abb. 11.4: Mögliche Auswirkungen einer Heimbeatmung auf den Familienalltag

Tab. 11.1: Abwägungen im Einsatz atemunterstützender apparativer Maßnahmen

Maßnahme	Indikation	Pro	Contra
Sauerstoffgabe	Verbessertes O2-Angebot bei interstitiellen Lungenerkrankungen, Senkung des pulmonalarteriellen Drucks	Wenig invasiv, kurzfristig können körperliche Belastungen abgefangen werden	Evtl. Beengung durch Sauerstoffbrille Austrocknen der Atemwege, evtl. lebensverlängernd ohne gleichzeitige Förderung der Lebensqualität Hyperkapnie verschleiernd, final meist nicht sinnvoll
Angefeuchteter Highflow (HHFNC)	CO2-Auswaschung, leichter PEEP Erweiterung des Nasenrachenraumes	Atemerleichterung, hierdurch Förderung der körperlichen Belastbarkeit Zeitlich jederzeit ein- und absetzbar	Evtl. Beengung durch Flowbrille, viele Geräte ohne Akku somit Immobilität fördernd Neueinführung in der Endphase meist nicht sinnvoll Abdominelle Überblähung möglich

Tab. 11.1: Abwägungen im Einsatz atemunterstützender apparativer Maßnahmen – Fortsetzung

Maßnahme	Indikation	Pro	Contra
Nichtinvasive Beatmung (NIV)	Ateminsuffizienz durch Durchatemschwäche Hyperkapnie ohne Ansprechen auf Highflow	Effizienteste Form der längerfristig benötigten Atemunterstützung bei gleichzeitig weitgehend erhaltener Kommunikation, kann jederzeit benutzt oder abgesetzt werden Räumliche Mobilität möglich	Evtl. Beengung durch Maskentyp (ggf. Mundstückbeatmung) Langsame, idealerweise patientengesteuerte Eingewöhnungsphase oft erforderlich Neueinführung in der Endphase meist nicht sinnvoll Maskeninduzierte Probleme: Mittelgesichtshypoplasie bei Langzeitanwendung Gefahr von Druckstellen Abdominelle Überblähung möglich
Invasive Beatmung	Ineffizienz der NIV Schwere, nicht anders zu behebende Aspirationsgefahr und Ateminsuffizienz	Atemwegssicherung am zuverlässigsten	Belastendste und invasivste Therapieform über Trachealkanüle, Absaugen erforderlich, engmaschige Überwachung wegen Risiko akuter lebensgefährdender Kanülenobstruktion erforderlich Sprache eingeschränkt Patientengesteuerte Therapiesteuerung eingeschränkt, Beatmungsbeendigung deutlich erschwert Neueinführung in der Lebensendphase im palliativen Setting kontraindiziert

11.4 Atemnot in der Lebensendphase

Es geht jetzt um den Wendepunkt, an dem es nicht mehr um Langzeitplanungen, sondern das ganz konkrete Bedenken des Endes geht. Hier ist die Leitfrage: »Was braucht es noch ... – oder stört es auch schon?«

Einfühlsam muss gemeinsam mit den Eltern die häufig vorhandene Vielzahl an Medikamenten abgewogen werden (z. B. Acetylcholinesterasehemmer, Diuretika, DNCG, Neuroleptika – noch sinnvoll, wenn die Trockenheit der Atemwege stört? Dexamethason, so oft rettend, ab wann nur noch leidensverlängernd? Jede dieser Substanzen trägt auch ein Stück erlebter Hoffnungsgeschichte in sich, und will im Abschied verarbeitet sein).

Ebenso muss bedacht werden, ob eine kontinuierliche Überwachung von Vitalparametern wie Herzschlag und Sauerstoffsättigung des Blutes hilfreich ist oder die ständigen Alarme den sowieso bestehenden Stress in der Familie verstärken. Sauerstoff und NIV-Maske: Ab wann überwiegt die Enge die Hilfe? Das alarmfreie Abschalten von Geräten muss gut mit den Angehörigen kommuniziert und vorbereitet werden. Was kann stattdessen beruhigend an die Stelle des Monitors oder Gerätes treten?

Die Lagerung – wie lange hilft sie, ab wann strengt sie nur noch an? Gemeinsame Beobachtung und Absprachen, mit dem Patienten und in zweiter Linie seinen Angehörigen, können Erfahrungen bündeln und Verantwortung abnehmen.

In der Lebensendphase zählen Geborgenheit und Nähe der Bezugspersonen, wir als Betreuende treten ganz in den Hintergrund. Zur Geborgenheit und Symptomlinderung werden Opioide, meist Morphin, eventuell in Kopplung mit Midazolam, beitragen können, wenn die Patientin dies wünscht oder die Not zu stark wird. Die Atmung wird sich immer wieder verändern. Hier sind möglichst schon im klinisch noch stabilen Vorfeld kurze, vorbereitende Symptomerklärungen zur einordnenden Verarbeitung wichtig wie die Rasselatmung, die nur selten einer Therapie, aber immer einer vorbereitenden Information bedarf; die Stöhnatmung in Abgrenzung zum Leid; die Atempausen; aber auch die letzte Luftentleerung aus der Lunge, die postmortal oft als »Er lebt ja doch noch« fehlinterpretiert wird. Wichtig ist die Benennung von möglichen Maßnahmen wie Linderung von Atemnot durch angemessene Lagerung, medikamentöse (z. B. Opioiden, ▶ Kap. 11.1). Auch wichtig zu thematisieren sind: Die eingeschränkte und sich von den Verwandten unterscheidende Wahrnehmung des Patienten in der CO2-Narkose, aber auch ein mögliches Leid und wie es erkannt und angegangen werden kann. Das sind Fragen, die im gemeinsamen Austausch aller Beteiligten reflektiert sein wollen – auch im Bewusstsein, dass in diesem Moment auch ein wesentlicher Teil Familiengeschichte geschrieben wird. So versuchen wir vorbereitend möglichen zukünftigen Selbstvorwürfen (»Hätte ich doch …«) entgegenzuwirken (Burns & Kissoon, 2015). Gerade atmungsbezogen kann der Selbstvorwurf »Hätte ich doch …« besonders belastend sein – Atmung als Lebenszeichen.

Literatur

AWMF (2018). *Aktualisierung der S2k-Leitlinie »Hypersalivation«*. AWMF-Registernummer 017-075; https://register.awmf.org/assets/guidelines/017-075l_S2k_Hypersalivation_2018-11.pdf

AWMF (2023). *S1-Leitlinie Behandlung von unteren Atemwegsinfektionen von Kindern und Jugendlichen mit schweren neurologischen Beeinträchtigungen*. https://register.awmf.org/de/leitlinien/detail/048-018

Bachmann, R. (2013). Maschinelle Unterstützung von Sekretolyse und Sekretentfernung. In N. Schwabbauer (Hg.), *Sekretmanagement in der Beatmungsmedizin*, (2. Aufl.) S. 53–61. Bremen: Uni-Med.

Bachmann, M., Gross, M. (2020). Sekretmanagement bei neuromuskulären Erkrankungen. In M. Gross (Ed,) *Neurologische Beatmungsmedizin*, (1. Aufl.) S. 106–111. Heidelberg: Springer.

Brockmann, K., Wilken, B. (2022). Therapie der Hypersalivation bei pädiatrischen Patienten mit chronischen neurologischen Erkrankungen. In *Sonderheft Hypersalivation Kinderärztliche Praxis*. Mainz: Kirchheim

Burns, J., Kissoon, T. (2015). Ethical concerns. In P. C. Riemensberger (Ed.), *Pediatric and neonatal Mecanical ventilation*, S. 1599–1611. Heidelberg: Springer.

Chatwin, M., Toissaint M. et al. (2018). Airway clearance techniques. In *neuromuscular disorders: A state of the art review, J resp. Med* (136), S. 98–110.

Den Hollander, B., Linssen, S. N., Cortjens, B., vom Etten-Jamaludin, F. S., van Woensel, J. B., Bem, R. A. (2020). Use of dornase alfa in the paediatric intensive care unit: current literature and a national cross-sectional survey. *Eur J Hosp Pharm* 29(3), 123–128.

Fischer, R. (2013). Physiologie und Pathophysiologie der bronchialen Sekretion. In: N. Schwabbauer (Hg.), *Sekretmanagement in der Beatmungsmedizin*, (2. Aufl.) S. 13–27. Bremen: Uni-Med.

Führer, M. (2013). Palliative Care. In M. Griese und T. Nikolai (Hg.), Praktische Pneumologie in der Pädiatrie – Therapie (1. Aufl.) S. 217. Stuttgart: Thieme.

Kumpf, M. (2013). Sekretmanagement in der Pädiatrie. In N. Schwabbauer (Ed.), *Sekretmanagement in der Beatmungsmedizin*, (2. Aufl.) S. 73–82. Bremen: Uni-Med.

Linssen, R., Ma, J. et al. (2020). Rational use of mucoactive medications to treat pediatric airway disease. *Paediatr Respir Rev* 36, 8–14.

Printz, M. (2022). Pulmonale Symptome. In B. Zernikow, *Pädiatrische Palliativversorgung, Schmerzbehandlung und Symptomkontrolle*, (1. Aufl.) S. 331–335. Heidelberg: Springer.

Riethmüller, J. Kumpf, M. et al. (2009). Dornase alpha therapy in mechanically ventilated pediatric non-cystic fibrosis patients with atelectasis. *Cell Physiol Biochem* 23, 205–21.

Schwake, C., Mellies, U., Ragette, R., Voit, T., Teschler, H. (2003). Hyperinsufflationsassistiertes Hustenmanöver bei neuromuskulären Erkrankungen. *Monatsschrift Kinderheilkunde* 151(3), 269–273.

Zernikow, B., Rellensmann, G. (2022) Notfälle der Symptomkontrolle. In Zernikow, B. *Pädiatrische Palliativversorgung, Schmerzbehandlung und Symptomkontrolle*, (1. Aufl.) S. 331–335. Heidelberg: Springer.

12 Kultursensible Palliativversorgung von Kindern und Jugendlichen

Holger Fiedler und Sabine Becker

> »Ich gehe jetzt zur Schule«, sagt der Vater eines onkologisch erkranken Kindes auf Englisch und lächelnd fügt er hinzu: »In meiner Heimat bin ich Rektor einer Schule.« Er geht zum Deutschkurs.
>
> Herr Ahmed ist vor kurzem mit seiner Familie vor dem Krieg aus Syrien geflüchtet. Nun leben er und seine Familie in einer Flüchtlingsunterkunft in Frankfurt am Main.

In der Kinderpalliativversorgung, wie auch in anderen Bereichen der Gesellschaft, haben wir es zunehmend mit Menschen aus einem anderen kulturellen Hintergrund zu tun. Kultur- und Migrationsbewegungen in unserer Gesellschaft sind fester Bestandteil unserer Kulturgeschichte, die durch Migranten und Flüchtlinge mit ihren kulturellen Besonderheiten mitgeprägt wurde. Unsere heutige multikulturelle Gesellschaft steht vor der Herausforderung, interkulturelle Kompetenzen für ein gelingendes Miteinander zu finden, die es insbesondere auch in der Palliativversorgung stetig weiterzuentwickeln gilt.

Die Biografien der Menschen sind vielfältig und bunt, ebenso die Beweggründe für ihre Zuwanderung. In dieser Situation bedeutet ein Kind, das an einer progredienten Erkrankung leidet, nicht nur eine große Belastung für die Psyche, Gesundheit und das soziale Leben aller Familienmitglieder, sondern auch eine spirituelle und kulturelle Herausforderung – gerade in einem fremden Land: Wie können Schmerz und Sorgen ausgedrückt werden? Was ist, wenn über Krankheit, Sterben und Tod vermeintlich anders gedacht und gesprochen wird?

Familien und ihren Kindern mit Migrationshintergrund in der palliativen Versorgung Raum, Halt und Gestaltungsmöglichkeiten zu geben, ist nur durch kultursensible Begleitung und Versorgung möglich, die die Werte der Familien und ihre kulturellen und religiösen Bedürfnisse wahrnehmen und anerkennen.

> »Wie wichtig die Entwicklung einer kultursensiblen Hospizbegleitung und Palliativversorgung ist, zeigt sich daran, dass die hospizlichen und palliativen Angebote zwar jedem Menschen offenstehen, sie aber bei weitem nicht von allen gleichermaßen in Anspruch genommen werden. Von mehr als 21 Millionen Menschen mit Migrationsgeschichte in unserem Land nehmen nur vergleichsweise wenige diese Angebote wahr. Die Ursachen hierfür sind vielfältig. Gemeinsames Ziel muss es sein, dass weder sprachliche noch kulturelle Barrieren oder Ängste Menschen davon abhalten, Hilfe und Unterstützung in Form von palliativer Versorgung oder einer Begleitung am Lebensende in Anspruch zu nehmen.«
> (Kai Klose, Hessischer Minister für Soziales und Integration)

12 Kultursensible Palliativversorgung von Kindern und Jugendlichen

Daten über den Bedarf an Palliativversorgung bei Kindern und Jugendlichen mit Migrationsgeschichte existieren kaum. Exemplarisch soll an dieser Stelle auf die Versorgungssituation in Hessen geschaut werden.

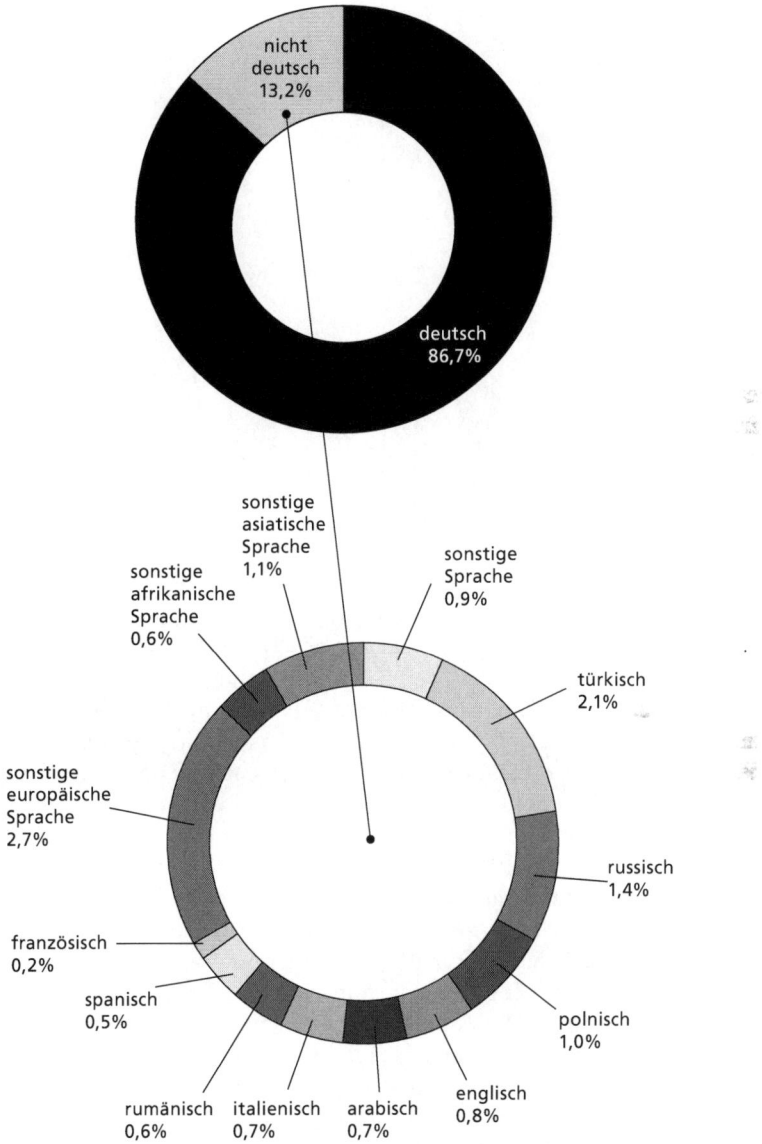

Abb. 12.1: Vorwiegend im Haushalt gesprochene Sprache in Privathaushalten in Hessen im Jahr 2019
(Quelle: Hessisches Statistisches Landesamt. https://statistik.hessen.de/unsere-zahlen/migration (21.07.2023))

Den Anteil an Palliativversorgungen von Kindern und Jugendlichen mit Migrationshintergrund durch das KinderPalliativTeam Südhessen zeigt die folgende Abbildung:

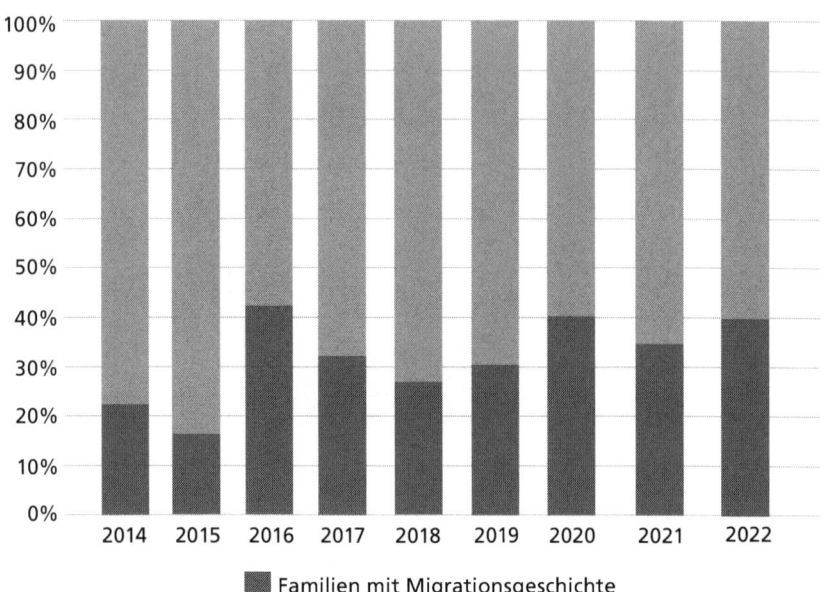

Abb. 12.2: Anteil der Familien mit einem nicht deutschen kulturellen Hintergrund in den Jahren 2014–2022 (Quelle: KinderPalliativTeam Südhessen)

Seit 2016 beträgt der Anteil von Patienten/Familien mit Migrationshintergrund in den vom KinderPalliativTeam Südhessen versorgten Patienten 30 % bis über 40 % (▶ Abb. 12.2). Diese Familien sprechen eingeschränkt oder kein Deutsch und mindestens ein Elternteil ist nicht in Deutschland geboren. Einen großen Anteil haben Familien mit einem türkischen, afghanischen oder marokkanischen Hintergrund (▶ Tab. 12.1). Seit 2019 nimmt der Anteil der Patienten, bei denen die beiden Eltern aus einem differenten kulturellen Hintergrund kommen, ebenfalls zu. Seit 2020 finden sich noch sehr viel stärker divergierende kulturelle Kontexte.

Die unterschiedlichen kulturellen Prägungen und Zusammenhänge, innerhalb derer die Familien ihr Leben und ihre Sorge um ein lebensbegrenzt erkranktes Kind gestalten, in einem Land, das (noch) nicht Heimat ist, stellen gerade im Blick auf eine bedarfsorientierte Versorgung eine große Herausforderung dar. Die in die Versorgung des Kindes eingebundenen Dienste werden immer wieder mit überraschenden oder unrealistischen Erwartungshaltungen der Familien konfrontiert. Den komplexen Dschungel unseres Gesundheitssystems Menschen aus einem anderen Kulturkreis zu vermitteln, ist manchmal fast unmöglich. Prinzipielle Vorkenntnisse über die kulturellen Prägungen einer Familie sind hilfreich, ersetzen aber nicht, diese Vorannahmen sich in der konkreten Situation von der Familie bestätigen zu lassen. Man kann in beide Fallen treten – zum einen den kulturellen Hintergrund einfach zu ignorieren, zum anderen die stattgehabte kritische Auseinandersetzung des Gegenübers mit seinem kulturellen Hintergrund zu unterschätzen.

Tab. 12.1: Familien mit nicht deutschem Hintergrund in den Versorgungen des KinderPalliativTeams Südhessen in den Jahren 2014–2022

Jahr	Anteil kultursensibler Versorgungen	Hintergrund der Familien	Anzahl unterschiedlicher Hintergründe
2014	23 %	griechisch, türkisch, kurdisch	3
2015	16 %	marokkanisch, türkisch, palästinensisch	3
2016	43 %	türkisch, marokkanisch, französisch, polnisch, russisch, griechisch	6
2017	33 %	türkisch, marokkanisch, polnisch, costaricanisch, ukrainisch, ghanaisch, serbisch, afghanisch, irakisch, unklar	9
2018	28 %	marokkanisch, afghanisch, eritreisch, nigerisch, indisch, chinesisch, ukrainisch, serbisch, irakisch, armenisch, polnisch, US-amerikanisch, italienisch, russisch, türkisch	15
2019	32 %	türkisch, polnisch, afghanisch, eritreisch, marokkanisch, ukrainisch, serbisch, italienisch, nigerianisch, deutsch-türkisch, deutsch-serbisch, brasilianisch-deutsch, deutsch-pakistanisch, unklar.	14
2020	42 %	türkisch, afghanisch, marokkanisch, polnisch, syrisch, rumänisch, bulgarisch, kurdisch, pakistanisch, eritreisch, ghanaisch, angolanisch, nigerianisch, ukrainisch, russisch, italienisch, deutsch-pakistanisch, italienisch-portugiesisch,	19
2021	36 %	türkisch, afghanisch, marokkanisch, kurdisch, syrisch, russisch, ukrainisch, polnisch, rumänisch, bulgarisch, angolanisch, pakistanisch, türkisch-pakistanisch, venezolanisch-deutsch, italienisch-portugiesisch, deutsch-marokkanisch, russisch-polnisch, unklar	17
2022	42 %	afghanisch, marokkanisch, türkisch, russisch, ukrainisch, kurdisch, pakistanisch, syrisch, polnisch, indisch, thailändisch, ägyptisch, deutsch-brasilianisch, türkisch-deutsch, türkisch-pakistanisch, deutsch-ghana, russisch-polnisch, deutsch-gambia, deutsch-marokkanisch, italienisch-portugiesisch, unbekannt	20

12 Kultursensible Palliativversorgung von Kindern und Jugendlichen

Fallbeispiel Fadi

Eine palästinensische Familie mit einem dreijährigen Kind mit weit fortgeschrittener neurodegenerativer Erkrankung meldet sich bei uns, braucht unsere Unterstützung, da sie mit ihrem schwerkranken Kind zu Hause bleiben möchte, es jetzt aber zunehmend zu Schmerzen und Atemnot komme. Vater und Mutter sind beim Hausbesuch beide anwesend, schildern die Situation des Kindes.

Für das Behandlungsteam stellt sich die Frage, wer in medizinischen Fragen und für die Belange des Kindes Hauptansprechpartner ist. Orientalische Familie, fachlicher Hintergrund sprechen für den Vater. Beim näheren Kennenlernen stellt sich die Mutter, die die meiste Zeit mit dem Kind verbringt, als kompetente Ansprechpartnerin mit letztendlicher Entscheidungsautorität heraus. Unsere auf bisherigen Erfahrungen basierenden Vorurteile wurden erheblich in Frage gestellt.

Für eine kultursensible Sicht und Haltung ist es unerlässlich, die Wahrnehmung für die eigenen Normen und Werthaltungen zu schärfen und den Blick für das Fremdverstehen zu öffnen. Wichtig ist ein respektvoller, feinfühliger Umgang mit der eigenen und der anderen Kultur – ein Umgang, der auch wertschätzende Auseinandersetzung und Distanzen erlaubt, um ein umfassendes Verstehen zu ermöglichen.

Nur mit einer kultursensiblen Haltung kann man den besonderen Herausforderungen begegnen, wie z. B. einer anderen Definition des Krankheitsbegriffes, einem anderen Umgang mit Krankheit, Sterben, Tod, einer paternalistischen Haltung in der Arzt-Patienten-Beziehung, der sprachlichen Verständigung und Einsatz von Dolmetschern, u. a.

In der Literatur zu diesem Thema diskutiert man überwiegend die Probleme und die Herausforderungen. Die Versorgung von Menschen aus einem anderen kulturellen Kontext birgt jedoch auch große Chancen in der gegenseitigen Annäherung. So haben wir mit dem KinderPalliativTeam seit Beginn der sogenannten Flüchtlingskrise 2015 viele Kinder in Flüchtlingseinrichtungen versorgt. Die Begegnungen waren geprägt von gegenseitigem Respekt und großer Wertschätzung.

So lernten wir in einer Flüchtlingsunterkunft eine Familie kennen, die vor dem Krieg aus Syrien geflüchtet war. Sie hatten mit Unterstützung eines Dolmetschers in der Klinik verstanden, dass ihr schwer kranker Säugling an einer seltenen, nicht heilbaren und schnell fortschreitenden Stoffwechselerkrankung leidet und nur noch eine kurze Zeit bei ihnen sein werde. In dieser Zeit wollten sie als ganze Familie mit den größeren Geschwistern zusammen sein. Die zuständige Klinik und die Flüchtlingseinrichtung baten uns um Unterstützung. Die Familie sprach weder deutsch noch englisch. Immer wieder fragte sich das Behandlungsteam, warum vereinbarte Therapien von der sehr freundlichen und zugewandten Familie nicht umgesetzt wurden – trotz Unterstützung durch einen ehrenamtlichen Dolmetscher der Flüchtlingseinrichtung. Nachdem wir Fotos der Originalverpackungen der Medikamente in den Medikamentenplan integrierten, waren diese Probleme gelöst. Die Eltern konnten die deutschen Schriftzeichen nicht lesen, die arabischen Ziffern für die Dosis waren kein Problem.

Das komplexe Asyl- und Bleiberecht in Deutschland ist manchmal tragisch.

Ein schwer krankes 6-jähriges Mädchen aus Armenien kommt mit ihrer Familie nach Deutschland. Die Diagnostik ergibt eine lebensbedrohliche Tumorerkrankung mit Aussaat in verschiedene Organe. Da die zielgerichtete Therapie der Erkrankung in Armenien nicht verfügbar ist, wird der weitere Aufenthalt der Familie in Deutschland geduldet für die Behandlung des Mädchens. Leider lässt sich der Tumor nicht aufhalten, eine palliative Behandlung wird begonnen. Als das Kind zu Hause unter unserer Betreuung verstirbt, wurde die sich in tiefer Trauer und Verzweiflung befindliche Familie innerhalb von sechs Tagen in ihr Heimatland zurückgeführt. Die so umgesetzte Rechtsprechung hat uns im Team durchaus irritiert.

Bei einer Duldung handelt es sich um eine vorübergehende Aussetzung einer Abschiebung gemäß § 60a des Aufenthaltsgesetzes. Gründe hierfür können gegeben sein, wenn eine Abschiebung zu einer unverhältnismäßigen Trennung einer Familie führen würde, die Sicherheitslage im Herkunftsland zu einem offiziellen Abschiebestopp führt oder eine Person schwer krank oder nicht reisefähig ist.

Im Januar 2023 ist das neue Gesetz zur Einführung eines Chancen-Aufenthaltsrechts in Kraft getreten. Es soll vor allem Langzeitgeduldeten eine Perspektive der Aufenthaltssicherung bieten. Zudem sollen für diesen Personenkreis Anreize zur Integration und Identitätsklärung geschaffen werden, ohne dass die Betroffenen eine Abschiebung befürchten müssen. Dafür ist das Chancen-Aufenthaltsrecht im § 104c AufenthG eingeführt worden.

Als langfristiges Ziel sollen die begünstigten Personen dann in die Aufenthaltserlaubnis für gut integrierte Jugendliche und junge Volljährige nach § 25a AufenthG oder in die Aufenthaltserlaubnis für Erwachsene bei nachhaltiger Integration nach § 25b AufenthG wechseln. Diese beiden Aufenthaltstitel sind im Zuge des Gesetzgebungsverfahrens ebenfalls geändert worden. PRO ASYL hat umfangreiche Beratungshinweise zum Chancen-Aufenthaltsrecht veröffentlicht: https://www.proasyl.de/hintergrund/hinweise-zum-chancen-aufenthaltsrecht/ (21.07.23).

Migrantinnen und Migranten

Menschen, die auf der Suche nach besseren Lebensperspektiven aus eigenem Antrieb ihre Heimat verlassen, nennt man Migrantinnen und Migranten. Sie wandern aus, um vorübergehend oder für immer an einem anderen Ort zu leben.

Menschen, die weder über ein reguläres Visum noch über einen legalen Aufenthaltsstatus verfügen, um in ein Land einzureisen beziehungsweise dort zu bleiben, gelten als irreguläre Migrantinnen und Migranten.

> Das Völkerrecht zieht eine klare Trennlinie zwischen Migranten und Flüchtlingen. Migrantinnen und Migranten fallen nicht unter das internationale Flüchtlingsschutzsystem.
> https://www.bmz.de/de/themen/flucht/fachbegriffe#lexicon=21858 (21.07.23)

In der Versorgung von Kindern mit Migrationsgeschichte und fortschreitender und stark lebensbegrenzender Erkrankung stellen die bürokratischen Anforderungen häufig hohe Hürden für eine zeitnahe Unterstützung mit wichtigen Hilfsmitteln dar. Je nach Asylstatus und Aufenthaltsdauer wechseln hierfür die Ansprechpartner.

Asylbewerber erhalten in den ersten 18 Monaten des Aufenthalts weniger Leistungen als gesetzlich Versicherte. Akute Krankheiten und Schmerzen werden mit den dafür notwendigen Arzneien und Verbänden behandelt. Darüber hinaus können im Einzelfall Leistungen gewährt werden, die zur Sicherung der Gesundheit unerlässlich sind.

Nach 18 Monaten haben Asylbewerber den gleichen Anspruch auf medizinische Versorgung wie Sozialhilfeempfänger, sodass faktisch kein Unterschied mehr zu gesetzlich Versicherten besteht. Die Asylbewerber erhalten dann auch eine elektronische Gesundheitskarte. Dies bedeutet jedoch auch: Nach 18 Monaten müssen Asylbewerber ebenfalls Zuzahlungen zu den Leistungen der Krankenversicherung entrichten – und zwar bis zur Belastungsgrenze. Diese liegt bei 2 % der jährlichen Bruttoeinnahmen. Bei chronisch kranken Versicherten, die wegen derselben schwerwiegenden Krankheit dauerhaft behandelt werden, wird sie auf 1 % abgesenkt (vgl. Informationen der Verbraucherzentrale auf verbraucherzentrale.de).

Was hilft uns in der praktischen Arbeit?

Ganz grundlegend ist eine Überwindung der Sprachbarriere durch den Einsatz von Dolmetschern und Sprachmittlern.

Aufgrund fehlender Sprachkenntnisse fühlen sich ausländische Patienten im deutschen Gesundheitssystem häufig verloren und hilflos. Sie haben große Angst, nicht verstanden zu werden. Wenn Eltern schlecht bzw. nicht genug Deutsch sprechen, kann es passieren, dass sie zu allem »Ja« sagen oder immer nur nicken, egal welche Aussage gemacht wird. Dies kann bedeuten, dass man einverstanden ist, oder aber, dass zwar nichts verstanden wurde, jedoch Respekt bezeugt wird, oder dass der gesamte Kontext einer Frage oder einer Ausführung für die Betroffenen unklar ist.

Ohne eine gelingende Verständigung sind weder sinnvolle medizinische Hilfe noch andere Unterstützung möglich. Wird die Kommunikation durch einen Dolmetscher/Sprachmittler unterstützt, so signalisiert dies den Betroffenen, dass sie in ihrem kulturellen und sprachlichen Hintergrund angenommen und wahrgenommen sind.

Die mitunter praktizierte Improvisation der Patientenaufklärung mit Hilfe von unqualifizierten »Zufallsdolmetschern«, die keine sprachwissenschaftlichen Kenntnisse und auch keine medizinischen Kenntnisse besitzen, führt jedoch zu einer deutlichen Benachteiligung der Patienten beim Zugang zu Informationen und damit zu geringeren Chancen zur Partizipation (Metin, 2011). Für existenzielle Themen wie Aufklärung über eine Erkrankung und ihre Ursachen – gerade auch bei möglichen genetischen Ursachen – oder bei Gesprächen über Therapieoptionen, fehlende Therapiemöglichkeiten oder Therapiebegrenzung wie Verzicht auf Wiederbelebungsmaßnahmen ist ein professioneller Dolmetscher/Sprachmittler unverzichtbar. Familienangehörige, Freunde oder gar Geschwisterkinder sind aufgrund der eigenen Betroffenheit keine geeigneten Sprachmittler für existenzielle Themen. Durch die persönliche Nähe kann es schnell zu einer emotionalen Überforderung kommen: Der Familiendolmetscher findet sich schnell in der Rolle des Überbringers einer schlechten Botschaft wieder, dabei möchte er gleichzeitig die Eltern oder die Patienten schützen und gibt die Information möglicherweise nur unvollständig weiter. Gerade bei psychosozialen Themen, die häufig intime Details des Familienlebens berühren, kann es zu Loyalitätskonflikten oder auch Schamgefühlen kommen (Stahl et al., 2013).

Immer wieder laufen auch professionelle Dolmetscher Gefahr, medizinische Informationen nur unvollständig zu übersetzen, teilweise aus Überforderung durch die komplexen Sachverhalte oder auch, um die Betroffenen vor Schmerz zu schützen.

So hat eine Mutter mit einem schwerstkranken Kind die ganze Tragweite einer Therapiebegrenzung erst verstehen können (und sich dann auch umentschieden), als der Sachverhalt nach Dolmetscherwechsel noch einmal mit ihr neu besprochen wurde. Dies ist leider kein Einzelfall. Manchmal vermutet man nur anhand der (fehlenden) nonverbalen Reaktion, dass nicht alles übersetzt wurde/werden konnte.

Entsprechend wurde durch die AG »Palliativversorgung für Menschen mit Migrationsgeschichte« der DGP bereits 2022 in ihrem Positionspapier formuliert (Banse et al., 2022):

»Wir fordern daher eine gesetzliche Regelung für die Kostenerstattung für den Einsatz von qualifizierten und professionellen Sprachmittler:innen in der Hospiz- und Palliativversorgung und zwar übergreifend für das multiprofessionelle Angebotsspektrum nebst vorgelagerter Gespräche über Therapieentscheidungen, um

1. die Chancengleichheit und das Selbstbestimmungsrecht des Patienten/der Patientin sicherzustellen,
2. eine individuelle und systemische Fehlversorgung, sowohl als Unter- als auch Überversorgung, zu vermeiden und damit
3. eine gesundheitsökonomische Effizienz im Versorgungssystem zu gewährleisten.

Die im Koalitionsvertrag (2021–2025) angekündigte Verankerung des Rechtsanspruchs auf den Einsatz von qualifizierten und professionellen Sprachmittler:innen sollte als Bestandteil der notwendigen medizinischen Behandlung im SGB V und im Leistungskatalog der GKV zügig umgesetzt werden.«

Bei Fragen zum kulturellen Umgang mit den Themen Krankheit, Sterben und Tod findet man weiterführende Informationen in der Literatur (Neuberger, 2009), aber auch bei verschiedenen Gemeinden, Verbänden, Institutionen. Beratungsstellen in den Kommunen sind häufig gut vernetzt und können auf weitere Unterstützungsangebote hinweisen.

Leider werden transkulturelle Kompetenzen in den aktuellen medizinischen Ausbildungen bzw. Studiengängen kaum vermittelt. Vor diesem Hintergrund ist es höchste Zeit für umfassende strukturelle und personelle Öffnungen im Gesundheitswesen! Insbesondere Menschen im medizinischen Sektor mit eigener Migrationserfahrung könnten wertvolle Hinweise für die erfolgreiche Kommunikation liefern. Außerdem bietet auch die Patienten-Schulung als Prävention viel Sparpotenzial, da Menschen mit Migrationsbezug häufiger die Notfallmedizin besuchen (Schmidt, 2022).

Bei aller Hilfe und Unterstützung für Menschen mit anderen kulturellen Hintergründen sollte abschließend nicht vergessen werden: Wir verstehen uns selbst und unsere Kultur im Spiegel der Anderen und anderer Kulturen. Durch kultursensible Versorgung von Kindern und Jugendlichen wachsen Wissen und Qualität der Palliativversorgung insgesamt.

Literatur

Banse C., Behzadi A., et al. (2022). *Positionspapier der DGP – AG für Palliativversorgung für Menschen mit Migrationshintergrund.* https://www.dgpalliativmedizin.de/images/220627_Sprachmittlung-Palliativversorgung_für_Menschen_mit_Migrationshintergrund.pdf (20.07.2023)

Gesetze im Netz: *Gesetz über den Aufenthalt, die Erwerbstätigkeit und die Integration von Ausländern im Bundesgebiet. § 60a Vorübergehende Aussetzung der Abschiebung.* https://www.gesetze-im-internet.de/aufenthg_2004/__60a.html (20.07.23)

Hessisches Statistisches Landesamt (2023). *Migration in Hessen.* https://statistik.hessen.de/unsere-zahlen/migration (20.07.2023)

Klose, K. (2021). Grußwort zum Forum für Pädiatrische Palliativ- und Hospizversorgung in Hessen: »*Was heißt hier anders – Kultursensibilität in der Kinderhospizbegleitung und Kinderpalliativversorgung*« am 01.12.2021.

Metin, M. (2011). Kultur- und Kommunikationsprobleme im Krankenhaus. *Westfälisches Ärzteblatt* 2011(5), 48–50.

PRO ASYL (2022). *Neues Chancen-Aufenthaltsrecht pragmatisch und wohlmeinend umsetzen!* https://www.proasyl.de/hintergrund/hinweise-zum-chancen-aufenthaltsrecht/_(20.07.2023)

Neuberger, J. (2009). *Sterbende unterschiedlicher Glaubensrichtungen pflegen.* (2. Aufl.). Bern: Huber.

Schmidt, R. (2022). Interkulturelle Aspekte bei Patient:innen mit Migrationsbezug. *Hessisches Ärzteblatt* 2022(6), 378–379.

Stahl, N., Grumbach-Wendt, M., Kaldirim-Celik, S. (2013). Familien pädiatrischer Palliativpatienten. In B. Zernikow (Hg.), *Palliativversorgung von Kindern, Jugendlichen und jungen Erwachsenen.* (2. Aufl., 501–502). Heidelberg: Springer.

Verbraucherzentrale. *Medizinische Versorgung von Asylbewerbern* (Stand 09.03.2022). https://www.verbraucherzentrale.de/wissen/gesundheit-pflege/aerzte-und-kliniken/medizinische-versorgung-von-asylbewerbern-12312 (20.07.2023)

13 Autonomie und Selbstbestimmtheit in der Adoleszenz – eine Herausforderung für die Palliativversorgung

Sabine Becker

13.1 Einleitung

Die Wahrung und die Unterstützung von Autonomie und Selbstbestimmtheit auch bei schwerster Erkrankung und am Lebensende gehört zu den grundlegenden und auch herausfordernden Aufgaben der Palliativversorgung.

Die Autonomie eines Menschen umfasst zum einen das Recht und die Fähigkeit, zu entscheiden, wo er leben und wo er sterben will, d. h. sich – wenn möglich – an den von ihm gewählten Ort zu begeben (Mobilität erhalten). Zum anderen bedeutet Autonomie, anderen Menschen begegnen zu können (Teilhabe erhalten).

Autonomie ist immer nur als relative Autonomie gegeben, d. h. in Abhängigkeit vom sozialen Umfeld (z. B. von Freunden, Familie, Gesellschaft) sowie kulturellen und religiösen Einflüssen (Birnbacher, 2022). Relative Autonomie bedeutet gleichwohl, eigenständig und nicht fremdbestimmt zu entscheiden, wie auch dem sozialen und kulturellen Umfeld zu begegnen. So gehört dieses Recht zu entscheiden auch zur Würde des Menschen und beinhaltet ebenso, medizinische Behandlungen zu wünschen oder darauf zu verzichten.

Voraussetzung für Entscheidungen über Annahme oder Ablehnung von medizinischen Behandlungen ist eine umfassende Aufklärung über die Erkrankung, über den Zustand und die Prognose sowie über die Chancen und Belastungen möglicher Therapien. Denn nur mit diesem Wissen – der Wahrheit am Krankenbett – ist eine selbstbestimmte Entscheidung möglich.

Während die Achtung der Autonomie eines erwachsenen Patienten das zentrale Prinzip im Arzt-Patienten-Verhältnis darstellt, muss in der Versorgung von Kindern das Gesamtwohl des Kindes – etwa seine Einbettung in die Familie u. a. – Vorrang haben (Maio, 2012, S. 270 ff.). Von diesem Prinzip her müssen alle Maßnahmen (z. B. körperliche Untersuchung, Behandlung, Einwilligung von Eltern usw.) abgeleitet werden. Dabei gilt: Das Sorgerecht und die Pflicht der Gesundheitsfürsorge gibt weder den Eltern noch dem Behandlungsteam das Recht, über das Kind hinweg zu entscheiden. Das Kind hat das Recht, bei allen Behandlungen und allen Entscheidungen entsprechend seines Entwicklungsstandes und seiner Reife einbezogen zu werden (UN-Konvention über die Rechte des Kindes, in der Bundesrepublik Deutschland in Kraft getreten 1992; Benini et al., 2022).

Wie kann die Autonomie von Kindern am Lebensende unterstützt werden? Gerade wenn die Entwicklung der eigenen Persönlichkeit in einer Phase zunehmender Abhängigkeit von einem Unterstützungsnetzwerk und der Hilfe durch andere tangiert wird? Welche Konflikte können in diesem Heranwachsenden-spezifischen Kontext entstehen?

Diese Fragen wollen wir mit einem Fallbeispiel diskutieren.

13.2 Sophia

Als wir Sophia kennenlernten, war sie 18 Jahre alt und lungentransplantiert. Sophia war stationär in einer Klinik mit Venenkatheter-Anlage für eine Therapie (extrakorporale Photopherese), bei der Antikörper zerstört werden sollten, die eine Abstoßungsreaktion der Lunge bewirken.

Erster Kontakt

Bei unserem ersten Besuch begrüßt Sophia uns freundlich in ihrem Zimmer, erzählt von ihren Plänen und ihrer Hoffnung, mit der anstehenden Therapie Zeit zu gewinnen, vielleicht sei gar Retransplantation doch möglich. Sie weiß, dass es nicht gut um sie steht. Während des Redens entsteht Atemnot, zwischendurch muss sie immer wieder Luft holen.

Wir informieren über das Versorgungskonzept der spezialisierten ambulanten Palliativversorgung für Kinder und Jugendliche (SAPV-KJ), u. a. mit regelmäßigen Hausbesuchen und Rufbereitschaft für den Verbleib zu Hause, Maßnahmen zur Linderung der Atemnot, Unterstützung bei der Organisation von Hilfsmitteln (ein Rollstuhl sei wohl beantragt, aber seit Wochen nicht geliefert). Sophia möchte unser Versorgungsangebot zuerst noch mit ihrer Mutter besprechen. Sie lebt mit ihr und ihrem jüngeren Bruder zusammen – beide sind bei dem Gespräch nicht anwesend. Sophia bittet darum, dass wir uns bei ihr melden, um zu erfahren, wie sie sich entschieden habe. Es fällt ihr schwer, selbst Kontakt aufzunehmen.

Sophias Krankengeschichte

Sophia litt an Mukoviszidose. Dies bedeutete im Verlauf der Erkrankung häufige Lungenentzündungen, die zur Zerstörung von Lungengewebe und zunehmender Atemnot führten. Zusätzlich: Fehlfunktion der Bauchspeicheldrüse, Diabetes mellitus Typ 3c und in Sophias Fall ein extremes Untergewicht von 32 kg.

Im Juli 2013 wurde eine Ernährungssonde durch die Bauchdecke (Gastrostoma) gelegt, die im März 2016 wieder entfernt wurde. Eine Neuanlage erfolgte im September 2018, auf expliziten Wunsch der Patientin wurde diese 2021 wieder entfernt.

Im September 2018 war durch die Lungenschädigung die Atemnot so ausgeprägt, dass Sophia schließlich einer Lungentransplantation beidseits zustimmte, die im Mai 2019 erfolgte. Danach konnte Sophia vieles unternehmen, was lange nicht möglich war, und holte den Realschulabschluss nach. Doch nach einem Jahr fühlte sich Sophia immer schwächer, es stellte sich eine onkologische Erkrankung heraus, eine Komplikation der Immunsystem-beeinflussenden Medikamente nach Transplantation (posttransplantations-lymphoproliferative Erkrankung/PTLD). Ihr Leben hing an einem seidenen Faden. Mit überbrückender Atemunterstützung durch Beatmung (auch mit ECMO – einer Form der künstlichen Lunge) und Umstellung der Medikamente erholte sie sich wieder.

Im Jahr 2021 kommt es zu zunehmender Atemnot wegen einer beginnenden Abstoßung der Transplantatlungen. Die medikamentöse Behandlung kann die Abstoßung nur eindämmen, nicht komplett aufhalten. Es stellt sich die Frage nach einer erneuten Lungentransplantation, die vielleicht besser vertragen wird. Doch Sophia ist dafür zu leicht, die onkologische Erkrankung muss mindestens zwei Jahre zurückliegen, ohne Rückfall, der Diabetes ist nicht gut eingestellt, und so ist eine Transplantation in naher Zukunft ein nur schwer erreichbares Ziel.

Als Sophia dies realisiert, arbeitet sie hart an sich. Sie isst an einem Tag acht Brötchen und dazu Salzstangen: Verstehen wir dies richtig als einen Versuch, schnell Gewicht zuzunehmen, um eines der Kriterien für eine Retransplantation erfüllen zu können? Das intensive Essen führt bei ihr prompt zu einem bedrohlichen Darmverschluss (DIOS). Möglicherweise um dem Verschluss entgegenzuwirken, trinkt sie am Folgetag zusätzlich zu den Abführmitteln noch 8 L Flüssigkeit, was eine erhebliche Wassereinlagerung bewirkt. In diesem überschießenden, auch verzweifelten Engagement wird seitens des Klinikteams eine reaktive Depression diagnostiziert, die zusätzlich medikamentös behandelt wird. Bei schwankenden Blutzuckerspiegeln, nicht ausreichender Therapie des Immunsystems und – als Zeichen eines insgesamt zu schlechten Zustandes – einem zu niedrigen Körpergewicht ist zu dieser Zeit keine Listung für eine Retransplantation möglich.

> **Hintergrundinformation: Lungentransplantation bei Kindern mit Mukoviszidose**
>
> Eine Lungentransplantation wird dann als letzte Therapieoption angeboten, wenn die Lungenerkrankung zu einer geschätzten Überlebensprognose von ca. zwei Jahren führt. Bei Mukoviszidose-Patienten besteht eine Überlebensrate für das erste Jahr nach Lungentransplantation von ca. 86 %, nach drei Jahren leben noch 66 % (Paraskeva et al., 2018).

Die Klinik nimmt mit dem zuständigen Kinderpalliativteam Kontakt auf, um bei bestehender erheblicher Atemnot die Versorgung zu Hause und das hochbelastete familiäre Umfeld zu unterstützen. Ziel: Behandlungskoordination, Ressourcenklärung, Erhalt von Lebensqualität, Reduzierung der stationären Aufenthalte, Verbleib zu Hause auch bis zuletzt. Es besteht allerdings große Skepsis, ob Sophia eine Versorgung durch das Kinderpalliativteam überhaupt zulassen würde.

Als wir uns nach dem Erstkontakt in der Klinik wie verabredet bei Sophia melden, hat sie sich mit ihrer Mutter abgestimmt und möchte unsere Unterstützung in Anspruch nehmen.

> **Wichtige Unterstützungsangebote des Kinderpalliativteams in den ersten Wochen**
>
> - Regelmäßige Untersuchung und Anpassung des Maßnahmenplans für Atemnot, Verordnung und Anleitung im Einsatz von Akutmedikation, Organisation von transportablem Sauerstoff und auch eines Rollstuhls, um Mobilität (kleine Ausflüge) zu ermöglichen
> - Abarbeiten von unsäglich viel Papierkram, der aufgrund der vielen langen Krankenhausaufenthalte liegengeblieben war (Höherstufung des Pflegegrades, Schwerbehindertenausweis, Beantragung Hilfsmittel usw.)

Wie ging es weiter?

Die Photopheresetherapie bringt Sophia jeweils kurzzeitige, aber eher geringe Effekte. Nach langem Zögern akzeptiert Sophia eine Behandlung der Atemnot mit Opiat-Pflaster. Durch ein schnell wirksames Opiat als Bedarfsmedikation ist sie in der Lage, die kurze Strecke zwischen Schlafzimmer und Bad zu Fuß zurückzulegen. Sie verliert weiter an Gewicht und wird auf eine Insulinpumpe eingestellt. Eine Ernährungssonde wurde von Sophia erneut abgelehnt.

Ein neues Kapitel

Nach sechs Monaten gibt es einen erneuten Kontakt mit dem Transplantationszentrum. Sophia erfährt, dass für eine Retransplantation es über zwei Jahre hinweg zu keinem Wiederauftreten der onkologischen Erkrankung (PTLD) gekommen sein darf, d. h. diese frühestens in einem weiteren Jahr möglich wäre; außerdem sind eine deutliche Gewichtszunahme, stabile Blutzuckerwerte usw. unbedingt erforderlich. Sie realisiert, dass es für sie unmöglich wird, die Vorgaben zu erfüllen, zumal es sich gezeigt hat, dass die Photopherese die Abstoßungsreaktion der Lunge nicht aufhalten kann. Als sich Sophias Zustand weiter verschlechtert, entschließt sie sich, die Photopheresetherapie, die jeweils einen kurzen Krankenhausaufenthalt bedeutete, zu beenden. Sie setzt sich kurzfristige Ziele: viel Zeit zu verbringen mit ihren engsten Freunden/Freundinnen, ihrer Mutter, ihrem Bruder, dem Pony ... Sie malt und illustriert: ein Kinderbuch, die Idee für das Instagram-Projekt »Zebra-Einhorn Zaza reist um die Welt« (▶ Abb. 13.1).

Die letzten Wochen

... sind geprägt von Zeit mit Freunden. Sophia erzählt allen, dass eine erneute Lungentransplantation nicht mehr in Frage kommen wird. Sie chattet viel, bekommt Besuch. Ihre Angst ist: Werde ich in Vergessenheit geraten? Jeder soll sich etwas aus Sophias Besitz als Andenken aussuchen. Sie spricht viel mit ihrer Mutter

13.2 Sophia

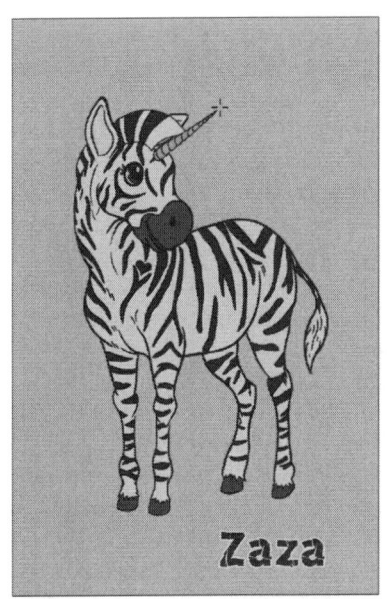
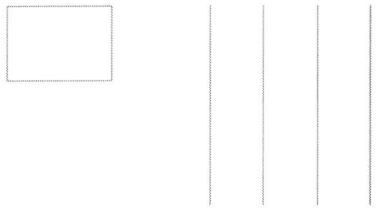

Hey there 🖐

My name is Zaza. I was once supposed to be the main character of a children's book. Sadly, my creator passed away before she could write down my story. But a few days before her passing, she set up the plan that I was going to travel the world. And this is where you can help: Once you hold me in your hands - take me to a special place of your own personal choice and take a photo of me. You can post the picture with the hashtag #zazasletztereise on Instagram and tag @hazel33.cf & @tiffy377.

Thanks a lot & best regards.

Abb. 13.1: Sophias Zebra-Einhorn reist um die Welt (Quelle: Eltern Sophias)

über die Gestaltung der Trauerfeier, wünscht sich dafür Lieder. Sophia macht sich Gedanken um ihren jüngeren Bruder, wie er zurechtkommen wird.

Die letzten Tage

Sophia weiß, dass sie sterben wird. Die Hausbesuche durch das Kinderpalliativteam finden nun täglich statt. Die größten Probleme sind zunehmende Luftnot, manchmal auch Angst und Panik. Ein Medikament zur Behandlung von Angst ist keine Option, Sophia erinnert sich, dass dies früher einmal ihre Atmung zusätzlich geschwächt hat. Neben dem Opiat-Pflaster nutzt sie für plötzliche Atemnotattacken ein schnell wirksames Opiat.

Sophia will den Sterbeprozess nicht verlängern. Gemeinsam diskutieren wir, welche Medikamente weitergenommen werden sollten und welche in dieser Phase verzichtbar sind. Sophia wird immer müder, sie schläft die meiste Zeit, nimmt Besuche von Freunden noch wahr, ihre Freunde sind großartig und besuchen sie immer wieder bis zuletzt!

Sie verstirbt zu Hause, ihre Familie ist bei ihr.

Ein Jahr später unterhalten wir vom Kinderpalliativteam (KPT) uns mit Frau R.-H. (RH), Sophias Mutter, über das Thema Autonomie.

KPT: Wie geht es Ihnen, Frau R.-H.?
RH: Mir geht es gut, ich arbeite und bin viel unterwegs.

KPT:	Es ist jetzt einige Zeit her, dass Sophia verstorben ist. Was uns im Team sehr beeindruckt, ist die Art und Weise, wie die Autonomie und die Selbstbestimmung von Sophia immer im Mittelpunkt aller Entscheidungen lagen.
RH:	Ich habe immer die Meinung meiner Kinder vertreten. Ich finde es sehr wichtig, dass die Kinder, auch wenn sie noch nicht volljährig sind, gehört werden. Es geht schließlich um sie. Für mich als Mutter war immer der Spruch »Solange deine Kinder klein sind, gib ihnen Wurzeln. Wenn sie größer werden, schenk ihnen Flügel« (Khalil Gibran) wichtig und eine Leitlinie. Das beinhaltet, auch Autonomie zulassen, sie ihre eigene Persönlichkeit und ihre eigenen Ziele entwickeln zu lassen.
KPT:	Was bedeutete das für den Alltag?
RH:	Was Spontanität angeht, waren Sophia und ich uns sehr ähnlich. Wichtig war uns beiden auch immer, das Leben zu leben, den Spaß nicht zu verlieren und unterwegs sein zu können. Das kollidierte manchmal mit den Empfehlungen für die Alltagsgestaltung bei einer Erkrankung wie Mukoviszidose, zum Beispiel die strikte Vorgabe, Feuchtkeime zu meiden. Sophia wollte unbedingt Kontakt zu Pferden haben und reiten lernen, was zunächst untersagt wurde. Wir fanden dann einen Offenstall, wo sie Kontakt mit Ponys/Pferden haben konnte und zum Beispiel beim Striegeln einen Mundschutz aufsetzte, wenn es staubig war, sodass wir das Okay dafür bekamen. Haustiere hatten wir entgegen der Empfehlung immer (Hamster, Meerschweinchen, Katzen, Kaninchen und einen Hund), weil Tiere einem mehr geben können, als Krankheiten kaputt machen können.
KPT:	Gab es Situationen, in denen es schwierig war, die Selbstbestimmung von Sophia zu akzeptieren?
RH:	Nein, die gab es nie. Sophia und ich standen uns sehr nahe und wir haben über alles sprechen können. Manchmal musste man einen Kompromiss erzielen, diesen Weg sind wir aber gemeinsam gegangen.
KPT:	War Sophia in allen Bereichen des Lebens so selbstbestimmt unterwegs?
RH:	Irgendwie schon, aber es hat sich in den medizinischen Fragestellungen manifestiert. Wenn Sophia das Gefühl hatte, man wollte ihr ein bestimmtes Therapieregime unterschieben, und versuchte, die negativen Effekte zu beschönigen, machte sie sofort dicht. Oft musste ich erst einmal das Konzept anhören und verstehen, dann fand ich Wege, es Sophia so zu schildern, dass sie zustimmen konnte. Sie durfte nie das Empfinden haben, dass sie etwas übergestülpt bekam oder sie nicht frei hätte entscheiden können. Wenn ein Kind oder Jugendlicher so lange mit einer schweren Erkrankung zu kämpfen hat, ist er oder sie wesentlich früher reif, Entscheidungen zu treffen und gegebenenfalls auch Therapien zu hin-

	terfragen. Sophia hat schon sehr früh dafür gesorgt, dass ihre Meinung gehört wird.
KPT:	Das war sicherlich nicht immer leicht.
RH:	Da sagen Sie was. Wir mussten uns oft gegen Vorwürfe unterschiedlichster Behandler zur Wehr setzen. Sophia würde die Medikamente nicht regelmäßig einnehmen, wenn Sophia keine Ernährungssonde will, kann sie auch nicht an Gewicht zunehmen, und so weiter. Das war sehr schwierig auszuhalten.
	Wenn ich so nachdenke, dann schätze ich, dass ein ganz striktes Umsetzen der Vorgaben mit Verzicht auf die Aktivitäten, die Sophia besonders geliebt hatte, ihre Lebensqualität und ihre Lebensfreude um mindestens 50 % reduziert hätte.
KPT:	Hat Sophia eine Ernährungssonde abgelehnt?
RH:	Nein, prinzipiell nicht. Sophia hatte eine Zeit lang, sogar zweimal, eine PEG-Sonde. Das eine Mal ist sie beim Spielen herausgerutscht, ein anderes Mal wollte Sophia die Sonde nicht mehr, da sie auch ohne diese ihr Gewicht gehalten hat und die Sonde sowieso nicht mehr genutzt wurde. Beide Sonden wurden letztlich entfernt, als sie kaputt waren. Das fand ich vollkommen in Ordnung.
KPT:	Gab es keine Diskussionen wegen der Entfernung der Ernährungssonde?
RH:	Zwischen meiner Tochter und mir nicht (lacht), aber viele Diskussionen mit dem Behandlerteam.
	Sophia bekam die erste Ernährungssonde im Jahr 2012 gelegt zur Unterstützung der Ernährung und Gewichtszunahme. Als Sophia auf einem Baum kletterte und herabfiel, rutschte die Sonde heraus. Durch den Tausch des Buttons in der Klinik war Sophia stark traumatisiert. Ab da wollte sie niemanden mehr an ihren Bauch lassen. Eine Ernährung über die Sonde war durch andere Personen nicht mehr möglich und sie wurde einige Zeit später bei stabilem Gewicht entfernt. Als sie ein paar Jahre später wieder Gewicht verlor und man mit dem Jugendamt drohte, wenn Sophia sich keine neue PEG legen lassen würde, ließ man sich schließlich auf den Kompromiss ein, eine Nasensonde zu legen. Wir legten also ein paar Monate lang täglich eine Nasensonde, weil Sophia nicht damit zur Schule gehen wollte. Als sie anfing, sich jeden Morgen zu Erbrechen, hörten wir damit auf.
KPT:	Welche Rolle hat Sophias Vater gespielt?
RH:	Wir lebten in Trennung und er hat uns sehr viele Steine in den Weg gelegt. Gerichtlich wurden mir die alleinige Gesundheitsfürsorge und das Aufenthaltsbestimmungsrecht zugesprochen. So hatte ich diesbezüglich wenigstens freie Handhabe und Sophia hat sich mit 13 dazu entschieden, nur noch bei mir zu leben. Das musste er dann so akzeptieren.
KPT:	Ich kann mich gut daran erinnern, dass Sophia es uns als Team untersagt hat, Informationen an ihren Vater weiterzugeben.

RH:	Ja, das war ihr wichtig. Sie wollte nicht, dass er sich in ihre Entscheidungen einmischt.
KPT:	Auch hier zeigt sich deutlich die Selbstbestimmtheit Sophias. War sie auch in ihrem Freundeskreis so konsequent?
RH:	Ja, Sophia hatte keinen großen Freundeskreis, die Freunde, die sie hatte, waren »echte« Freunde. Das bemerkt man vor allem in Krisensituationen, wenn es gerade mal nicht so gut läuft. Sophia und ich tun uns auch schwer, Kontakt mit anderen Menschen aufzunehmen. Das braucht seine Zeit.
KPT:	Sophia erzählte mir einmal, dass sie eine Zeit lang sehr niedergeschlagen war und nicht mehr aus ihrem Zimmer kam.
RH:	Ich glaube, das war in der Phase des Covid-Lockdowns. Da war sie schon sehr niedergeschlagen.
KPT:	Ich fragte sie dann, was oder wer sie da rausgeholt hatte. Sie antwortete mir: meine Mutter.
RH:	Das Geheimnis ist, glaube ich, Geduld zu haben und immer wieder Angebote, zum Beispiel für Ausflüge, zu machen, ohne aufdringlich zu sein.
KPT:	Das hat ja gut funktioniert. Wie ist es in der Schule gelaufen? Es gab doch sicherlich Schwierigkeiten.
RH:	Ganz und gar nicht. Die Schule war von Anfang an über die Erkrankung und auch zu erwartenden Fehltage informiert. Sophia hatte viele Fehlzeiten, musste wegen der Transplantation ein Jahr wiederholen, hatte aber immer gute schulische Leistungen. Sie hat in einer Gesamtschule ihren Realschulabschluss gemacht und danach aufs Gymnasium gewechselt. Wir sind froh, dass die Schule so sehr auf Sophias Situation eingehen konnte. Das hat sehr viel ermöglicht.
KPT:	Sophia hat nicht aufgegeben?
RH:	Nein im Gegenteil, sie wollte leben und hat dafür gekämpft. Vielleicht kann man es so ausdrücken: aber nicht um jeden Preis.
KPT:	War eine psychologische Unterstützung sinnvoll?
RH:	Eigentlich nicht. Den meisten Disput hatten wir immer um das Essen, Sonde ja/nein und um die regelmäßige Einnahme der Medikamente. Dafür brauchten wir keinen Psychologen. Leider war gerade in der Zeit der Lungentransplantat-Abstoßung eine passende psychologische Unterstützung nicht verfügbar wegen Erkrankung der Person, Stellenwechsel oder auch wegen Mutterschutz.
KPT:	Was hätte Ihrer Ansicht nach besser laufen können?
RH:	Etwas mehr Verständnis der Behandler, vor allem Sophia gegenüber, für die Gesamtsituation. Eine bessere Kommunikation zwischen Ärzten und Pflegepersonal hätte manch ein Missverständnis gar nicht erst aufkommen lassen.
KPT:	Woran hatte Sophia Spaß?
RH:	Musik war ihr sehr wichtig, aktiv und passiv. Und selbstverständlich ihr kleines Pony, das war ihr Ein und Alles.
KPT:	Sophia war auch sehr kreativ.

RH:	Sie hat viel gemalt und gezeichnet, Geschichten geschrieben und Schleich-Pferde repainted. Da war sie sehr leidenschaftlich und geduldig.
KPT:	Welchen Stellenwert hatte die Wahrhaftigkeit in ihrer Beziehung?
RH:	*Die Wahrheit war immer wichtig. Ich habe Sophia nichts verschwiegen, von Anfang an.* Als Dreijährige im Kindergarten erzählte sie ganz offen, dass sie krank sei und sterben wird. Da hat die Mutter eines anderen Kindes bei uns angerufen, um uns das zu erzählen. Sie war sehr betroffen, dass Sophia die Wahrheit sagt. *Frühe Aufklärung war für mich selbstverständlich. Ohne Ehrlichkeit gibt es keine gute Beziehung und ohne die Wahrheit zu kennen, kann man schließlich auch keine autonomen Entscheidungen treffen.* Eine andere Episode, die zeigt, wie wichtig Sophia Authentizität war: Als Sophia später 24/7 sauerstoffpflichtig war und der Fotograf in den Kindergarten ihres kleinen Bruders kam, um Geschwister-Fotos zu machen. Der Fotograf fragte sie, ob sie die Sauerstoffbrille fürs Foto kurz abnehmen wolle, was sie ablehnte, da die Sauerstoffbrille ein Teil von ihr war.
KPT:	War Sophia religiös?
RH:	Nicht im herkömmlichen Sinn. Sophia glaubte! Sie zog es aber wie ich auch vor, sich aus allen Religionen etwas Passendes herauszusuchen. Wir glauben an Reinkarnationen und Seelenverwandte ebenso wie an eine größere Macht.
KPT:	Gab es Momente, in denen Sie gedacht haben: Ich schaffe es nicht?
RH:	Die gab es nur einmal, als Sophia ein Jahr nach der Transplantation an einer PTLD erkrankte und mich ein Arzt auf der Intensivstation mit den Worten »Ihre Tochter stirbt gerade« empfing. Es ging ihr sehr schlecht und sie musste an die ECMO angeschlossen werden, aber sie hat es überlebt und ihre Lunge hat sich wieder vollkommen erholt.
KPT:	Was half Ihnen auszuhalten?
RH:	Ich wusste, dass es meine Aufgabe war und auch meiner ganzen Überzeugung entsprach, in erster Linie hinter meinem Kind zu stehen und es in seinen Entscheidungen zu unterstützen, den Rücken zu stärken. Das fiel mir nicht leicht. Ich bin sehr sensibel, aber für Sophia habe ich da viel überwunden.
KPT:	Hatten Sie Unterstützung? Menschen, die Ihnen in diesen Herausforderungen beistanden?
RH:	Wir hatten immer uns! – Sehr merkwürdig fand ich die Reaktion mancher Menschen, wenn sie von Sophias Erkrankung und auch der schlechten Prognose erfuhren. Ein paar Mal hörte ich:»Das könnte ich nicht!« Das war vielleicht anerkennend gemeint, aber ich fragte mich dann im Stillen: »Was könntest Du nicht? Was willst Du denn sonst tun: Dein Kind im Stich lassen? Oder ihm nicht den Rücken stärken?« Ich weiß schon, dass das eher ein Ausdruck von eigener Erschütterung ist, trotzdem war das nicht hilfreich und schaffte eine Distanz zwischen der Person und uns.

KPT:	Was war für Sophia und Sie hilfreich?
RH:	Ihr als KinderPalliativTeam wart hilfreich. Das Erste, was auffiel, war, als Frau M., eure Sozialarbeiterin, mich in dem unsagbaren Wust an Schriftverkehr mit Ämtern und Krankenkasse unterstützt hat. Da hatte ich plötzlich wieder Zeit und Energie, Dinge noch mit Sophia zu unternehmen, sie zu unterstützen. Dass diese wertvolle Arbeit rein spendenfinanziert angeboten wurde, fand ich doch sehr erstaunlich. Und sehr unterstützend war, dass ihr Sophias Entscheidungen respektiert habt und sie und uns als Familie unterstützt habt. Sie hätte niemals in der Klinik sterben wollen, aber ohne euch wäre es nicht möglich gewesen, dass sie zu Hause bleibt.
KPT:	Wie denken Sie heute über die Entscheidungen, die Sophia getroffen hat?
RH:	Manchmal denke ich schon daran, was wäre geschehen, wenn sie deutlich an Gewicht zugenommen hätte. Wäre Sophia noch einmal in die Transplantationsliste aufgenommen worden? Hätte sie noch eine Chance gehabt? Diese Fragen stelle ich mir aber nicht oft und sie quälen mich nicht. Ich weiß, dass Sophia ihr Leben so gelebt hat, wie sie es wollte. Und das ist ein schöner Gedanke.
KPT:	Wie war die letzte Zeit mit Sophia?
RH:	Wir waren gut auf ihren Tod und alles, was damit verbunden ist, vorbereitet. Sophia hatte sich (schon ein Jahr vorher) eine Bestattungsart und die Musik für ihre Trauerfeier ausgesucht und eine Liste mit Leuten erstellt, die eingeladen werden sollen. In den Tagen vor ihrem Tod hat sie schon etwas gespürt. Sophia lud ihre Freundinnen und Nachbarn ein und beschenkte sie. Alle, die zu Besuch kamen, durften sich aus ihrem Zimmer etwas aussuchen und es dann behalten, damit sie Sophia nicht vergessen.
KPT:	Was meinen Sie, hat Sophia ihr Leben gelebt?
RH:	Auf jeden Fall! *Sophia hat in 19 Jahren mehr erlebt als mancher 40-Jährige, davon bin ich überzeugt. Ja, Sophia hat ihr Leben gelebt. Kurz vor ihrem Tod sagte sie zu mir: »Mama, ich hatte ein glückliches Leben.«*
KPT:	Das ist sehr schön.
RH:	Ja, das gibt mir viel Kraft und das Gefühl, das Richtige getan zu haben.

13.3 Autonomie und Palliativversorgung von Adoleszenten

Sophias Geschichte und die Schilderungen ihrer Mutter zeigen viele typische Spannungsfelder zwischen Fürsorge und Autonomie, wie sie insbesondere in der Adoleszenz eine Rolle spielen:

- *Die prinzipielle und ganz individuelle Abwägung des »guten Lebens«:* »Wieviel darf mich eine notwendige Therapie kosten, wie sehr einschränken, sodass mir immer noch eine für mich akzeptable Lebensqualität bleibt?« Das ist sehr individuell. Bei Sophia war ihr Körpergefühl durch eine Ernährungssonde so gestört, dass sie diese nicht akzeptieren konnte. Im Gegensatz dazu wurde die Sauerstoffbrille wiederum als hilfreich und die Lebensqualität steigernd erlebt. Die Akzeptanz des einen »Schlauchs« bedeutet nicht zwangsläufig, dass ein anderer »Schlauch« ebenso akzeptabel ist.
- *Der Konflikt zwischen Autonomie und Fürsorgepflicht*: Aus Sicht des leiblichen Vaters wurde eine inkonsequente Therapie angenommen, weshalb er das Jugendamt einschaltete. Letztlich strebte der Vater das alleinige Sorgerecht an – neben der anstrengenden täglichen Routine eine zusätzliche erhebliche Belastung für das Miteinander in der Familie (Maio, 2012, S. 270 ff.; Rutishauser, 2019).
- *Die Balance zwischen einem autonomen Leben und einer Überforderung durch die schwere Erkrankung:* Zwar war Sophia sehr selbstbestimmt, aber aus Angst davor, möglicherweise jemand Fremden am Telefon zu haben, unterließ sie es immer wieder, wichtige Termine zu vereinbaren oder anzunehmen. Dieses typische Verhalten von Heranwachsenden bedeutet für das familiäre Umfeld ein Dilemma: Wie Unterstützung anbieten und Schaden abwenden, ohne bevormundend oder übergriffig zu sein? Nicht leicht!
- *Wahrheit am Krankenbett*: Sophias Mutter war Authentizität und Wahrheit wichtig. Bereits im Kindergartenalter wusste Sophia, dass sie sehr krank war und auch, dass sie daran sterben könne. Wahrheit und Authentizität waren das Fundament für das sehr intensive und vertrauensvolle Verhältnis zwischen Mutter und Tochter (Niethammer, 2010, 82 ff.; UN-Kinderrechtskonvention; Open Society Foundations, 2015).

Das ausgeprägte Streben nach Autonomie und Selbstbestimmtheit führt bei Heranwachsenden und jungen Erwachsenen immer wieder dazu, dass Regeln und Vereinbarungen kritisch geprüft werden. Die Notwendigkeit einer konsequenten Einnahme von Medikamenten und eines geregelten Lebensalltags stellt eine große Herausforderung an einen Heranwachsenden mit schwerer Erkrankung dar. Die körperliche und psychische Entwicklung in der Pubertät führt dazu, dass die rationalen Überzeugungen eher im Hintergrund aktiv sind und im Vordergrund die Emotionen den Ton angeben sowie Entscheidungen und Alltagsgestaltung bestimmen (Ullrich, 2016). Hier müssen Therapieregime gefunden werden, die in dieser Lebensphase umsetzbar sind, sonst ist jedes Konzept zum Scheitern verurteilt. Vor allem aber darf das Vertrauensverhältnis nicht erschüttert werden, was unweigerlich zu Inakzeptanz eines Therapieplans führen würde (Rutishauser, 2019) – bei schlechter Prognose, mit wenig Spielraum in der Medikamentenwahl, oft schwierig. Gerade bei schweren chronischen Erkrankungen mit krisenhaftem Verlauf muss bei der Zuordnung von Verantwortlichkeit oder auch der Federführung für die Umsetzung von Therapieplänen der individuelle Entwicklungsstand und die akute Belastung des Adoleszenten durch den Krankheitsschub berücksichtigt werden (Schoemaker, 2021).

Eine Analyse der Versorgungszahlen des KinderPalliativTeams Südhessen zeigt, dass die geschilderten Herausforderungen regelmäßig bedacht werden müssen:

Bis Ende 2022 hatte das KinderPalliativTeam Südhessen zu 426 Familien einen ersten Kontakt (Beratungen und/oder Versorgungen). 67 von 426 Patienten waren im jungen Erwachsenenalter, also 18 Jahre oder älter, das entspricht 15,7 %. Hinsichtlich der Diagnosegruppen fällt auf, dass etwa ein Drittel dieser Patienten an einer neurogenetischen Erkrankung litt (was häufig mit einer schweren psychomotorischen Behinderung einherging), ein weiteres Drittel der Patienten hatte eine onkologische Erkrankung, die typischerweise im Kindesalter begonnen hatte. Entsprechend begegnet man in dieser Altersgruppe immer wieder jungen Erwachsenen mit einem starken Wunsch nach persönlicher Verantwortungsübernahme, der aber nicht unbedingt mit der dafür nötigen Einwilligungsfähigkeit und Entscheidungskompetenz einhergehen muss, während im nächsten Augenblick sich eine Überforderung und emotionale Erschöpfung zeigt und die Therapiezielklärung und Therapieentscheidungen an die (bevollmächtigten) Eltern übertragen werden. Dieses Spannungsfeld zwischen Streben nach Erleben von Selbstwirksamkeit, Autonomie und Kontrolle sowie andererseits dem Bedürfnis, die Last der Entscheidungen abgeben zu wollen, muss gerade im palliativen Kontext mit Progress der Erkrankung immer wieder neu ausgelotet werden.

Tab. 13.1: Diagnosegruppen in Abhängigkeit vom Alter bei Erstkontakt mit dem KPT Südhessen

Altersgruppe	NGE	OE	ONK	PPP	TRI	Summe
< 18 Jahre	143	19	117	55	25	359
						84.27
≥ 18 Jahre	26	7	23	9	2	67
						15.73
Summe	169	26	140	64	27	426
						100.00

NGE = Neurogenetik; OE = Organerkrankungen inkl. Herzfehler; ONK = Onkologie; PPP = Prä-, peri-, postnatale Hirnschädigung; TRI = angeborene Chromosomenstörungen (z. B. Trisomien)

Der Umgang mit Autonomiebestrebungen chronisch kranker Menschen in der Adoleszenz ist auch in anderen Versorgungssituationen von besonderer Bedeutung. Im Zuge der verbesserten medizinischen Möglichkeiten erreichen immer mehr Kinder mit schwerwiegenden chronischen Erkrankungen das Erwachsenenalter. Gerade für Patienten mit Mukoviszidose, Muskelerkrankungen wie z. B. Muskeldystrophie Duchenne, angeborenem Herzfehler, dem Zustand nach einer Herz- oder Nierentransplantation, chronisch entzündlichen Darmerkrankungen etc. muss der Übergang von der Betreuung durch die Strukturen der Kinderversorgung in die Erwachsenenversorgung gelingen. Dies ist keineswegs selbstverständlich, wie viele Erfahrungen, etwa in der Transplantationsmedizin, zeigen.

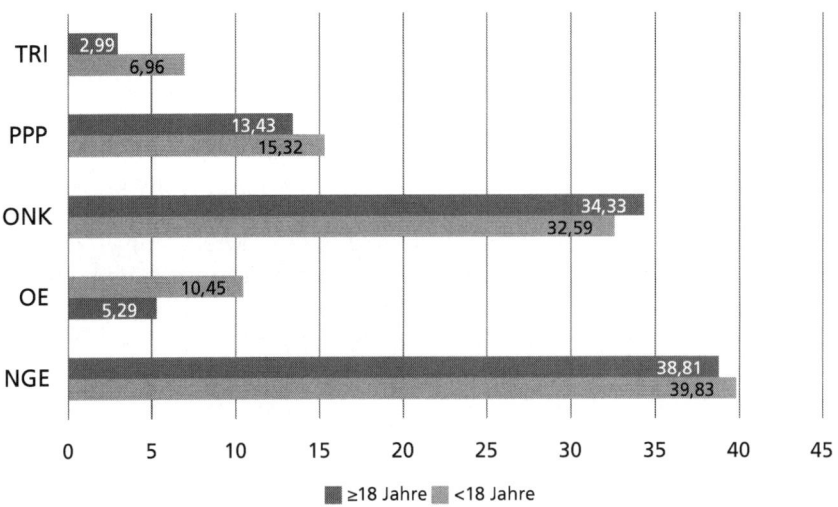

Abb. 13.2: Prozentualer Anteil der Diagnosen bei Patienten ≥ 18 Jahre (dunkelgrau; n = 67) und < 18 Jahre (hellgrau; n = 359)
NGE = Neurogenetik; OE = Organerkrankungen inkl. Herzfehler; ONK = Onkologie; PPP = Prä-, peri-, postnatale Hirnschädigung; TRI = angeborene Chromosomenstörungen (z. B. Trisomien)

Gerade in der Adoleszenz steigt die Rate der Transplantat-Abstoßungen sprunghaft an. Als Ursache scheint das typischerweise betonte Autonomieverhalten der Adoleszenten eine Rolle zu spielen (Watson, 2000; Paraskeva et al., 2018): Die eher on demand agierenden Strukturen der Erwachsenenversorgung, in denen man weniger individuell angesprochen wird, sind für Adoleszente nicht ausreichend und bedingen eine Non-Compliance bei Erhaltungstherapien sowie reduzierte Selbstfürsorge. Der Übergang aus den behütenden/fürsorglichen und vertrauten Strukturen der Kinderversorgung in die doch anfangs fremden und on demand agierenden Strukturen der Erwachsenenmedizin gelingt selten nahtlos, wesentliche Informationen gehen in der Regel zumindest teilweise verloren usw.

Die Gesellschaft für Transitionsmedizin hat es sich zum Ziel gesetzt, für Adoleszente Strukturen und Verfahren zu entwickeln, die diesen Übergang absichern und das adoleszente Autonomiestreben in die medizinische Versorgung integrieren. Schwierig gestaltet sich dies, wenn es sich um kognitiv beeinträchtigte Menschen handelt, was auf ca. ein Drittel der jungen Patienten in unseren palliativen Versorgungen zutrifft (Bredel-Geißler & Peters, 2016). In der aktuellen S3-Leitlinie der Gesellschaft für Transitionsmedizin aus dem Jahre 2021 wird daher explizit darauf verwiesen, dass in einer späteren Aktualisierung eine Erweiterung der Leitlinie auf Patienten erfolgen soll, die wegen einer körperlichen und/oder geistigen Einschränkung oder Behinderung dauerhaft auf fremde Unterstützung angewiesen sind oder die sich in palliativer Situation befinden (Gesellschaft für Transitionsmedizin, 2021). Häufig ist die Lebenserwartung so begrenzt, dass eine Transition in die Erwachsenenversorgung nicht zielführend erscheint, da dieser Übergang den Patienten und sein Unterstützungsnetzwerk zu viel Kraft kostet – Kraft, die für die würdevolle Gestaltung der letzten Lebensphase gebraucht wird. So heißt es in den gemeinsamen Empfehlungen zur Ausgestaltung der SAPV für Kinder, Jugendliche und junge Erwachsenen explizit, dass in Einzelfällen auch junge Erwachsene durch SAPV-KJ-Teams behandelt werden können (GKV-Spitzenverband et al., 2013). Diese Regelung trägt der individuellen Situation von Adoleszenten und jungen Erwachsenen mit lebensverkürzender Erkrankung Rechnung. Für Kinder wie für Adoleszente gilt, dass Autonomie und Selbstbestimmung eines Kindes immer auch im Kontext des Wohls des Kindes und immer mit einem Recht auf Zukunft und auf gelebtes Leben gesehen werden muss, wie begrenzt und wie bedroht dieses Leben auch immer ist. Für Kinder muss der Zukunftsraum gelebten Lebens fürsorglich gestaltet, für Adoleszente zur Gestaltung angeboten werden.

13.4 Nochmals Sophia

Sophia und ihre Mutter hatten in vielen Konflikten ihrer Definition vom guten Leben die Priorität gegeben. Sophia hatte ihr Leben gelebt, wirklich gelebt, Individualität gelebt: Sie war nicht angepasst, hat die große Herausforderung des Lebens angenommen, die eigene Identität und Individualität zu entdecken.

In manchen Situationen konnte das Leben nach Sophias Auffassung nur gelebt werden, indem sie strikte Therapieregime für sich umdeutete, bis sie in ihren Lebensplan passten. Der Weg war kein einfacher, weder für Sophia selbst noch für ihre Familie oder die Behandler.

Die Autonomie der Tochter als Ausdruck ihrer ureigensten gelebten Persönlichkeit anzuerkennen und Sophia den Rücken zu stärken, gab Sophias Mutter die Kraft, ihr auf ihrem Weg beizustehen.

Das Schlusswort hier hat Sophias Mutter:

KPT: Frau R.-H., was würden Sie Menschen mit auf den Weg geben, die sich in einer ähnlichen Situation befinden?
RH: Schafft schöne Erinnerungen, solange ihr könnt!
Nehmt euch Entscheidungsfreiheit und Zeit zum Überlegen.
Lasst Diskussionen zu, das vermeidet Fehler.
Die Kinder immer in Entscheidungsprozesse einbeziehen.
KPT: Was würden Sie gerne den Professionellen sagen?
RH: Wir haben uns zu Hause immer autonomer gefühlt als unter Fachkräften.
Ich möchte den Ärzten und Pflegekräften gerne sagen, dass sie sich die Meinungen der Patienten und Angehörigen anhören und diese ernst nehmen sollen. Nicht vorschnell zu Urteilen kommen, auch mal über ihren Schatten springen und Fehler zugeben. Das schafft Vertrauen.
Das Wichtigste ist jedoch, die Selbstbestimmtheit eines Menschen zu

respektieren. In der Theorie würden die meisten sicherlich zustimmen, in der Praxis sieht das leider anders aus.

Literatur

Benini, F., Papadatou, D., Bernadá M. et al. (2022). International Standards for Pediatric Palliative Care: from IMPaCCT to GO-PPa-CS. *Journal of Pain and Symptom Management* 63(5), e529–e543. https://www.jpsmjournal.com/action/showPdf?pii=S0885-3924%2821%2900711-9 (28.08.2024)

Birnbacher, D. (2022). Autonomie als Fähigkeit: Stufen. In A. Riedel und S. Lehmeyer (Hg.), *Ethik im Gesundheitswesen* (S. 495–498). Heidelberg: Springer-Verlag.

Bredel-Geißler, A., Peters, H. (2016). Nicht eigenständig lebende Menschen. In: M. Oldhafer (Hg.), *Transitionsmedizin. Multiprofessionelle Begleitung junger Erwachsener mit chronischer Krankheit* (S. 134–148). Stuttgart: Schattauer.

Charta zur Betreuung schwerstkranker und sterbender Menschen in Deutschland. https://www.charta-zur-betreuung-sterbender.de (28.02.2023)

Gesellschaft für Transitionsmedizin (2021). S3-Leitlinie: Transition von der Pädiatrie in die Erwachsenenmedizin. Version 1.1 vom 22.04.2021.
Verfügbar: https://www.awmf.org/leitlinien/detail/ll/186-001.html (29.07.2023)

GKV-Spitzenverband, Verbände der Krankenkassen auf Bundesebene, et al. (2013). *Empfehlungen zur Ausgestaltung der Versorgungskonzeption der Spezialisierten ambulanten Palliativversorgung (SAPV) von Kindern und Jugendlichen vom 12.06.2013.* https://www.gkv-spitzenverband.de/media/dokumente/krankenversicherung_1/hospiz_palliativversorgung/Palliativ_Empfehlungen_Kinder_Jugend_2013-06-12.pdf (23.08.23)

Konvention über die Rechte des Kindes. Hier insbesondere Artikel 12, 13, 24. https://www.unicef.de/_cae/resource/blob/194402/3828b8c72fa8129171290d21f3de9c37/d0006-kinderkonvention-neu-data.pdf (23.08.23)

Maio, G. (2012). *Mittelpunkt Mensch: Ethik in der Medizin.* Stuttgart: Schattauer.

Niethammer, D. (2010). *Wenn ein Kind schwer krank ist. Über den Umgang mit der Wahrheit.* Berlin: Suhrkamp.

Open Society Foundations (2015). Children's Palliative Care and Human Rights. https://www.jstor.org/stable/pdf/resrep29286.pdf?refreqid=excelsior%3Ae3ab4d02e1880761bc48607a7f4b71df&ab_segments=&origin=&initiator=&acceptTC=1 (23.08.23)

Paraskeva, M. A., Edwards L. B., Levvey B. L., et al. (2018). Outcomes of adolescent recipients after lung transplantation: An analysis of the International Society for Heart and Lung Transplantation Registry. *The Journal of Heart and Lung Transplantation* 37(3), 323–331.

Rutishauser, C. (2019). Adhärenzförderung bei Jugendlichen mit chronischen Krankheiten – ein adoleszenten-spezifischer Ansatz. *Schweizer Zeitschrift für Psychiatrie und Neurologie 5,* 43–46.

Schoemaker, C. G., van Geelen, S. M., Allewijn, M. et al. (2021). Self-management support for young people living with fluctuating chronic diseases. *Arch Dis Child* 107(7), 658–659.

Ullrich, G. (2016). Transition aus entwicklungspsychologischer Sicht. In M. Oldhafer (Hg.), Transitionsmedizin. Multiprofessionelle Begleitung junger Erwachsener mit chronischer Krankheit (S. 10–21). Stuttgart: Schattauer.

Watson, A. R., Harden, P., Ferris, M. et al. (2011). Transition from pediatric to adult renal services: a consensus statement by the International Society od Nephrology (ISN) and the International Pediatric Nephrology Association (IPNA). *Pediatr Nephrol 26,* 1753–1757.

14 Geschwisterstimme: Für Ilyas

Lisa-Sophie Weiss,
Schwester von Ilyas

Für Ilyas (*02.09.2014, † 09.02.2015)

Alle Eltern dieser Welt
denken an die Kinder, deren Sekunden wir gezählt.
Tränen und Trauer ziehen uns herab und was bleibt, sind
Erinnerungen an die, deren Leben an seidenen Fäden hing,
und die, die in die Ewigkeit gingen.
Noch einmal reißen die Wunden der Zeit – die,
die waren schon lange verheilt.
Doch trauert nicht, sondern
seht nach vorn, sie hätten es gewünscht.
Dort oben sind sie fröhlich. Gebunden an unser Herz
wollen wir sie nicht gehenlassen.
Die Frage – wenn ich ihn loslasse, geht er dann für immer?
Aus den Gedanken, aus dem Sinn denken wir.
Doch es würd immer Momente geben,
in denen wir nicht leben und alles geben,
um bei dem zu sein, der uns so viel bedeutet.

15 Geschwister von Kindern und Jugendlichen mit einer lebensverkürzenden Erkrankung

Nadine Mader

Der folgende Beitrag zeigt im ersten Teil auf, mit welchen Besonderheiten sich Geschwister von Kindern und Jugendlichen mit einer lebensverkürzenden Erkrankung in ihrer Lebenswelt möglicherweise konfrontiert sehen und wie sich diese auf die Geschwisterbeziehung und sie selbst auswirken können. Im zweiten Teil wird ausgeführt, wie Geschwister durch professionelle Begleitung gezielt bei der Bewältigung ihrer besonderen Lebensumstände unterstützt und dabei gestärkt werden können.

In Vorbereitung auf den Beitrag habe ich mit Lara (21 Jahre) gesprochen, einem Geschwister, dessen Familie über viele Jahre unter anderem durch das KinderPalliativTeam Südhessen und den ambulanten Kinder- und Jugendhospizdienst Bärenherz Wiesbaden, für den ich in der Geschwisterbegleitung tätig bin, unterstützt wurde. Ich durfte Lara über viele Jahre, auch nach dem Tod ihrer Schwester, begleiten. Sie hat zudem an verschiedenen Geschwister-Gruppenangeboten des Kinderhospizes Bärenherz Wiesbaden teilgenommen. Ihre Erfahrungen fließen in die Ausführungen mit ein.

15.1 Herausforderungen und Ressourcen, die sich aus der besonderen Lebenssituation ergeben können

Herausforderungen

In der Lebenswelt der Geschwister von lebensverkürzend erkrankten Kindern und Jugendlichen bestimmt die Erkrankung den Alltag mit und wird, zumindest mit der Zeit, als gegeben akzeptiert. Je nach Geburtenrangfolge und Altersabstand wirkt die Erkrankung (wissentlich) von Beginn an in die Lebenswelt von Geschwistern und sie erfahren dies als Selbstverständlichkeit (Knecht, 2018), so wie es Lara schildert:

> »Ich glaube, ich bin nicht so aufgewachsen, dass was mit meiner Schwester nicht in Ordnung ist. […] Ich bin damit aufgewachsen und für mich war das normal und gehörte zu meinem Alltag.«

Andere wiederum können sich an Zeiten ohne ein Kind mit Erkrankung in der Familie erinnern. Erkranken Kinder und Jugendliche einer Familie erst im Laufe ihres Lebens, so erfahren die Geschwister dies zunächst als Schock (Knecht, 2018) und müssen ihre geschwisterliche Beziehung den neuen Bedingungen anpassen (Tröster, 2013). Dies kann auch dann geschehen, wenn das Geschwister, wie im Fall von Lara, das Ausmaß der Diagnose realisiert:

> »Ich glaube, von der Psyche als Kind ging es mir nicht gut, als ich in der 1. Klasse erfahren habe, dass meine Schwester nicht lange lebt.«

Geschwister finden im Verlauf der Diagnosestellung ihre eigenen Wege, mit den verschiedenen Erscheinungsformen der Erkrankung oder Behinderung zurechtzukommen und diese in ihr Leben zu integrieren (Knecht, 2018). Im Kontakt zu Menschen außerhalb der Familie kann die Wahrnehmung der eigenen Lebenswelt jedoch immer wieder irritiert werden: Hier erleben Geschwister häufig, dass Erkrankungen oder Behinderungen eher als Ausnahmeerscheinung denn als Selbstverständlichkeit angesehen werden. Sie erfahren, dass Menschen mit Erkrankung oder Behinderung in unserer Gesellschaft nicht gänzlich akzeptiert sind und eine vollständige Teilhabe fehlt (Knecht, 2018). In der Folge machen viele Geschwister Erfahrungen sozialer Diskriminierungen, zum Beispiel in Form von Beleidigungen, Kontaktvermeidung oder einer von der Familie als unangemessen hoch empfundenen Hilfsbereitschaft, sowohl im öffentlichen Bereich als auch im privaten Umfeld (Hackenberg, 2008):

> »Ich hatte mal eine Freundin, die mich dann beleidigt hat mit meiner Schwester. […] Ich glaube, da ist auch mein Beschützerinstinkt losgegangen, und ich war sehr wütend. […] Meine Mum erzählt oft, dass wir schräg angeschaut wurden, wegen den ganzen Schläuchen und so.«

Diskriminierende Erfahrungen oder bereits die Angst davor können bei manchen Geschwistern, nicht nur wie bei Lara, zu Wut, sondern auch zu Schamgefühlen und darüber hinaus zu Loyalitätskonflikten führen, da sie sich einerseits dem erkrankten Kind gegenüber solidarisch fühlen und andererseits gesellschaftlich »dazugehören« wollen (Hackenberg, 2008). Dabei spielt auch die mögliche Sichtbarkeit der Erkrankung oder Behinderung eine Rolle. Sie kann dazu führen, dass Geschwister sich ungern gemeinsam in der Öffentlichkeit zeigen (Hackenberg, 2008), sich die soziale Integration der Familie erschwert oder das Verhältnis der Geschwister zu Gleichaltrigen belastet wird (Tröster, 2013).

Der Alltag von Familien mit Kindern und Jugendlichen, die lebensverkürzend erkrankt sind, geht mit einer Reihe an Besonderheiten für die Geschwister einher. Sie sehen sich häufig mit unerwarteten Ereignissen konfrontiert, wie beispielsweise plötzlichen Krankenhausaufenthalten. Dies hat zur Folge, dass sich geplante und gewohnte Abläufe ändern (Knecht, 2018), ähnlich wie bei Lara:

> »Meine Oma hat [...] mich auch aufgenommen, als meine Mum mit meiner Schwester unterwegs war.«

Von Geschwistern erfordert dies eine hohe Anpassungsfähigkeit. Die erhöhten Anforderungen hinsichtlich Pflege, Versorgung und Betreuung des erkrankten Kindes können nicht nur zeitlich beschränkt, sondern anhaltend zu Einschränkungen im Familienleben führen, besonders oft in Bezug auf gemeinsame Freizeitaktivitäten. Das erkrankte Kind benötigt viel Aufmerksamkeit und Zuwendung, was dazu führen kann, dass Geschwister sich benachteiligt fühlen (Hackenberg, 2008).

Gleichzeitig werden die Geschwister vergleichsweise früher und häufiger in Pflege- und Betreuungsaufgaben eingebunden (Tröster, 2013). Auch Lara hat früh pflegerische Kenntnisse erlangt:

> »Also, ich konnte Windeln wechseln, [sie] anziehen und [...] sie absaugen und wenn meine Mum die Medikamente vorgemischt hat, den Schlauch kappen und sie einfüllen. Wenn sie zu mir ins Zimmer kam, habe ich die Lagerung auch vorbereiten können und alles ungefähr hingestellt, damit wir sie gut lagern konnten.«

Dabei hat der sozioökonomische Status einer Familie großen Einfluss auf die Ausgestaltungsmöglichkeiten des Familienlebens (Hackenberg, 2008). Eine Erkrankung geht oft mit einer finanziellen Verschlechterung einher: Der Lohn des pflegenden Elternteils entfällt und es entstehen zusätzliche Kosten für Therapien und Hilfsmittel (Möller et al., 2016). Geschwistern aus sozioökonomisch besser gestellten Familien bleiben ganz direkte Folgen wie Geldmangel oder Betreuungsaufgaben eher erspart (Hackenberg, 2008).

Das erhöhte Eingebundensein in familiäre Verpflichtungen kann für einzelne Geschwister zu einer Belastung werden und dazu führen, dass eigenen Interessen weniger nachgegangen wird. Gleichzeitig wird von Geschwistern häufiger bereits frühe funktionale Angepasstheit erwartet. Geschwister versuchen dann, den elterlichen Erwartungen nachzukommen, um diese nicht noch mehr zu belasten. Negative Gefühle dem erkrankten Kind gegenüber werden weniger geäußert (Hackenberg, 2008). Aus diesem Grund teilen manche ihren Eltern auch die eigenen Ängste und Sorgen nicht mit, sondern versuchen stattdessen Trost zu spenden und eigene Bedürfnisse hintenanzustellen. Das Zurückhalten von Emotionen kann jedoch zu internalisierenden (z. B. Depression) und externalisierenden Problemen (z. B. Aggressionen) führen (Möller et al., 2016).

Erkrankungen mit schwankendem und progredientem Verlauf stellen enorme emotionale Anforderungen an alle Familienmitglieder. Die ständige Sorge und Ungewissheit um den Gesundheitszustand des erkrankten Kindes und das damit einhergehende Erleben von Hilflosigkeit und Kontrollverlust können zu einer andauernden Belastung werden (Tröster, 2013), wie auch Lara es erlebt hat:

> »[…] ich glaube, es wurde später schwerer, je älter man wurde, desto ernster wurde die Situation. Als es dann immer klarer wurde, dass meine Schwester geht, wurde es emotional definitiv schwerer.«

Neben der Sorge bei Verschlechterung des Zustandes oder unerklärlichen Symptomen empfinden Geschwister teilweise auch Angst vor Ansteckung oder befürchten, selbst einmal ein erkranktes Kind zu bekommen (Hackenberg, 2008). Unzureichende Informationen über die Erkrankung und Therapieformen können Geschwister verunsichern und belasten (Ernst & Kowalewski, 2019).

Manche Geschwister entwickeln zudem Schuldgefühle dem erkrankten Kind gegenüber. Diese können aufgrund von aggressiven Impulsen oder Handlungen sowie aufgrund von unterlassenen Hilfen entstehen – oder aber auch existenziellen Ursprungs sein, weil sie nicht erkrankt sind und sich damit in einer privilegierteren Lebenssituation befinden (Hackenberg, 2008).

Der Tod des erkrankten Kindes stellt eine Ausnahmesituation für die Familie dar. Die Eltern und Bezugspersonen innerhalb des näheren Umfeldes sind meist selbst in großer Trauer, sodass die Geschwister leichter übersehen werden könnten. Die Trauerforschung spricht bei Geschwistern von einem doppelten Verlust. Die Eltern verändern sich durch ihre Trauer und ihre zuvor von den Geschwistern erlebte Omnipotenz löst sich auf (Witt-Loers & Halbe, 2013). Ähnlich erlebte dies auch Lara:

> »Es war sehr komisch. Meine Schwester war weg und meiner Mum ging es nicht mehr gut.«

Dies kann zu einer großen Verunsicherung in der Lebenswelt der Geschwister führen (Witt-Loers & Halbe, 2013) und dazu, dass manche ihre Trauer weniger zeigen, um die Eltern nicht zusätzlich zu belasten. Mitunter nehmen Geschwister gar eine helfende Rolle ein:

> »Ich glaube, ich war die Stärkere […] Ich habe sehr viel probiert, sie aufzuheitern, ihr eine Stütze zu sein und ihr vieles abzunehmen. Wenn meine Mama schnell sauer geworden ist aus unerfindlichen Gründen, habe ich mich dann oft zurückgezogen, anstatt mich weiter zu streiten. Da war ich schon sehr wütend, weil man natürlich noch etwas sagen wollte. Aber ich hab' mir immer gedacht, ihr geht es eh schon schlecht. Unterstützt habe ich sie dann mehr im Haushalt nebenher.«

Das soziale Umfeld wiederum zieht sich ggf. aus Unsicherheit zurück:

> »Sie wurden vorsichtiger. Sie wussten nicht, wie sie mich einschätzen sollen, wenn ich auf meine Schwester angesprochen werde. […] Ich habe oft gehört, dass die Personen nichts aufwühlen wollten […]«

Auf emotionaler Ebene reagieren Geschwister oft mit ambivalenten Gefühlen auf den Tod des erkrankten Kindes. Sie empfinden einerseits Schuld, weil die Beziehung nicht immer nur positiv verlaufen ist, und sie glauben, durch Fehlverhalten oder Wünsche den Tod herbeigeführt zu haben (Witt-Loers & Halbe, 2013). Im Fall von Lara war Wut präsent:

> »[...] ich war auch wütend. Entweder auf mich oder auch auf meine Schwester, dass sie gestorben ist.«

Demgegenüber stehen für manche Geschwister auch Freude und Erleichterung, da sie nun vermeintlich mehr Aufmerksamkeit von ihren Eltern erhalten.

Zuletzt verändert der Tod die Rolle des Geschwisters innerhalb der Familie. Plötzlich ist es Einzelkind, ältestes Kind, mittleres Kind etc. ... Auch dies setzt eine hohe Anpassungsleistung durch das Geschwister voraus (Witt-Loers & Halbe, 2013).

Auswirkungen auf die Geschwisterbeziehung

Es ist davon auszugehen, dass die aufgeführten besonderen Gegebenheiten in Familien mit einem lebensverkürzend erkrankten Kind auch Einfluss auf die Geschwisterbeziehung haben. Neben vielen Gemeinsamkeiten zu Geschwisterbeziehungen von nicht erkrankten Geschwistern finden sich einige Besonderheiten in der geschwisterlichen Beziehung von gesunden Kindern und Kindern mit Erkrankung (Hackenberg, 2008).

Studien zeigen, dass Geschwister dem erkrankten Kind gegenüber zugewandter und zuvorkommender sind und sich insgesamt eher prosozial und weniger aggressiv verhalten im Vergleich zu nichterkrankten Geschwisterpaaren. Die Geschwisterbeziehung ist folglich konfliktfreier und weniger konkurrenzbehaftet und wird gegebenenfalls sogar als positiver erlebt (Tröster, 2013). Es kann sein, dass Geschwister negative Gefühle eher unterdrücken oder auf Provokationen des erkrankten Kindes weniger stark eingehen, weil ihre Eltern dies gegebenenfalls weniger tolerieren und vermehrt Rücksicht erwarten (Tröster, 2013). Auch das Wissen der Geschwister darum, dass das erkrankte Kind die Situation nicht so einschätzen kann wie sie, trägt zur Konfliktvermeidung bei (Hackenberg, 2008), wie das Beispiel von Lara deutlich macht:

> »Es gab aber nie wirklich Streit zwischen uns, außer vielleicht die Diskussion, welchen Film wir gucken [...]. Ich glaube, dafür war meine Schwester aber auch zu klein, weil sie auch später immer im Bereich einer 3–4-Jährigen war.«

In der Regel nehmen in Geschwisterbeziehungen die älteren Geschwister aufgrund ihres Entwicklungsvorsprungs eine dominantere Rolle ein. Sie bestimmen die Spiele und sind Vorbild für die jüngeren Geschwister. Der Entwicklungsvorsprung nimmt im Laufe der Zeit immer mehr ab, sodass das jüngere Geschwister selbstständiger wird und die geschwisterliche Interaktion immer mehr mitbeeinflusst. Ist ein Kind erkrankt, kommt es oft zu einer abweichenden Rollenbeziehung. Die Entwicklungsspanne vergrößert sich immer mehr, die Rollenbeziehung wird immer asymmetrischer. Ist das Geschwister jünger als das Kind mit Erkrankung, kommt es beim

Einholen oder gar Übertreffen des Entwicklungsstandes des erkrankten Kindes zu einer Rollenumkehr. Die Rollenasymmetrie zeigt sich vor allem im Spiel, das die Geschwister häufiger initiieren und in dem sie sich meist direktiver verhalten. Oft werden weniger kompetitive Spielhandlungen (Tröster, 2013) und ein verstärkter Einsatz im instrumentellen Bereich gewählt (Hackenberg, 2008), so wie bei Lara:

> »Ich kann mich noch erinnern, wie ich mit meiner Schwester mit der Gitarre dasaß und wir zusammen rumgeklimpert haben. Wir haben sehr viel miteinander gemacht. Wir haben gepuzzelt. Wenn es möglich war, sind wir auch zusammen schwimmen gegangen.«

Geschwister entwickeln sehr individuelle Interaktionsformen, die die Stärken und Schwächen des Kindes mit Erkrankung einbeziehen, um eine gute Beziehung zu gestalten (Hackenberg, 2008). Die Interaktionshäufigkeit kann jedoch geringer sein, je mehr das erkrankte Kind im sozialen, kognitiven und sprachlichen Bereich beeinträchtigt ist und je weniger das Geschwister es schafft, die Kompetenzunterschiede zu überbrücken (Tröster, 2001).

Der erhöhte Versorgungsaufwand des erkrankten Kindes bringt häufig eine vermehrte Zuwendung der Eltern zu diesem mit sich. Manche Geschwister fühlen sich dadurch benachteiligt und zurückgesetzt (Tröster, 2001). Wenn die ungleiche elterliche Aufmerksamkeitsverteilung für die Geschwister jedoch nachvollziehbar ist, sie diese also auf die Erkrankung zurückführen können, können sie die Ungleichbehandlung eher akzeptieren (Tröster, 2013). Die vermehrte Zuwendung muss daher keine negativen Auswirkungen auf die Geschwisterbeziehung, beispielsweise in Form von verstärkter Rivalität, haben (Tröster, 2001), wie das Beispiel von Lara zeigt:

> »Ich glaube aber, so Eifersuchtsfälle gab es nicht. Ich glaube, ich habe das einfach so hingenommen.«

Eine Gleichbehandlung von Kindern ist im Übrigen auch bei nichterkrankten Geschwistern nicht zu erwarten, da dies aufgrund von Alter, Entwicklungsstand, Charaktereigenschaften und unterschiedlichen Bedürfnissen der Kinder nicht möglich ist (Hackenberg, 2008).

Ressourcen

Die Herausforderungen, die das gemeinsame Aufwachsen mit einem Kind mit lebensverkürzender Erkrankung mit sich bringen, haben nicht unbedingt einen negativen Einfluss auf die Geschwisterbeziehung. Ebenso verhält es sich mit den Auswirkungen auf die Geschwister selbst: Die Herausforderungen können ihre Bewältigungsanstrengungen mobilisieren und ihre sozial-emotionale Entwicklung fördern (Tröster, 2013), sowie Ressourcen im Umfeld aktivieren.

Auf individueller Ebene zeigen Geschwister oft eine größere Reife, mehr Verantwortungsgefühl und sind selbstständiger. Wenn Geschwister davon überzeugt sind, mit ihrem Einsatz die Familie kompetent und hilfreich zu unterstützen, mindert dies das Belastungsempfinden und stärkt das Selbstbewusstsein (Hackenberg, 2008), wie die Aussage von Lara verdeutlicht:

> »Ich wollt auch selbst lernen, wie ich meine Schwester versorgen kann. [...] Ich habe meine Mum oft aufgeheitert und war ihr Fels in der Brandung [...].«

Auch durch die Anerkennung, die Geschwister häufig von ihrem sozialen Umfeld für ihren empathischen und unterstützenden Umgang mit dem erkrankten Kind erfahren, wird ihr Selbstwertgefühl gestärkt (Ernst & Kowalewski, 2019).

Im sozialen Miteinander zeigen sie bessere Konfliktlösungsstrategien, Bereitschaft zu sozialem Engagement und Orientierung an humanen Werten. Beobachtet werden auch verstärkte prosoziale Einstellungen in Bezug auf Toleranz, Verständnis und Mitgefühl (Hackenberg, 2008).

Die Lebenssituation von Familien mit einem erkrankten Kind selbst kann ebenfalls eine Reihe von Ressourcen in sich bergen. Als solche wird die dort häufig festgestellte verstärkte familiäre Kohäsion gesehen, also der Zusammenhalt und die Verbundenheit der Familienmitglieder. Dadurch, dass familiäre Konflikte aufgrund der Erkrankung eher in den Hintergrund rücken und eine Harmonisierung befördert wird, erstarkt das Gefühl von Zusammengehörigkeit (Möller et al., 2016). Auch Lara hat diese Erfahrung gemacht:

> »Also ich würde schon sagen, dass es sehr harmonisch war, [...] dass es ein sehr zufriedenes Familienbild war.«

Eine weitere Ressource kann das bestehende familiäre Kohärenzgefühl sein, also die Haltung der einzelnen Familienmitglieder, dass die Herausforderungen, die ihre Familiensituation mit sich bringt, als verstehbar, handhabbar und sinnvoll empfunden werden (Ernst & Kowalewski, 2019). Letztlich kann auch das Wissen um oder die Erfahrung von sozialer Unterstützung (emotional, finanziell, in praktischen Dingen) durch außerfamiliäre Kontakte eine Bewältigungsressource sein (Möller et al., 2016).

Die besondere Geschwistersituation kann Auswirkungen auf die Zukunft haben. So geben die besonderen Lebensumstände häufig auch Impulse für die spätere Berufswahl der Geschwister (Ernst & Kowalewski, 2019):

> »Das fand ich echt positiv, weil ich so schon Erfahrungen gemacht habe, auch als Hilfe für mein späteres Berufsleben.«

Für Lara waren ihre besonderen Erfahrungen richtungsweisend und identitätsstiftend:

> »Ich bin sehr empathisch, [...] bin von meiner Haltung recht offen gegenüber kranken Kindern/Erwachsenen [...] Ich glaube, diese Haltung hätte ich nicht, wenn ich nicht in dieser Situation gewesen wäre.«

15.2 Wie kann Geschwisterbegleitung unterstützen?

Die vorangegangenen Ausführungen machen deutlich, dass sich für die Geschwister lebensverkürzend erkrankter Kinder und Jugendlicher aus ihrer besonderen Lebenssituation heraus sowohl mögliche Anpassungsschwierigkeiten als auch die Entwicklung besonderer Kompetenzen ergeben können (Hackenberg, 2018). Angebote, die präventiv wirken und Geschwister für bevorstehende Herausforderungen stärken oder aber bei bereits existierenden Schwierigkeiten unterstützen, scheinen darum sinnvoll. Dafür braucht es Fachkräfte, die die Geschwister und ihre Bedürfnisse in den Fokus nehmen.

Ziel von Geschwisterbegleitung ist es, familiäre, soziale und personale Ressourcen und Schutzfaktoren der Geschwister zu stärken und Belastungsfaktoren abzubauen (Ernst & Kowalewski, 2019).

Familiäre Schutzfaktoren

Eltern sind über einen langen Zeitraum die wichtigsten Bezugspersonen und damit die größte Ressource von Geschwistern. Die psychosoziale Entwicklung von Kindern und Jugendlichen wird von den Erfahrungen innerhalb der Familie geprägt. Von der Unterstützung der Eltern profitieren darum auch immer die Geschwister. Wenn Eltern sich in ihrer eigenen Situation stabil und gestärkt fühlen, können sie die Bedürfnisse der Geschwister besser wahrnehmen und darauf eingehen. Viele Eltern verspüren Unsicherheit darüber, ob sie den Geschwistern gerecht werden. Sie brauchen von den Begleitenden zunächst Anerkennung für ihre Leistungen und Unterstützung dabei, ihre Arbeit als Eltern selbst wertschätzen zu können (Hackenberg, 2008). Begleitende können in Gesprächen mit Eltern die Situation von Geschwistern thematisieren und dafür sensibilisieren sowie nachfolgende Anregungen dafür geben, wie die Eltern die Geschwister gut unterstützen können:

Eine offene Kommunikation innerhalb der Familie ermöglicht den Geschwistern einen Austausch über und Ausdruck von Gefühlen, Sorgen und Ängsten (Hackenberg, 2008). Es ist eine Erleichterung für sie, wenn die Reihe spezieller Gefühle, die sie aufgrund der Erkrankung oder des Versterbens des Kindes erleben, zuhause einen Raum bekommen, wie auch die Aussage von Lara zeigt:

> »Dadurch, dass ich so offen mit meiner Mum geredet hatte, hatte ich da schon eine Entlastung.«

Geschwister brauchen für ein gestärktes Selbstwertgefühl elterliche Wertschätzung und Rückmeldungen über ihre individuellen Stärken und Schwächen sowie Anerkennung für das, was sie leisten.

Außerdem sollten Eltern dafür sensibilisiert werden, auf genügend Freiräume für die Geschwister zu achten (Tröster, 2013). Die Verteilung von Betreuungsaufgaben muss gerecht und handhabbar sein und Verständnis für negative Gefühle des Geschwisters aufgebracht werden. Es braucht Erklärungen für nicht abwendbare Benachteiligungen, damit die Geschwister die Ungleichbehandlung verstehen und akzeptieren können (Hackenberg, 2008). Gleichzeitig ist es wichtig, dem Geschwister auch exklusive Zeit zu schenken. Auch andere Familienangehörige können diese Funktion einnehmen und einen Ausgleich für Geschwister schaffen, so wie bei Lara:

> »Wenn ich an den Wochenenden bei meiner Oma war, war ich oft schwimmen und bin auch rausgekommen.«

Soziale Schutzfaktoren

Begleitende sollten darauf achten, welche weiteren unterstützenden Beziehungen im Umfeld des Geschwisters ausgebaut werden können. Für Geschwister kann es eine große Ressource sein, weitere Vertraute zu haben, mit denen sie über Themen sprechen können, die zuhause tabuisiert sind bzw. bei denen sie Angst haben, diese zu äußern (Hackenberg, 2008). Unter diesem Aspekt kann auch ein Austausch der begleitenden Person mit dem sozialen Netzwerk und den pädagogischen Fachkräften aus den Institutionen, in denen sich das Geschwister bewegt, sinnvoll sein. So wird auch das Umfeld des Geschwisters für seine Themen sensibilisiert und bekommt Anregungen im Umgang mit diesen.

Auch die Begleitenden selbst können eine unterstützende Beziehungsperson für die Geschwister sein, wie Laras Schilderungen zeigen:

> »Ich glaube, ich konnte mich bei dir mehr auskotzen über meine Mum oder auch prägnante Sachen ansprechen oder über bestimmte Streitigkeiten sprechen. Über Dinge, die mich belastet haben, konnte ich auch eher hier sprechen […].«

In der Begleitung geäußerte Bedürfnisse des Geschwisters können wiederum an die Eltern rückgemeldet werden, jedoch immer unter Beachtung der Vertraulichkeit und darum in Absprache mit dem Geschwister.

Geschwister machen immer wieder Erfahrungen von Stigmatisierung und Ausgrenzung und erleben eine ständige Diskrepanz von Ablehnung sowie Unwissen in der Gesellschaft einerseits und Normalität sowie Toleranz innerhalb ihrer Familie andererseits. Es braucht eine unterstützende und wertschätzende gesellschaftliche Haltung den Familien gegenüber (Hackenberg, 2008). Durch Öffentlichkeitsarbeit beispielsweise können nicht Betroffene für die besondere Situation von Familien mit einem lebensverkürzend erkrankten Kind sensibilisiert werden.

Personale Schutzfaktoren

Ein großer personaler Schutzfaktor für Geschwister ist das Verstehen durch Wissen. Wissen über die Erkrankung und einen offenen Umgang mit den Themen Tod und Sterben entlasten Geschwister, da sie die sich daraus ergebenen Anforderungen an die Familie verstehen und damit besser akzeptieren können. Gleichzeitig schützt es sie vor falschen Ängsten. Geschwisterbegleitung stellt sicher, dass Geschwister altersgerechte Informationen erhalten, und schafft einen Raum, in dem alle (Rück-)Fragen erlaubt sind – immer unter der Voraussetzung, dass sie und ihre Eltern das wünschen. Durch dieses Wissen erlangen die Geschwister, wie Lara, die kommunikative Kompetenz, sicher auf Fragen aus dem Umfeld über die Erkrankung des Kindes reagieren zu können:

> »Ich war sogar richtig stolz, jedem zu erklären, was eine Magensonde ist und alles. Das fand ich eigentlich recht positiv.«

Geschwisterbegleitung kann die Entwicklung eines positiven Selbstwertgefühls des Geschwisters fördern, etwa durch Übungen, in denen die Geschwister den Blick auf ihre Eigenschaften und Fähigkeiten richten und lernen, diese anzunehmen und wertzuschätzen. Positive Rückmeldungen, Anerkennung und Zuspruch durch die begleitende Person sind dabei unerlässlich und haben wiederum einen direkten Einfluss auf das Selbstwertgefühl.

Selbstwirksamkeit, also das Gefühl, auf sich und sein Umfeld Einfluss nehmen zu können, ist ebenfalls eine wichtige Ressource. Es ist darum notwendig, Angebote partizipativ zu gestalten, damit Geschwister sich als selbstwirksam erleben können.

Emotionale Kompetenzen der Geschwister können durch das Üben, verschiedene Gefühle benennen und annehmen zu können, sowie das Erlernen von emotions- und problemorientierten Bewältigungsstrategien erweitert werden. Für Lara hatte dies die erwünschten Auswirkungen:

> »Man hat gelernt, über seine Gefühle zu reden und zu erkennen, wie es einem geht, und sich selbst einzuschätzen in bestimmten Situationen. Man hat gelernt, mit seinen Gefühlen umzugehen und was man durchgemacht hat.«

Ausgestaltung der Geschwisterbegleitung

Geschwisterangebote sind für Kinder und Jugendliche am ansprechendsten, wenn sie sowohl themenbezogene Aspekte als auch Freizeitelemente aufweisen. Integrierte erlebnispädagogische Angebote beispielsweise ermöglichen den Kindern und Jugendlichen einen weiteren Zugang zu sich und ihren potenziellen Fähigkeiten. Sie können kompensatorisch in Bezug auf Aufmerksamkeit wirken, weil der Fokus allein auf den Geschwistern liegt. Geschwister nehmen dies bewusst wahr, wie die Aussage von Lara zeigt:

> »Wir haben auch für mich eher außergewöhnliche Ausflüge gemacht, wie z. B. Bogenschießen, Kartfahren usw., [...] wo man sich gefreut hat, auch mal im Mittelpunkt zu stehen [...].«

Die Angebote der Geschwisterbegleitung können in Form von Einzelbegleitungen im ambulanten oder stationären Setting stattfinden. Sie ermöglichen eine individuelle und ausschließlich auf die Bedürfnisse des Geschwisters abgestimmte Begleitung. Ebenso gibt es Gruppenangebote wie regelmäßige Treffen, Workshops,

Wochenenden oder Freizeiten, bei denen das Kennenlernen von anderen Geschwistern erkrankter Kinder und Jugendlicher und der Austausch untereinander im Vordergrund stehen. Die Erfahrung, dass es auch andere Kinder und Jugendliche gibt, die sich in einer ähnlichen Lebenssituation befinden und vor den gleichen Herausforderungen stehen oder standen, ist für viele Geschwister von großer Bedeutung. Gruppenangebote erzeugen das Gefühl von Zugehörigkeit und schaffen einen Raum, in dem Geschwister über ihre Erfahrungen im Umgang mit (geschwisterbezogenen) Themen reden können. So auch für Lara:

> »Ich fand es immer sehr interessant, dass die Kinder sehr ähnliche Geschichten hatten wie ich. Sie haben ähnliche Situationen durchlebt oder auch die Gefühlswelt war oft eine sehr ähnliche. [...] Man hat sich auch nochmal reflektieren können und es war sehr beruhigend, dass man nicht allein ist und man jemanden hat, wohin man sich im Notfall wenden könnte.«

Wenn das erkrankte Kind verstirbt, sollten die Geschwister in die Geschehnisse miteinbezogen werden – so weit, wie sie das möchten. Geschwisterbegleitung in der Kinder- und Jugendhospizarbeit muss Raum und Zeit schaffen, damit auch die Geschwister, unabhängig von ihrem Alter, Abschied nehmen können. Dabei sollen gemeinsam Rituale gefunden werden, die für sie zum Abschiednehmen wichtig und stimmig sind. Dazu gehört neben kreativen Arbeiten, wie bspw. der Sargbemalung, auch, das verstorbene Kind noch mal sehen und berühren zu dürfen. Die Geschwister teilhaben und mitgestalten zu lassen, hilft ihnen, das Geschehene zu begreifen, wie Laras Beispiel deutlich macht:

> »[...] ich glaube, ich habe es erst später realisiert und dann erst verstanden, dass meine Schwester jetzt wirklich nicht mehr da ist. Wirklich realisiert habe ich das erst im Bärenherz, als die Vorbereitungen losgingen und wir den Sarg bemalt haben.«

In der darauffolgenden Zeit können Angebote in Form von Einzel- und Gruppentrauerbegleitung hilfreich sein. Sie sollen der Trauer im Alltag Raum geben, Erinnerungen wahren und dem verstorbenen Kind einen neuen Platz im Leben geben. Perspektiven für die Geschwister in Bezug auf die eigene Lebensgestaltung, trotz Verlust, können geschaffen werden.

15.3 Fazit

Geschwister von lebensverkürzend erkrankten Kindern und Jugendlichen sehen sich vor eine Vielzahl an Herausforderungen gestellt, die zu internalisierenden und externalisierenden Problemen oder Anpassungsschwierigkeiten beim Geschwister führen können. Gleichzeitig birgt ihre Lebenssituation zahlreiche Ressourcen in sich und ermöglicht den Geschwistern die Entwicklung ganz besonderer Kompetenzen im individuellen und sozialen Bereich.

Die professionelle Begleitung von Geschwistern kann bestehende Belastungen reduzieren und die Entwicklung spezieller Kompetenzen fördern.

Wenn Geschwister ihre aus ihrer besonderen Situation heraus entstandenen Stärken sehen und wertschätzen können und in ihrem Umfeld eine besondere Solidarität spüren, so werden sie ihre Erfahrungen gegebenenfalls, wie Lara, als positive Herausforderungen werten.

Literatur

Ernst, G., Kowalewski, K. (2019). *Fit und Stark – ModuS-Geschwisterworkshop für gesunde Geschwister von Kindern mit chronischer Erkrankung oder Behinderung.* Lengerich: Pabst Science Publishers.

Hackenberg, W. (2008). *Geschwister von Menschen mit Behinderung.* München: Ernst Reinhardt Verlag.

Knecht, C. (2018). *Geschwister von chronisch kranken Kindern und Jugendlichen. Erleben und Bewältigungshandeln.* Wiesbaden: Springer.

Möller, B., Gude, M., Herrmann, J., Schepper, F. (2016). *Geschwister chronisch kranker und behinderter Kinder im Fokus. Ein familienorientiertes Beratungskonzept.* Göttingen: Vandenhoeck & Ruprecht.

Tröster, H. (2001). Die Beziehung zwischen behinderten und nichtbehinderten Geschwistern. *Zeitschrift für Entwicklungspsychologie und Pädagogische Psychologie, 33*, 2–19.

Tröster, H. (2013). Geschwister chronisch kranker Kinder und Jugendlicher. In M. Pinquart (Hg.), *Wenn Kinder und Jugendliche körperlich chronisch krank sind: Psychische und soziale Entwicklung, Prävention, Intervention* (S. 101–117). Heidelberg: Springer.

Witt-Loers, S., Halbe B. (2013). *Kindertrauergruppen leiten. Ein Handbuch.* Gütersloh: Gütersloher Verlagshaus.

16 Spezialisierte ambulante Palliativversorgung für Kinder, Jugendliche und junge Erwachsene (SAPV-KJ) in Deutschland: Eine Bilanz des KinderPalliativTeams Südhessen von seiner Gründung 2012 bis heute

Joachim Pietz, Sabine Becker, Holger Fiedler und Ingmar Hornke

16.1 Einleitung

Im Jahr 1967 gründete Cicely Saunders in London das erste Hospiz zur Versorgung schwerstkranker und sterbender Patientinnen, St Christopher's Hospice. Sie entwickelte auch das Konzept des »total pain«, womit sie einen umfassenden körperlichen, psychologischen, sozialen und spirituellen Schmerz meinte. Damit wurde eine breite Sicht auf die Bedürfnisse sterbender Patienten[47] und ihrer Familien eröffnet. Von Anfang an war es Cicely Saunders wichtig, die medizinische und pflegerische Versorgung durch psychologische, soziale und spirituelle Hilfestellungen zu ergänzen, »Palliative Care« war und ist immer ein multiprofessioneller Ansatz.

In der Folge kam es in der westlichen Welt zur Gründung weiterer Hospize, von Palliativstationen an Krankenhäusern und ambulanten Diensten zur Versorgung in der Häuslichkeit. Medizinische Fakultäten nahmen die Palliativmedizin als Lehr- und Prüfungsfach auf, in Deutschland können sich Fachärzte seit 2004 in Palliativmedizin spezialisieren. 2007 verabschiedete die deutsche Bundesregierung mit den § 37b und § 132d im SBG V den gesetzlich geregelten Anspruch auf Spezialisierte Ambulante PalliativVersorgung (SAPV), und erste Verträge mit den Kostenträgern wurden geschlossen. Die SAPV-Teams für Erwachsene versorgten zunächst auch einzelne Kinder, bis dann erste Teams speziell für Kinder, Jugendliche und junge Erwachsene (im Folgenden »Kinder« genannt) etabliert wurden, SAPV-KJ. 2013 wurden ergänzend Empfehlungen speziell für die SAPV-KJ verabschiedet. Wichtige Elemente waren die längere Versorgungsdauer, Versorgungen mit Unterbrechungen und die Berücksichtigung einer bei Kindern schwierigeren Prognosestellung. Ebenso wurde geklärt, dass die Lebensbegrenzung nicht zwingend durch die Grunderkrankung, sondern auch durch Folgeerkrankungen bedingt sein kann. Das KinderPalliativTeam Südhessen zählte mit zu den frühesten Gründungen spe-

---

47 Aus Gründen der besseren Lesbarkeit hat das Autorenteam darauf verzichtet, die jeweils korrekte Benennung aller Geschlechtsformen zu benutzen. Es wurde deshalb entschieden, nur eine Geschlechtsform zu verwenden, für die Fachpersonen die weibliche und für das Kind die männliche Form. Es soll aber ausdrücklich die alle Geschlechter respektierende Haltung betont werden.

zieller Kinderteams. Heute ist die SAPV-KJ in Hessen flächendeckend mit drei Teams etabliert, die sich um die Hausbetreuung schwer kranker und sterbender Kinder und Jugendlicher kümmern. Für Deutschland werden für das Jahr 2022 (Angabe statista.com) 2.051 Todesfälle bei Kindern nach dem ersten und bis zum Ende des 20. Lebensjahres gezählt, hinzu kommen noch 2.345 Säuglinge im ersten Lebensjahr, die zum großen Teil als extrem Frühgeborene und Kinder mit angeborenen Erkrankungen bereits in den Kinderkliniken versterben.

In diesem Beitrag sollen die Veränderungen der Versorgungsstruktur und der kindlichen Erkrankungen seit der Gründung des KinderPalliativTeams Südhessen bis heute dargestellt werden. Ein besonderes Augenmerk liegt dabei auf den kinderneurologischen (neuropädiatrischen) Erkrankungen, die im Verlauf der Jahre einen immer größeren Anteil an Versorgungen ausmachten. Andere Krankheitsbilder und -gruppen werden in weiteren Beiträgen dieses Buches behandelt. Bei der Gründung wurde das KinderPalliativTeam Südhessen zunächst von nur drei Mitarbeiterinnen getragen, mittlerweile ist es ein großes multiprofessionelles Team unter Einschluss von breit ausgebildeten Kinderpflegefachkräften und Kinderärztinnen mit differenzierter Spezialisierung (Onkologie, Neonatologie, Pulmonologie, Neuropädiatrie), Psychologinnen und Sozialarbeiterinnen, ergänzt durch Verwaltungsfachkräfte, die alle in Palliative Care bzw. Palliativmedizin ausgebildet sind.

Das KinderPalliativTeam Südhessen folgt den Vorgaben der WHO:

»Die Palliativversorgung von Kindern umfasst die aktive Betreuung der körperlichen, geistigen und spirituellen Bedürfnisse des Kindes vom Zeitpunkt der Diagnosestellung an und schließt die Unterstützung der Familie mit ein. Die Versorgenden müssen die körperlichen und psychosozialen Leiden des Kindes erkennen und lindern. Eine effektive Palliativversorgung benötigt einen multidisziplinären Ansatz, der die Familie einbezieht und regionale Unterstützungsangebote nutzbar macht.« (WHO, 1998)

16.2 Ergebnisse

16.2.1 Diagnosen der versorgten Kinder im Verlauf von der Gründung bis heute

Um die Häufigkeit typischer, mit SAPV-KJ durch das KinderPalliativTeam Südhessen betreuter Erkrankungsgruppen darstellen zu können, wurden die Diagnosen aller Neuaufnahmen von 2011 bis heute in Untergruppen zusammengefasst. Neben den hier statistisch abgebildeten Neuaufnahmen kamen während all der Jahre in großer Zahl auch Wiederaufnahmen vor. Wiederaufgenommen wurden und werden Kinder, die nach einer ersten Betreuungsphase über längere Zeit eine Versorgungspause hatten und dann bei erneuten Krisen oder Verschlechterungen der Grunderkrankung wieder in die Betreuung kamen.

Es wurden fünf Untergruppen (a–e) gebildet. Zum besseren Verständnis sollen die hier zusammengefassten Erkrankungen näher beschrieben werden.

a. Organerkrankungen
In diese Gruppe fallen Kinder mit Erkrankungen, bei denen bevorzugt ein Körperorgan erkrankt ist. Ein Beispiel wäre die Erkrankung der Lunge bei der genetischen Erkrankung Mukoviszidose. Diese Erkrankung führt zu einem fortschreitenden Funktionsverlust der Lunge durch immer wieder auftretende Infektionen. Wenn eine Lungentransplantation nicht möglich ist, sterben viele der stark betroffenen Patientinnen im späten Jugend- oder jungen Erwachsenenalter an Atemversagen. Ebenfalls in dieser Gruppe finden sich Kinder mit angeborenen Herzfehlern. Viele Kinder mit komplexen Herzfehlern können heute durch korrigierende Herzoperationen ein weitgehend normales Leben führen, ihre Lebenserwartung ist oft ganz normal. Einige Herzfehler können aber nicht kurativ operiert werden, wie z.B. das sog. Hypoplastische Linksherzsyndrom, und diese Kinder sterben oft früh in der Kindheit. Diese Gruppe von Kindern umspannt einen weiten Altersbereich vom 1. bis zum 29. Lebensjahr (MW 7,5 Jahre).

b. Onkologische Erkrankungen (Krebserkrankungen)
Kinderonkologische Erkrankungen schließen Erkrankungen des Blutes bzw. der Blutbildung ein, wie z.B. Leukämien und Lymphome. Daneben sind Hirntumoren und Erkrankungen des Bindegewebes und der Knochen, meist sog. Sarkome und Teratome, häufig. Ebenfalls sind Nieren und Leber häufig von einer Krebserkrankung betroffen. Das Altersspektrum der Kinder mit onkologischen Erkrankungen reicht vom ersten Lebensjahr bis ins Erwachsenenalter, der Mittelwert lag bei 11,5 Jahren.

In der Gründungsphase der Kinderpalliativbetreuung unterstützten häufig kinderonkologische Kliniken den Aufbau der SAPV-KJ, da Eltern und die Kinder selbst gerne nach Abschluss der kurativen Möglichkeiten die letzte Lebensphase zuhause in der eigenen Wohnung im Kreis der anderen Familienmitglieder und der Freundinnen verbringen wollten. Dies war aber angesichts der Notwendigkeit spezieller palliativer Kenntnisse und Anforderungen nur durch SAPV-KJ möglich. Kinder, die von der kurativ orientierten kinderonkologischen Betreuung nach einer ausführlichen Beratung in SAPV-KJ wechseln, haben oft viele Jahre einer sehr intensiven und leidvollen medizinischen Behandlung hinter sich, die zu Erschöpfung und Ablehnung weiterer Therapien führen können. Häufig ist aber auch eine enge Kooperation zwischen Kinderonkologie und SAPV-KJ ein guter Weg. Während der langen Therapie sind oft auch enge Beziehungen zu den Betreuenden in der Klinik entstanden sind. Dies muss beim Übergang in die Hausversorgung geprüft und bedacht werden.

Während in der Anfangszeit von SAPV-KJ die Kinder häufig zwischen Klinik- und SAPV-KJ-Betreuung pendelten, ist heute auch eine integrierte Mitversorgung möglich, da neue onkologische Therapien (wie z.B. mittels Antikörpern, Inhibitoren usw.) einen positiven Einfluss auf den Krankheitsverlauf zeigen und gleichzeitig SAPV-KJ wegen des trotz dieser Therapien lebensverkürzenden Verlaufs und zur Symptomkontrolle für die Hausbetreuung gerechtfertigt ist.

Dies ermöglicht auch »early intergration«, d. h. eine sehr frühe Einbindung des Kinderpalliativteams in die Behandlung.
c. Trisomien und andere Chromosomenstörungen
Bereits in der Neonatalzeit zeigen Kinder mit bestimmten angeborenen Chromosomenstörungen, wie z. B. Trisomie 18, 15 oder 13, eine Fülle schwerer Symptome, die eine engmaschige und kompetente Betreuung zur Kontrolle dieser Symptome und Verhinderung von Leid schon früh nach der Geburt notwendig machen. Entsprechend ist das mittlere Alter dieser Patientengruppe mit 3,6 Jahren eher niedrig. Viele Eltern wollen die Neugeborenenstation der Kinderklinik möglichst bald verlassen und mit ihrem Neugeborenen in den familiären Rahmen umziehen. Hier kann die SAPV-KJ die notwendige Hilfestellung vor Ort geben. Mit der Etablierung einer pränatalen Palliativversorgung können heute bereits während der Schwangerschaft die Sorgen und Erwartungen der Eltern vor der Geburt geklärt werden. Hierzu sei auf den Beitrag von Silke Ehlers über die Pränatale Betreuung durch das KinderPalliativTeam Südhessen verwiesen (▶ Kap. 7).
d. Neurogenetische Erkrankungen
Erkrankungen des Gehirns, der Nerven und der Muskulatur haben in den meisten Fällen eine genetische Ursache, die heute mit entsprechenden Labormethoden bestimmt werden können. Für die wenigsten Erkrankungen aus dieser Gruppe gibt es eine ursächliche Behandlung, die Krankheitssymptome verschlechtern sich im Verlauf und führen vorzeitig zum Tod. Das mittlere Alter dieser Gruppe liegt bei 7,1 Jahren.
e. Prä-, peri-, postnatale Hirnschädigung
Bei Sauerstoffmangel oder Durchblutungsstörungen im Gehirn, entweder bereits während der Schwangerschaft oder unter oder nach der Geburt, kann eine schwere bleibende Hirnschädigung eintreten. Vergleichbares passiert bei Ertrinkungsunfällen oder Gewalteinwirkung von außen, wie bei Verkehrsunfällen, auch später im Verlauf der Kindheit. Oft ergibt sich das Bild einer schwersten Behinderung mit motorischen, geistigen, kommunikativen Einschränkungen und einer weitgehend oder völlig fehlenden Teilhabe. Die betroffenen Kinder sind während ihres ganzen Lebens auf eine engmaschige Pflege angewiesen. Das mittlere Alter liegt ähnlich den Kindern mit neurogenetischen Erkrankung bei 6,9 Jahren.

Auf die in der SAPV-KJ immer größer werdenden Gruppen d) und e) soll unten noch näher eingegangen werden.

Aus ▶ Abb. 16.1 wird deutlich, dass die Zahl der Neuaufnahmen im Verlauf der Jahre kontinuierlich zugenommen hat. Der Anteil kinderonkologischer Erkrankungen war im ersten Versorgungszeitraum 2011/12 die größte Gruppe. In den Folgejahren hat das KinderPalliativTeam Südhessen einen Anteil von jeweils 25–30 % von Kindern mit Erkrankungen aus der Kinderonkologie versorgt. Hierbei mag die sehr gute Kooperation mit der Kinderonkologie und Hämatologie der Universitätskinderklinik Frankfurt eine Rolle gespielt haben, denn andere SAPV-KJ-Teams in Deutschland betreuen einen wesentlich geringeren Anteil onkologischer Patientinnen. Auch die Übernahmen von Neugeborenen und jungen Säuglingen

16.2 Ergebnisse

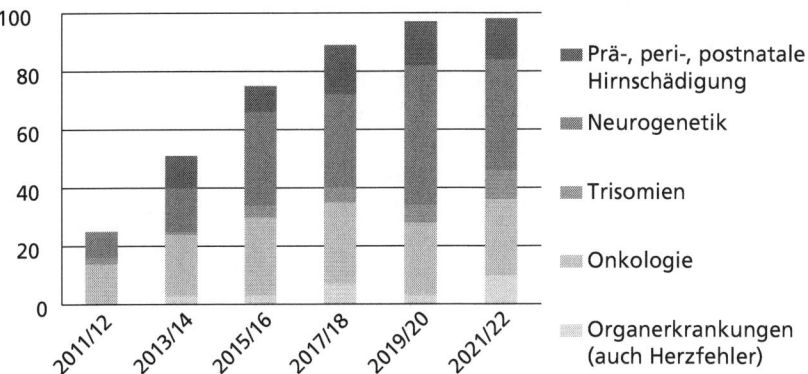

Abb. 16.1: Diagnosegruppen a–e im Verlauf von der Gründung des KinderPalliativTeams Südhessen 2011 bis zum Jahr 2022, jeweils für zwei Jahre zusammengefasst

mit angeborenen chromosomalen Störungen aus der Neonatologie nimmt zu. Dieser Trend wird durch das Engagement des KinderPalliativTeams Südhessen in der pränatalen Betreuung in den letzten Jahren deutlich verstärkt. In den Entstehungsjahren des KinderPalliativTeams Südhessen erfolgten Zuweisungen neuropädiatrischer Patientinnen eher zurückhaltend, und bis heute verteilen sich die Zuweisungen aus Südhessen regional sehr unterschiedlich.

16.2.2 Kinderneurologische Diagnosen, Symptome und Fragestellungen

Überblick

Den stärksten Zuwachs im Verlauf der Jahre zeigen dennoch Krankheitsbilder aus der Kinderneurologie (Neuropädiatrie). Neben den schwerstbehinderten Kindern nach frühkindlicher Hirnschädigung sind das insbesondere sog. neurogenetische Erkrankungen. Neurogenetische Krankheitsbilder schließen sehr verschiedene Krankheitsgruppen ein. Zu dieser Gruppe zählt eine große Zahl teils seltener angeborener Stoffwechselerkrankungen mit gravierender Auswirkung auf Hirnentwicklung und Hirnfunktion. ▶ Abb. 16.2 zeigt von oben nach unten:

1. seltene (andere) Stoffwechselerkrankungen, die z. B. die Aminosäuren oder Lipide betreffen,
2. Erkrankungen des Energiestoffwechsels (sog. mitochondriale Erkrankungen),
3. lysosomale Speichererkrankungen, bei denen es zur fehlerhaften Speicherung schädigender Stoffwechselprodukte in vielen Organen und insbesondere auch dem Gehirn kommt, wie z. B. Mukopolysaccharidosen, Sphingolipidosen u. a.,
4. neurodegenerative Abbauerkrankungen des Gehirns, wie z. B. Leukodystrophien,
5. unterschiedliche genetische Erkrankungen (mit bekanntem Gendefekt), wie z. B. das Rett-Syndrom,

6. angeborene Fehlbildungen des Gehirns, wie z. B. Lissenzephalie, Polymikrogyrien, Schizenzephalie, teils assoziiert mit
7. Fehlbildungen anderer Organe und Körperstrukturen, wie bei Holoprosenzephalie oder dem extrem seltenen Schinzel-Gideon-Syndrom,
8. sogenannte neuromuskuläre Erkrankungen, die durch Abbau von Nerven und Muskulatur vor allen die Motorik betreffen und im Verlauf meist zu schwersten generalisierten Lähmungen führen. Sehr bekannt und häufig ist die Muskeldystrophie Duchenne.

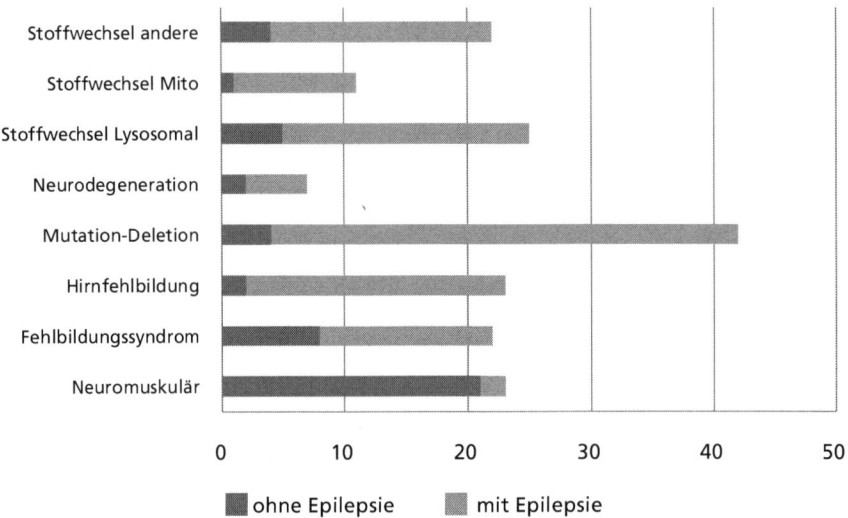

Abb. 16.2: Untergruppen neurogenetischer Krankheitsbilder, jeweils mit oder ohne assoziierte Epilepsieerkrankung (N = 172)

In den zurückliegenden zehn Jahren haben sich teilweise Änderungen durch Fortschritte in der Therapie in einzelnen Diagnosegruppen ergeben. Früher war z. B. die neuromuskuläre Erkrankung (Gruppe 8) Spinale Muskelatrophie (SMA) Typ 1 eine häufige Diagnose in der Palliativversorgung. Kinder mit SMA 1 erreichten wegen einer fortschreitenden generalisierten Lähmung mit Ateminsuffizienz sehr selten ein Alter über zwei Jahren. Eine kompetente Palliativbetreuung war angesichts der rasch voranschreitenden Ateminsuffizienz bei dieser Erkrankung dringend erforderlich. Durch neue, auf genetischen Methoden basierende Therapien (Kirschner et al., 2021) kann die Symptomatik der SMA 1 heute so nachhaltig gebessert werden, dass die früher übliche Palliativversorgung heute fast nicht mehr vorkommt.

Eine gegenteilige Entwicklung hat die Behandlung früh beginnender genetischer Epilepsien genommen, der sogenannten epileptischen Enzephalopathien. Kinder mit diesen früh beginnenden und oft therapierefraktären Epilepsieerkrankungen haben meist auch schwerwiegende Entwicklungsstörungen und andere Symptome. Früher wurden diese Kinder fast ausschließlich in neuropädiatrischen Spezialkliniken betreut, zahlreiche Behandlungsversuche reihten sich aneinander. Mittlerweile wurde in vielen wissenschaftlichen Studien für eine ganze Reihe dieser Erkrankungen belegt, dass es eine erfolgreiche medikamentöse Behandlung nicht gibt. So werden heute junge Kinder mit epileptischen Enzephalopathien schon früher, teils bereits im Säuglingsalter, einer Palliativbetreuung zugeführt – oft eine schwierige Klippe für Eltern, die weiterhin auf die »eine wirksame Therapie« hoffen

All diese sehr vielfältigen, im Einzelnen oft seltenen kinderneurologischen Erkrankungen haben durch die Beteiligung, manchmal sogar den fast völligen Untergang des menschlichen Gehirns trotz der sehr unterschiedlichen Ursachen und Krankheitsprozesse eine Reihe von Ähnlichkeiten, die in der SAPV-KJ Berücksichtigung finden müssen, und spezielle Fachkenntnisse erfordern.

Epilepsie

Sehr häufig haben die Patientinnen in der Palliativphase Epilepsien, die mit oft vielfach am Tag auftretenden und schwer beeinflussbaren Krampfanfällen einhergehen. ▶ Abb. 16.2 und ▶ Abb. 16.3 zeigen den Anteil von Kindern mit Epilepsieerkrankungen. Eltern, Geschwister, Freundinnen, aber auch Fachpersonal werden durch die plötzlich und unvorhersehbar auftretenden Symptome der Anfälle in Atem gehalten: Verdrehen der Augen, Zuckungen von Armen und Beinen, Verlust des Bewusstseins teils in Verbindung mit Erbrechen, Atemstörungen und anderen Zeichen wirken auf alle Anwesenden sehr bedrohlich und unkontrollierbar, sodass große Ängste und ein starker Wunsch nach Besserung sowie Kontrolle der Anfälle entstehen. Oft ist dies aber trotz zahlreicher neuer und auch älterer Epilepsiemedikamente nicht erreichbar. Viele Kinder erhalten eine sehr große Zahl von Medikamenten – Nebenwirkungen und Interaktionen müssen bedacht und geprüft werden. Wo möglich, müssen mit der Familie andere Ziele als die gewünschte Anfallsfreiheit erarbeitet werden, wie z. B. eine schonende Lagerung, Kompetenz der Betreuenden in der Anwendung anfallsunterbrechender Medikamente oder die Beruhigung aller Anwesenden durch ruhiges Sprechen und Körperkontakt. Die

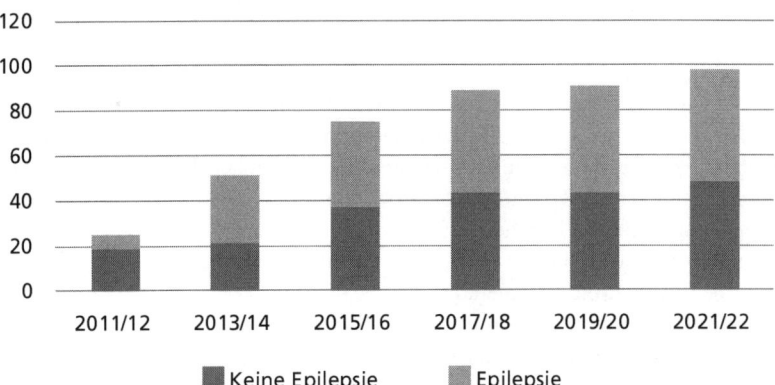

Abb. 16.3: Die in den Jahre 2011 bis 2022 in die Betreuung des KinderPalliativTeams Südhessen neu aufgenommenen Kinder und Jugendlichen zeigen zu > 50 % Epilepsien, was die Bedeutung kinderneurologischer Kompetenz in der SAPV-KJ unterstreicht.

Anfallsunterbrechung durch orale, rektale und auch nasale Gaben der Medikamente muss erprobt und mit vielen Eltern auch praktisch geübt werden. Anhaltende und schwer unterbrechbare große Anfälle können in einen Status epilepticus münden, der dann oft nur durch das SAPV-Team und sehr hoch dosierte Medikamentengaben oder durch intravenöse Therapie beendet werden kann.

Schwerste kombinierte neurologische Symptomatik

Weitere typische Symptome neurologisch kranker Kinder sind von der Schädigung des Gehirns ausgehende Bewegungsstörungen, oft mit einer starken Erhöhung der Muskelspannung und Spastik, Schluck- und Ernährungsstörungen, schwersten Entwicklungsstörungen mit eingeschränkter oder fehlender Kommunikationsfähigkeit, Unruhe, Schreiattacken, Ein- und Durchschlafstörungen und anderen Problemen. Viele dieser meist großes Leid verursachenden Symptome sind einer ursächlichen Behandlung nicht zugänglich (Becker et al., 2021). Häufig bestimmen dann die sekundären Folgen der ZNS-Schädigung den weiteren Verlauf. Die Einschränkung der Körpermotorik, Schluckstörungen und eine Überproduktion von Schleim in der Lunge führen bei vielen Kindern zu Atemstörungen und wiederholten Lungeninfektionen mit Abnahme der Lungenfunktion im Verlauf. Ernährungsstörungen mit ausgeprägten Wachstumsstörungen und Dystrophie kommen bei vielen Kindern als Problembereich dazu wie auch Komplikationen der PEG-Ernährung und hartnäckige Obstipation. Auch die o. g. therapierefraktären Epilepsien mit anhaltenden anfallsbedingten Entsättigungen und die antiepileptische Polytherapie mit kumulativen Medikamentennebenwirkungen wirken lebensverkürzend. Dazu kommen schwierige Pflegbarkeit bei zerebralen Bewegungsstörungen mit Kontrakturen der Extremitäten und Komplikationen orthopädischer Operationen. Besonders wichtig und für den Alltag bestimmend sind chronische Schmerzen, die ebenfalls aus den Komplikationen der Hirnschädigung entstehen.

Bedeutsam sind auch schwer beeinflussbare Störungen des Wach-Schlaf-Rhythmus, die nur bei kompetenter und nachhaltiger Behandlung Besserung zeigen. Das große Spektrum an leidvollen Symptomen macht es notwendig, dass die Fachleute Eltern, Pflegekräften und, wo möglich, die Betroffenen selbst aktiv nach Beschwerden und Problemen fragen, da vieles im Alltag schwer kranker oder behinderter Kinder quasi selbstverständlich geworden ist und dann nicht spontan benannt wird. Dies betrifft gerade die die ganze Familie sehr belastenden und manchmal auch schambesetzten Verhaltensprobleme, wie Unruhe, Schlafstörungen, Schreiattacken, emotionale Ausbrüche, Aggressivität. Vor pharmakologischen Therapieansätzen sollte die sorgfältige Analyse der Entstehungsbedingungen und die Änderung von Umgebungsbedingungen stehen.

Die schulmedizinische Behandlung der Symptome ist ein wichtiger Baustein der SAPV-KJ und schließt heute eine Vielzahl spezieller Methoden und Therapien ein, wie z. B. die systematische Erfassung und Dokumentation des neurologischen Untersuchungsbefunds, die Aufzeichnung epileptischer Anfälle in Anfallskalendern, den Einsatz von Schmerzskalen, Videoaufnahmen, die Bedienung von Sonden,

Pumpen, Kathetersystemen und medizinischen Geräten (wie z. B. implantierten Baclofen-Pumpen u. a.).

Die schwierige Bestimmung des Therapieziels bei schwerst neurologisch beeinträchtigten Kindern

Viele Studien zeigen, dass die Lebenserwartung schwerst neurologisch beeinträchtigter Kinder verkürzt ist, die Verläufe sind aber oft langwierig (Grossman & Eyman, 1998; Plioplys, 2003). Die heute in vielerlei Aspekten mögliche Ausweitung medizinischer Therapie wird meist in gesundheitlichen Krisensituationen (z. B. bei schwerer Lungenentzündung) in Kliniken und oft auf Intensivstationen begonnen. Denkbar ist z. B. die Verbesserung der Atemsituation durch eine andauernde Heimbeatmung. Neben der hiermit erreichten Symptomkontrolle spielen in Kliniken aber auch pragmatische Aspekte eine Rolle, wie die Möglichkeit zur Entlassung der Kinder aus den überfüllten Intensivstationen. Gleichzeitig kann man feststellen, dass Eltern durch die Gewöhnung an den leidvollen Zustand ihrer Kinder, aufgrund ihrer Einstellungen oder aufgrund religiöser Haltungen oder wegen des psychologischen Drucks aus der Familie, eine Ausweitung der Lebenszeit schwerstkranker Kinder mit allen denkbaren Mittel anstreben. So werden oft die von der modernen kurativen Medizin angebotenen Lösungen, etwa Ernährung über PEG-Systeme, Heimbeatmung oder intravenöse Langzeiternährung usw., auch für Kinder aufgegriffen, für die eine stete Verschlechterung des Gesundheitszustands und Zunahme des Leids unabweisbar feststehen, wie bei zahlreichen unaufhaltbar zum Tod führenden neurodegenerativen Erkrankungen (Kohlschütter, 2021).

In der Gruppe der neurologisch schwerstkranken oder schwerstbehinderten Kinder können Therapieentscheidungen meist den Wunsch und Willen des Betroffenen selbst nicht einbeziehen. Eine Sicht »von außen« auf das Interesse des Kindes (im Sinne des Best-Interest-Konzepts) wird außerhalb des Elternwillens menschlich und fachlich schwierig oder gelingt nicht mehr. So entstehen durchaus auch ethische »Reibungen« mit der Kinderpalliativversorgung, die für das Kind Lebensqualität, Symptomkontrolle und ein Leben ohne Leid vertritt.

Eine kompetente Hilfestellung kann bei vielen der oben genannten, teils sehr seltenen Erkrankungen oft nur durch einen erfahrenen interdisziplinären Kinderpalliativdienst mit 24-Stunden-Rufbereitschaft wirklich sichergestellt werden. Meist kumulieren all die genannten Probleme im Verlauf. Die spezialisierte ambulante Palliativversorgung bietet die Voraussetzungen zu einer qualitativ hochwertigen und menschenwürdigen Betreuung dieser Patientengruppe im familiären Rahmen. Krisenhaft auswachsende Symptome können ambulant kontrolliert werden, wiederholte stationäre Aufnahmen werden reduziert. Psychologische, soziale und spirituelle Unterstützung stabilisieren die häusliche und familiäre Situation.

An der Versorgung sind bei der Übernahme in SAPV-KJ in aller Regel bereits verschiedene Helfersystem beteiligt, wie u. a. die niedergelassene Kinderärztin vor Ort, Kliniken und sozialpädiatrische Zentren, ambulante Kinderhospizdienste und auch stationäre Hospize, Therapeutinnen (Physiotherapie, Ergotherapie, Logopädie), Beratungsstellen, Ämter und andere. Es ist Aufgabe der SAPV-KJ, alle diese oft seit langer Zeit engagierten Fachleute zu informieren und in ihren Aktionen zu koordinieren. Von Anfang an sollte es ein Bestreben aller Beteiligten sein, mit den Eltern und allen anderen Beteiligten, vor allem auch den (Intensiv-)Pflegediensten, das Gespräch über die Ziele der Behandlung zu führen und, wo dies naheliegt (wie z. B. bei unaufhaltsam fortschreitenden neurodegenerativen Erkrankungen), Wege zu einer Begrenzung lebenserhaltender medizinischer Maßnahmen aufzuzeigen (Kohlschütter, 2021). Die Verschriftlichung von Therapiebegrenzung (wie z. B kein Wunsch nach kardiopulmonaler Reanimation oder Intubation) in einer Elternverfügung für Notfallsituationen (Empfehlung zum Vorgehen in Notfallsituationen, EVN) kann helfen, den von den Eltern stellvertretend genannten Patientenwillen an alle Versorger, auch die Notärztin, zu kommunizieren (Rellensmann et al., 2023). Nicht selten wird das KinderPalliativTeam auch explizit für diese Aufgabe angefragt. Die so getroffenen Festlegungen müssen im Verlauf bei neuen therapeutischen Bemühungen mit diesen abgeglichen werden. Es sollte geprüft werden, ob das angestrebte Therapieziel mit neuen therapeutischen Optionen überhaupt erreicht werden kann. Wenn nicht, sollte mit den Sorgeberechtigten ein neues, realistisches Ziel formuliert und die angemessenen Maßnahmen daran ausgerichtet werden. Dies sind im Einzelfall sehr schmerzhafte Prozesse, die einer spezialisierten und geduldig unterstützenden Betreuung bedürfen.

16.3 Fazit

Die Angebote und Hilfestellungen, die SAPV-KJ, und damit das KinderPalliativ-Team Südhessen, Kindern und ihren Familien anbot und anbietet, zielen darauf ab, die Lebensqualität zu verbessern und Leid (im Sinne des anfangs genannten Konzepts von »total pain«) zu vermindern. Dabei soll das Interesse des Kindes im Zentrum aller Bemühungen stehen, Eltern, die ganze Familie, Freunde, Pflegende und alle an der Versorgung Beteiligten sollen auf dem oft schwierigen Weg mitgenommen und begleitet werden. Last und Nutzen aller Bemühungen müssen regelmäßig geprüft und abgewogen werden, um das jeweils individuelle Therapieziel im Auge zu behalten.

Literatur

Becker, S., Fiedler, H., Pietz, J. (2021). Fall 59 Probleme genug. In: K. Welsch, B. Gronwald, S. Gottschling (Hg.), *Fälle Palliativmedizin. Patientenzentrierte, multiprofessionelle Empfehlungen aus der Praxis* (S. 431–444). München: Urban & Fischer in Elsevier.
Führer, M. (2011). Kinderpalliativmedizin. *Monatsschr Kinderheilk, 159*(6), 583–596.

Grossman, H. J., Eyman, R. K. (1998). Survival estimates of severely disabled children. *Pediatr Neurol, 19*, 243–244.

Kirschner, J., Bernert, G., v. der Hagen, M. et al. (2021). Zur Gentherapie der Spinalen Muskelatrophie mit Onasemnogene Abeparvovec. Stellungnahme der Gesellschaft für Neuropädiatrie. *Monatsschr Kinderheilk, 168*, 938–941.

Kohlschütter, A. (2021). Ethical Issues in Care and Treatment of Neuronal Ceroid Lipofuscinoses (NCL). A Personal View. *Front Neurol* 12:692527.

Kopelman, L. M. (2007). The best interests standard for incompetent or incapacitated persons of all ages. *J Law Med Ethics, 35*, 187–196.

Plioplys, A. V. (2003). Survival rates of children with severe neurologic disabilities: a review. *Semin Pediatr Neurol, 10*, 120–129.

Rellensmann, G., Hasan, C., Beissenhirtz, A. et al. (2023). Vorausverfügungen in der Pädiatrie. Strukturierte, rechtlich fundierte Vorausverfügungen für Akutsituationen. *Monatsschr Kinderheilk, 171*(8), 726–732.

17 Erfahrungen mit dem praktischen Einsatz von Pflegeschülerinnen und -schülern im KinderPalliativTeam Südhessen: Was hat sich seit der Einführung der Generalistik geändert?

Katharina Roth

Seit 2009 besitze ich die Fachweiterbildung zur Praxisanleiterin und bin seit 2017 im KinderPalliativTeam Südhessen tätig. Dort bieten wir Auszubildenen zur Pflegefachfrau bzw. zum Pflegefachmann den praktischen Einsatz in unserer Einrichtung an. Für die Auszubildenden gilt seit 2020 das neue bundeseinheitliche Gesetz zur Pflegeausbildung, welches die Pflegefachkräfte befähigen soll, Menschen aller Altersgruppen in allen Versorgungsbereichen zu pflegen (generalistischer Ansatz).

17.1 Ausbildung zu Gesundheits- und Kinderkrankenpflege

In Hessen gibt es derzeit lediglich neun Ausbildungsorte, die eine Spezialisierung zur Gesundheits- und Kinderkrankenpflege anbieten und den Auszubildenden die Möglichkeit geben, die Berufsbezeichnung Gesundheits- und Kinderkrankenpfleger bzw. -pflegerin zu erwerben. In den ersten beiden Jahren durchlaufen die Auszubildenden dabei die übliche Pflegeausbildung, erst im dritten Jahr werden dann die spezifischen Pflegethemen und Krankheitsbilder der Pädiatrie gelehrt. Auch der praktische Ausbildungsteil findet im dritten Jahr vorwiegend in der Pädiatrie statt. Auf einer Kinderstation wird dann auch der Vertiefungseinsatz von mindestens 500 Stunden absolviert und das praktische Examen abgenommen.

Gegenwärtig bieten zu wenige Träger die Spezialisierung zur Gesundheits- und Kinderkrankenpflege an, sodass weiterhin der hohe Bedarf an speziell qualifizierten Pflegekräften für Früh- und Neugeborene, Säuglinge, Kinder und Jugendliche nicht gedeckt werden kann. Wurde noch vor o. g. Pflegegesetz die Kinderkrankenpflege von entsprechend ausgebildeten Pflegekräften übernommen, so gilt nunmehr der generalistische Grundsatz, wonach jede ausgebildete Pflegefachkraft ohne eine Zusatzqualifikation in einer pädiatrischen Einrichtung arbeiten kann. Ausgewiesene und spezielle Kinderkrankenpflege wird in Zukunft zunehmend seltener vertreten.

Ein kurzer Vergleich der früheren praktischen Ausbildung der Gesundheits- und Kinderkrankenpflege mit der heutigen generalistischen Pflegeausbildung verdeutlicht eindrücklich heutige Problemlagen in der Kinderkrankenpflege. Zunächst: Die vorgeschriebene Stundenzahl der praktischen Einsätze ist unverändert bei 2.500 Stunden geblieben – diese teilen sich auf in 400 Stunden stationären Einsatz, 500 Stunden Vertiefungseinsätze und 160–180 Stunden Wunscheinsätze. In den Kliniken sind dies häufig Einsätze auf einer Intensivstation, denn Intensivpflege ist im neuen Rahmenplan der Pflegeausbildung nicht mehr beinhaltet. Die restlichen über 1.400 Stunden verteilen sich auf Einsätze in der Pädiatrie, Psychiatrie und ambulante Pflegedienste

Vor der Einführung der generalistischen Pflegeausbildung fanden die praktischen Einsätze in der pädiatrischen Ausbildung vorwiegend im Kinderbereich statt, so in der allgemeinen Pädiatrie, der Kinderchirurgie, der Neuropädiatrie, der Neonatologie mit Geburtenstation und neonatologischen Intensivstationen sowie auf Kinderintensivstationen. Gering dagegen war der Einsatz in der Erwachsenenpflege, etwa auf einer Erwachsenenintensivstation oder in der ambulanten Versorgung Erwachsener.

In der generalistischen Pflegeausbildung sind nunmehr vom Gesetzgeber 120 Pflichtstunden in einer pädiatrischen Einrichtung gefordert. Allerdings besteht die Ausnahmegenehmigung, diese 120 Pflichtstunden zum Teil bei einem Kinderarzt, in einer Schule oder einem Kindergarten zu absolvieren, da nicht genügend Ausbildungsplätze in den Kinderkliniken vorhanden sind. Um die ganzheitliche Beobachtung und den Umgang mit Kindern und Jugendlichen zu erlernen und zu festigen, erscheinen die aktuellen Ausbildungsvorgaben ungenügend und problematisch. Besonders Auszubildende an Akademien, deren Ausbildungsträger lediglich eine Langzeitpflegeeinrichtung oder einen ambulanten Pflegedienst unterhalten, haben geringere Chancen, ihren pädiatrischen Einsatz in einer Kinderklinik zu absolvieren, da diese Plätze in der Regel von Auszubildenden der Kliniken selbst besetzt werden.

Auch spielen pädiatrische Themen seit dem 2020 in Kraft getretenen Gesetz zur Pflegeausbildung in der theoretischen Ausbildung nur eine untergeordnete Rolle, es sei denn, die Ausbildung wird in einer der wenigen Schulen der speziellen Gesundheits- und Kinderkrankenpflege durchgeführt.

Allgemein gilt, dass die Pflegeschulen eigenständig einen Lehrplan für ihre Schule erstellen – angelehnt an einen gesetzlich vorgegebenen Rahmenplan. Somit entscheiden die Pflegeschulen jeweils, wie intensiv die unterschiedlichen Themen unterrichtet werden und wo die Schwerpunkte bei den praktischen Einsätzen liegen. Die Ausbildung an Akademien von Langzeitpflegeeinrichtungen oder ambulanten Pflegediensten provoziert geradezu Wissenslücken in typischen Kliniktätigkeiten der Pflege, wie z. B. beim Bedienen von medizinischen Geräten, dem sterilen Arbeiten, dem Richten von intravenösen (i. v.) Medikamenten oder der Assistenz bei diagnostischen Maßnahmen wie z. B. Knochenmarkspunktion. Denn: An jenen Akademien findet die stationäre praktische Ausbildung hauptsächlich eben in den eigenen Langzeitpflegeeinrichtungen oder ambulanten Pflegediensten statt und lediglich 400 Stunden in einer medizinischen Klinik.

17.2 Praxisanleitung in der ambulanten Palliativversorgung

Wie wirkt sich die aktuelle Ausbildungsform auf meine Tätigkeit als Praxisanleiter in der ambulanten Palliativversorgung aus?

Die pflegerische Arbeit in einem ambulanten Kinderpalliativteam unterscheidet sich deutlich von der in einem stationären Bereich oder der ambulanten Pflege. Pflegerische Tätigkeiten wie etwa die Grundpflege werden nicht von uns, dem KinderPalliativTeam Südhessen, durchgeführt. Unsere Tätigkeiten umfassen die ganzheitliche Beobachtung und körperliche Untersuchungen sowie Beratung und Anleitung der Familien, so etwa in der Wundversorgung oder der Atemtherapie, der medizinischen Behandlungspflege, der Einschätzung und Bewertung von Schmerzen und der Krisenintervationen. Auch werden unsere Hausbesuche oft von Pflegekräften ohne ärztliche Begleitung durchgeführt. Dabei beziehen wir die Eltern in unseren therapeutischen Entscheidungen mit ein und begleiten diese in dieser für sie sehr schweren Zeit. Solche Hausbesuche erfordern anschließend, dem Arzt oder der Ärztin eine umfangreiche, detaillierte und fachlich korrekte Zustandsbeurteilung des schwer kranken Kindes zu übermitteln. Diese interdisziplinäre Zusammenarbeit setzt ein hohes Fachwissen und große Fachkompetenz im Umgang und der Versorgung von kranken Kindern unterschiedlichen Alters voraus.

Die Auszubildenden in unserer SAPPV-Pflege werden besonders in ganzheitlicher Beobachtung, in medizinischer Behandlungspflege, im Umgang mit Medikamenten und in der Gesprächsführung mit Kindern und deren Eltern geschult. Da diese Auszubildenden nur kaum oder keine praktische Erfahrung in einer pädiatrischen Einrichtung gewinnen konnten, sind die Anleitungssituationen zeitintensiver, da ich regelmäßig Grundsätzliches vermitteln muss, damit die Auszubildenden meinen Erläuterungen folgen können.

Ein Beispiel: Die Beobachtung eines Neugeborenen mit einem angeborenen schweren Herzfehler, bei dem der Ductus arteriosus botalli noch offen ist und somit der primäre Blutkreislauf noch aufrechterhalten wird. Um bei diesem Säugling die adäquate Beurteilung seines körperlichen Zustandes zu erläutern, muss ich den Auszubildenden neben dem Krankheitsbild auch die Funktion eines Ductus arteriosus botalli erklären, wie auch die Besonderheiten der ganzheitlichen Beobachtung und Pflege eines Neugeborenen, also auch die Nabelpflege.

Viele der jetzigen Auszubildenden sind im Handling mit Neugeborenen oder Säuglingen unsicher und benötigen grundlegende Unterweisungen, bevor sie etwa eine atemunterstützende Lagerung bei ihnen durchführen können. Bei Schülern, die ihren Ausbildungsvertrag mit einer Langzeitpflege oder ambulanten Pflege abgeschlossen haben, bestehen erhebliche Wissenslücken mit medizinischen Geräten. Die Geräte und ihre Funktion sind zu erklären, bevor die weiteren Pflegethemen angegangen werden. Ebenfalls verfügen diese Pflegeschüler und -schülerinnen über keine Routine im Aufziehen von i. v. Medikamenten oder dem Berechnen von einer Medikamentenmenge, da dies während ihrer Ausbildung in der Praxis zu wenig durchgeführt wird. Allein die Theorie in der Schule erscheint nicht ausreichend, um diese Tätigkeit sicher und korrekt durchführen zu können. So war es schon oft nötig, den Auszubildenden das fachlich und hygienisch korrekte Richten eines i.v. Medikamentes zu vermitteln, weil jene diese Tätigkeit noch nie in der Praxis durchgeführt hatten.

17.3 Ausblick

Die Rückmeldungen der Auszubildenden nach ihrem Einsatz in unserer Einrichtung sind durchweg positiv. Sie berichten, dass ihnen bewusst wurde, wie wichtig fundiertes Fachwissen der Pflege und insbesondere der Pflege in der Pädiatrie ist, es also einer hohen Expertise bedarf, um mit den Kindern altersentsprechend Kontakt aufzunehmen, zu kommunizieren und ihren Gesundheitszustand zu beurteilen. Im direkten Vergleich der Pflege von z.B. einem Säugling und einem Jugendlichen nach einer Hausbesuchstour wurden Unsicherheiten der Auszubildenden deutlich, den Pflegebedürfnissen der unterschiedlichen Altersgruppen gerecht zu werden – von ganzheitlicher Beobachtung und Behandlungspflege bis hin zur Kommunikation.

Als ungewohnt wurde weiterhin empfunden, dass die Eltern in allen Untersuchungen und therapeutischen Maßnahmen miteinbezogen werden und diese mit ihnen abgesprochen werden: Dass Eltern einen solch hohen Stellenwert in der Pädiatrie besitzen, war den Lernenden so nicht bewusst. Weiterhin sind die Auszubildenden nach einem Hausbesuch oft emotional belastet, da diese – aufgrund des zum Teil geringen praktischen Einsatzes in der Pädiatrie – mit schwer kranken Kindern und den hochbelasteten Eltern kaum Erfahrung gewinnen und einen resilienten Umgang entwickeln konnten. Schließlich: Immer wieder melden die Auszubildenden zurück, von vielen Krankheitsbildern der Pädiatrie – etwa den neurodegenerativen – erstmalig erfahren zu haben.

Vergleiche ich die praktische Anleitung heute mit jener zu Zeiten der 3-jährige Ausbildung zum Gesundheits- und Kinderkrankenpfleger bzw. zur -pflegerin, so kann ich abschließend sagen, dass ich den heutigen Auszubildenden weniger die Inhalte einer Versorgung von Patienten in einem palliativen Umfeld vermitteln kann, da ich deutlich mehr Zeit aufbringen muss, Grundlegendes im Handling und der Beobachtung von kranken Neugeborenen, Säuglingen, Kindern und Jugendlichen zu erläutern. Auch denke ich, dass ein ambulantes Kinderpalliativteam in der Zukunft es schwer haben wird, hochqualifiziertes Fachpersonal mit beruflicher Erfahrung im Umgang mit kranken Neugeborenen, Säuglingen, Klein- und Schulkindern und Jugendlichen und deren Familien einzustellen, was in unserem Tätigkeitsumfeld in einem SAPPV-Team unabdingbar ist.

18 Quo vadis Palliative Care – Versuch eines Ausblicks

Michaela Hach

»Nur wer die Vergangenheit kennt, kann die Gegenwart verstehen und die Zukunft gestalten.« (August Bebel)

18.1 Was bedeutet eigentlich »Palliative Care«?

»Palliative Care« setzt sich aus den Begriffen »Palliative« (lat. *pallium* = »Mantel«, »Umhang«; *palliare* = »bedecken«, »tarnen«, »lindern«) und »Care« (lat. *cura* = »aufpassen«) zusammen. In der deutschen Sprache gibt es für den englischen Begriff »care« keine eindeutige Übersetzung. Er wird zumeist mit Sorge, Fürsorge, fürsorgliche Praxis oder Sorgearbeit übersetzt.

Palliative Care beschreibt:

- eine besondere Haltung der Achtsamkeit und Aufmerksamkeit,
- Offenheit und Aufrichtigkeit,
- eine individuell ausgerichtete und beziehungsorientierte Fürsorge, Begleitung und Behandlung,
- den Erhalt, die Stärkung und Förderung des individuellen Würdeerlebens,
- den Erhalt, die Stärkung und Förderung der persönlichen Selbstbestimmung,
- sowie die Stärkung und Unterstützung des Bezugsumfeldes

im Umgang mit Menschen, die mit Lebenszeit limitierenden Krankheiten konfrontiert sind. Die Weltgesundheitsorganisation (WHO) definiert Palliative Care wie folgt:

> »Palliative Care ist ein Ansatz zur Verbesserung der Lebensqualität von Patienten und ihren Familien, die mit Problemen konfrontiert sind, welche mit einer lebensbedrohlichen Erkrankung einhergehen. Dies geschieht durch Vorbeugen und Lindern von Leiden durch frühzeitige Erkennung, sorgfältige Einschätzung und Behandlung von Schmerzen sowie anderen Problemen körperlicher, psychosozialer und spiritueller Art.«
> (European Association for Palliative Care, 2023)

Die Wurzeln der Hospizidee reichen bis ins 6. Jahrhundert zurück. Schon damals betrieben Kirchen und Klöster sogenannte Hospize und Hospitäler. Beide Begriffe, die sich aus dem lateinischen Wort *hospitium* (»Herberge«) ableiten, kennzeichnen

Orte, an denen bereits zu dieser Zeit kranke, hilfsbedürftige und sterbenskranke Menschen aufgenommen und umsorgt wurden, wie es das christliche Gebot der tätigen Nächstenliebe erforderte. Die Hospize standen damals auch Menschen und Reisenden offen, die ebenfalls Schutz und Unterkunft benötigen. Vor allem Pilger nutzten sie auf ihren Reisen. So waren Hospize Pilgerherbergen und soziale Einrichtungen für arme, betagte und kranke Menschen.

Anfang des 17. Jahrhunderts nahm Louise de Marillac, eine junge Adelige und spätere Ordensgründerin, junge Bauernmädchen in ihr Haus auf und ermöglichte ihnen Bildung, was zur damaligen Zeit abwegig und widersinnig erschien. Mit Vinzenz von Paul, einem französischen Priester, der sich intensiv mit der Armenfürsorge und Krankenpflege beschäftigte und als Begründer der neuzeitlichen Karitas gilt, und den jungen Bauernfrauen gründete Louise de Marillac den Orden der Vinzentinerinnen. Ihre Fürsorge und Pflege galten insbesondere Findelkindern, sterbenden Säuglingen und Kindern. Aber sie kümmerten sich auch ganz allgemein um kranke Menschen sowie Menschen mit Beeinträchtigungen, Obdachlose und Strafgefangene (Wolff, 2008).

Die Idee, ein eigenes Haus für Sterbende zu schaffen, entwickelte sich im 19. Jahrhundert. Jeanne Garnier gründete 1842 in Lyon ein Haus für Sterbende, das sie Calvaire (französisch für »Leidensweg«) benannte, in dem Menschen Beistand und Beherbergung für ihren letzten Lebensweg erhielten.

18.2 Bedarf einer Sorgekultur für schwer kranke und sterbende Menschen

18.2.1 Allgemeine Betrachtung

Mit den zunehmenden medizinischen Fortschritten verlagerte sich seit dem 20. Jahrhundert das Sterben mehr und mehr in Krankenhäuser. Statt im Kreis der Familie und in Begleitung von persönlich wichtigen Bezugspersonen, statt in der vertrauten, häuslichen Umgebung starben viele Menschen im Verborgenen, nicht selten einsam und anonym. Sterben wurde zunehmend nicht mehr als Teil des Lebens, sondern als eine Art Krankheit, auch als Versagen medizinischer Versorgung, wahrgenommen.

In dieser Zeit gelangte Cicely Saunders – eine englische Krankenschwester und Ärztin, die unheilbar an Krebs erkrankte Menschen behandelte – zu der Überzeugung, dass Sterbende eine ganzheitliche Betreuung benötigen. Ganzheitliche Betreuung von Sterbenden umfasst die psychosoziale Begleitung und den seelischen Beistand ebenso wie die medizinische und pflegerische Hilfe, um Schmerzen und andere leidvolle Erfahrungen von Betroffenen zu lindern. Cicely Saunders gilt seither als eine der Begründerinnen unserer modernen Hospizidee und Palliativmedizin.

Es ist die Einstellung gegenüber der Symptomkontrolle und Lebensbegleitung, die die Palliativmedizin besonders auszeichnet. Die Befreiung oder Linderung von Symptomen, das Bewahren der persönlichen Würde und Selbstbestimmung werden zum alles überragenden Mittelpunkt der palliativen Therapie, Pflege und Fürsorge. Als weiteres wichtiges Element gelten die Kommunikation und die systematische Klärung von Therapiezielen mit dem schwerkranken oder sterbenden Menschen unter bestmöglicher Einbeziehung seiner Angehörigen.

Saunders gründete 1967 bei London das erste stationäre Hospiz. Zwei Jahre später setzte Elisabeth Kübler-Ross – Psychiaterin und Sterbeforscherin – mit ihrem Buch »Interviews mit Sterbenden« eine gesellschaftliche Debatte in Gang. Das Sterben als letzte Phase des Lebens rückte wieder in das Bewusstsein der Menschen.

In Deutschland entwickelten sich die Anfänge von Hospizarbeit und Palliativversorgung erst ab Mitte der 1970er-Jahre, zunächst durch ambulante Hospizdienste aus einem bürgerlichen Engagement heraus, meist getragen von Ehrenamtlichen statt von offiziellen Organisationen. Diese Hospizdienste begleiten und unterstützen bis heute, auf ehrenamtlicher Basis, schwer kranke und sterbende Menschen zu Hause, in ihrer vertrauten Umgebung, aber auch in allen Einrichtungen des Gesundheitswesens.

18.2.2 Besondere Belange von Kindern und Jugendlichen

Kinder mit einer lebensbedrohlichen Erkrankung und deren Familien benötigen eine besondere Form der Betreuung, Hilfe und Behandlung. Kinder und Jugendliche sind keine kleinen Erwachsenen. Die Versorgung von Kindern und Jugendlichen stellt vor ganz eigene Herausforderungen, die einer besonderen Betrachtung und Behandlung bedürfen (besondere Belange).

Derzeit sind rund 75 % der erwachsenen Patienten, die palliativ betreut werden, an Krebs erkrankt. Bei palliativversorgten Kindern ist dieser Anteil deutlich geringer. Palliativmedizinisch versorgte Kinder, Jugendliche und junge Erwachsene haben oft angeborene Erkrankungen, wie z. B. schwere Stoffwechselstörungen, inoperable Herzfehler oder neurologische Störungen. Hinzu kommen schwere neurologische Schäden aufgrund von Unfällen oder Geburtskomplikationen. Kinder und Jugendliche leiden an diversen, oftmals seltenen Erkrankungen des Kindes- und Jugendalters mit nicht vorhersagbaren Verläufen und unklaren Prognosen. Die Versorgung dieser Patientengruppen muss deshalb z. B. bei komplexen Symptomgeschehen in einer eigenständigen Versorgungsform durch Teams der spezialisierten ambulanten Palliativversorgung (SAPV) erbracht werden, deren Mitglieder über pädiatrische Expertise verfügen (SAPV-KJ-Team).

Die Kinderpalliativmedizin beginnt daher meist schon frühzeitig, z. B. mit der Diagnosestellung, und nicht erst in der letzten Lebensphase. Anders als bei den meisten erwachsenen Patienten zieht sich die palliative Betreuung und Behandlung von Kindern und Jugendlichen oft über viele Jahre hin. In manchen Fällen geht es ausschließlich darum, das Leiden zu verringern, Selbstbestimmtheit und Lebensqualität zu verbessern und leidvolle Erfahrungen frühzeitig zu verhindern. Dies gilt etwa bei Kindern, die von schweren fortschreitenden Stoffwechselstörungen betroffen sind, aber auch für junge Erwachsene, die an Erkrankungen aus dem Kindesalter leiden.

Die intensive Kinderhospizarbeit und Palliativversorgung kann Kindern, Jugendlichen und jungen Erwachsenen die Teilnahme an normalen Aktivitäten ermöglichen und die Überlebenszeit deutlich verlängern. Oft finden Familien durch diese Versorgung gar erst in vertrauter häuslicher Umgebung zusammen – ohne diese Versorgung müssten viele Kinder von der Geburt bis zum Tod, also ihr ganzes Leben, in Krankenhäusern verbleiben.

Standards zur Palliativmedizin für Kinder in Europa wurden durch die European Association for Palliative Care (unter dem Titel »IMPaCCT: Standards pädiatrischer Palliativversorgung in Europa«) zusammengestellt. Dort heißt es unter anderem: »Unter Palliativversorgung von Kindern und Jugendlichen versteht man die aktive und umfassende Versorgung. Diese berücksichtigt Körper, Seele und Geist des Kindes gleichermaßen und gewährleistet die Unterstützung der gesamten betroffenen Familie.« Aufgabe der professionellen Helfer ist es, das Ausmaß der physischen, psychischen und sozialen Belastung des Kindes so weit wie möglich zu reduzieren. Dies ist nur mit einem breiten multiprofessionellen und interdisziplinären Ansatz möglich, der die Familie und alle öffentlichen Ressourcen mit einbezieht.

Wesentlicher ethischer Wert in der Kinderpalliativmedizin ist der Respekt, den die Umwelt Kindern entgegenbringt, unabhängig von deren geistigen und körperlichen Fähigkeiten. Jedes Kind, jeder Jugendlicher und junger Erwachsener soll so viel Selbstbestimmung wie möglich erhalten. Sie sollen, soweit es möglich ist, mitentscheiden dürfen, wie sie versorgt, behandelt und gepflegt werden wollen. In der Regel bedeutet dies neben der Linderung der körperlichen und psychischen Symptome und der Beachtung der psychosozialen und spirituellen Bedürfnisse vor allem eines: möglichst viel Zeit mit Eltern, Geschwistern und anderen wichtigen Bezugspersonen zu Hause verbringen zu können.

18.3 Status quo

18.3.1 Allgemeine Entwicklung

Die Qualifizierung und das Verständnis von Palliative Care hat sich in den vergangenen 20 Jahren stetig erweitert. Der erste Lehrstuhl für Palliativmedizin wurde 1999 in Bonn eingerichtet, der weltweit erste Lehrstuhl für Pädiatrische Palliativmedizin dann 2008 in Datteln etabliert. 2003 wurde die Palliativmedizin zudem als Zusatzweiterbildung für Fachärzte in die Weiterbildungsordnung der Ärzte eingeführt. Aktuell gibt es 17 Lehrstühle und Professuren für Palliativmedizin und Kinderpalliativmedizin.

2007 wurde mit dem Wettbewerbsstärkungsgesetz die spezialisierte ambulante Palliativversorgung (SAPV) als neue Versorgungsform im Sozialgesetzbuch V eingeführt. 2015 folgten mit dem Hospiz- und Palliativgesetz weitere gesetzlich verankerte Entwicklungen und Hilfsangebote.

Die ambulante Hospizarbeit und Palliativversorgung regeln sich derzeit wie folgt:

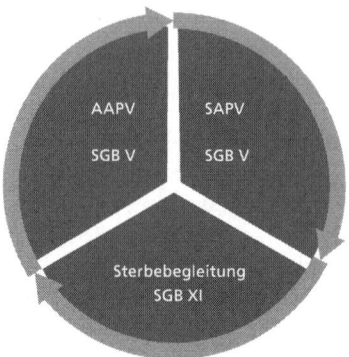

Basisversorgung und Versicherte mit besonderem Bedarf an ambulanter Palliativversorgung
- Hospiz- und Palliativberatung der Krankenkassen (§ 39b)
- Krankenbehandlung (§ 27)
- BQKPMV (§ 87)
- HKP (§ 37, G-BA RL HKP Ziff. 24a)
- Besondere Versorgung (§ 140a/b)
- Palliativ-pflegerische Beratung (§ 39a, Rahmenvereinbarung)
- Selektivverträge (§ 73b; § 119b)

Verischerte mit besonders aufwändigem Bedarf an ambulanter Palliativversorgung
- SAPV (§ 37b, § 132d, SAPV-RL G-BA)
- Palliativ-pflegerische Beratung (§ 39a, Rahmenvereinbarung)

Basisversorgung und Versicherte mit besonderem Bedarf und besonders aufwändigem Bedarf an ambulanter Palliativversorgung

Abb. 18.1: Gesetzliche Grundlagen und Rahmenbedingungen – Palliativversorgung in der gesetzlichen Kranken- und Pflegeversicherung, siehe auch Erläuterungen zu Regelungen der ambulanten Palliativversorgung, Deutsche Gesellschaft für Palliativmedizin (DGP) und Bundesarbeitsgemeinschaft SAPV (BAG-SAPV) 2018. SAPV = spezialisierte ambulante Palliativversorgung; AAPV = allgemeine ambulante Palliativversorgung; BQKPM = besonders qualifizierte und koordinierte palliativmedizinische Versorgung; HKP = ; RL = Richtlinie; G-BA = Gemeinsamer Bundesausschuss

Hospizarbeit und Palliativversorgung rücken, allein schon durch die gesellschaftlich geführte Debatte zur Sterbehilfe, in den letzten Jahren immer mehr in den Fokus medizinischen, pflegerischen, therapeutischen sowie gesellschaftlichen Handelns.

Die Charta zur Betreuung schwerstkranker und sterbender Menschen in Deutschland (DGP/DHPV/BÄK, 2010) hat in fünf Leitsätzen die Aufgaben, Ziele und Handlungsbedarfe formuliert, um die Betreuung schwerstkranker und sterbender Menschen in Deutschland zu verbessern. Im Mittelpunkt steht dabei immer der betroffene Mensch. Mit Stand 01.06.2023 haben 2.824 Organisationen und Institutionen sowie 31.118 Einzelpersonen die Charta gezeichnet. Um die Ziele der Charta in der Gesellschaft immer mehr zu etablieren und weiterzuentwickeln, wurde 2016 die Koordinierungsstelle für Hospiz- und Palliativversorgung eingerichtet.

Die fünf Leitsätze der Charta (aus Flyer Charta zur Betreuung schwerstkranker und sterbender Menschen in Deutschland)

Leitsatz 1

Gesellschaftspolitische Herausforderungen – Ethik, Recht und öffentliche Kommunikation

Jeder Mensch hat ein Recht auf ein Sterben unter würdigen Bedingungen. Er muss darauf vertrauen können, dass er in seiner letzten Lebensphase mit seinen Vorstellungen, Wünschen und Werten respektiert wird und dass Entscheidungen unter Achtung seines Willens getroffen werden. Familiäre und professionelle Hilfe sowie die ehrenamtliche Tätigkeit unterstützen dieses Anliegen.

Ein Sterben in Würde hängt wesentlich von den Rahmenbedingungen ab, unter denen Menschen miteinander leben. Einen entscheidenden Einfluss haben gesellschaftliche Wertvorstellungen und soziale Gegebenheiten, die sich auch in juristischen Regelungen widerspiegeln.

Wir werden uns dafür einsetzen, ein Sterben unter würdigen Bedingungen zu ermöglichen und insbesondere den Bestrebungen nach einer Legalisierung der Tötung auf Verlangen durch eine Perspektive der Fürsorge und des menschlichen Miteinanders entgegenzuwirken. Dem Sterben als Teil des Lebens ist gebührende Aufmerksamkeit zu schenken.

Leitsatz 2

Bedürfnisse der Betroffenen – Anforderungen an die Versorgungsstrukturen

Jeder schwerstkranke und sterbende Mensch hat ein Recht auf eine umfassende medizinische, pflegerische, psychosoziale und spirituelle Betreuung und Begleitung, die seiner individuellen Lebenssituation und seinem hospizlich-palliativen Versorgungsbedarf Rechnung trägt. Die Angehörigen und die ihm Nahestehenden sind einzubeziehen und zu unterstützen. Die Betreuung erfolgt durch haupt- und ehrenamtlich Tätige soweit wie möglich in dem vertrauten bzw. selbst gewählten Umfeld. Dazu müssen alle an der Versorgung Beteiligten eng zusammenarbeiten.

Wir werden uns dafür einsetzen, dass Versorgungsstrukturen vernetzt und bedarfsgerecht für Menschen jeden Alters und mit den verschiedensten Erkrankungen mit hoher Qualität so weiterentwickelt werden, dass alle Betroffenen Zugang dazu erhalten. Die Angebote, in denen schwerstkranke und sterbende Menschen versorgt werden, sind untereinander so zu vernetzen, dass die Versorgungskontinuität gewährleistet ist.

Leitsatz 3

Anforderungen an die Aus-, Weiter- und Fortbildung

Jeder schwerstkranke und sterbende Mensch hat ein Recht auf eine angemessene, qualifizierte und bei Bedarf multiprofessionelle Behandlung und Begleitung. Um diesem gerecht zu werden, müssen die in der Palliativversorgung Tätigen die Möglichkeit haben, sich weiter zu qualifizieren, um so über das erforderliche Fachwissen, notwendige Fähigkeiten und Fertigkeiten sowie eine reflektierte Haltung zu verfügen. Für diese Haltung bedarf es der Bereitschaft, sich mit der eigenen Sterblichkeit sowie mit spirituellen und ethischen Fragen auseinanderzusetzen. Der jeweils aktuelle Erkenntnisstand muss in die Curricula der Aus-, Weiter- und Fortbildung einfließen. Dies erfordert in regelmäßigen Zeitabständen eine Anpassung der Inhalte.

Wir werden uns dafür einsetzen, dass der Umgang mit schwerstkranken und sterbenden Menschen thematisch differenziert und spezifiziert in die Aus-, Weiter- und Fortbildung der Beteiligten in den verschiedensten Bereichen integriert wird.

Leitsatz 4

Entwicklungsperspektiven und Forschung

Jeder schwerstkranke und sterbende Mensch hat ein Recht darauf, nach dem allgemein anerkannten Stand der Erkenntnisse behandelt und betreut zu werden. Um dieses Ziel zu erreichen, werden kontinuierlich neue Erkenntnisse zur Palliativversorgung aus Forschung und Praxis gewonnen, transparent gemacht und im Versorgungsalltag umgesetzt. Dabei sind die bestehenden ethischen und rechtlichen Regularien zu berücksichtigen. Zum einen bedarf es der Verbesserung der Rahmenbedingungen der Forschung, insbesondere der Weiterentwicklung von Forschungsstrukturen sowie der Förderung von Forschungsvorhaben und innovativen Praxisprojekten. Zum anderen sind Forschungsfelder und -strategien mit Relevanz für die Versorgung schwerstkranker und sterbender Menschen zu identifizieren.

Wir werden uns dafür einsetzen, auf dieser Basis interdisziplinäre Forschung weiterzuentwickeln und den Wissenstransfer in die Praxis zu gewährleisten, um die Versorgungssituation schwerstkranker und sterbender Menschen sowie ihrer Angehörigen und Nahestehenden kontinuierlich zu verbessern.

Leitsatz 5

Die europäische und internationale Dimension

Jeder schwerstkranke und sterbende Mensch hat ein Recht darauf, dass etablierte und anerkannte internationale Empfehlungen und Standards zur Palliativversorgung zu seinem Wohl angemessen berücksichtigt werden. In diesem Kontext ist eine nationale Rahmenpolitik anzustreben, die von allen Verantwortlichen gemeinsam formuliert und umgesetzt wird.

Wir werden uns für die internationale Vernetzung von Organisationen, Forschungsinstitutionen und anderen im Bereich der Palliativversorgung Tätigen

> einsetzen und uns um einen kontinuierlichen und systematischen Austausch mit anderen Ländern bemühen. Wir lernen aus deren Erfahrungen und geben gleichzeitig eigene Anregungen und Impulse.

Auch die Forschung und Qualitätssicherung der Hospizarbeit und Palliativversorgung rücken immer mehr in den Fokus hospizlichen/palliativen Handelns. Die S3-Leitlinie Palliativmedizin für Patienten mit einer nicht heilbaren Krebserkrankung (DGP, 2023) greift z. B. viele wichtige Themen der Versorgung und Behandlung o. g. Patienten auf, die auch auf andere Palliativpatienten übertragbar sind. Die Leitlinie ist jedoch nicht auf die besonderen Belange von Kindern und Jugendlichen fokussiert. Mit den besonderen Belangen von Kindern, Jugendlichen und jungen Erwachsenen hat sich z. B. die ELSAH-Studie, also die Evaluation der spezialisierten ambulanten Palliativversorgung (SAPV) am Beispiel von Hessen (Hessen, 2021), auseinandergesetzt.

18.3.2 Besondere Belange von Kindern und Jugendlichen

> »Der Großteil der Patienten kann durch Versorgungs- und Begleitungsangebote der allgemeinen ambulanten Palliativversorgung ausreichend versorgt werden. Nach einem palliativen Versorgungsansatz vorgehen oder palliative Grundversorgung leisten, können Leistungserbringer, die nicht in Palliativversorgung spezialisiert sind, auch als einzelne Berufsgruppe oder gar Person (z. B. ein Hausarzt in einer Einzelpraxis). Diese Leistungserbringer arbeiten nicht ausschließlich in der Palliativversorgung, behandeln und versorgen aber mehr oder weniger regelmäßig auch Menschen mit palliativen Versorgungsbedürfnissen. In nicht spezialisierten Versorgungsstrukturen ist multiprofessionelle Teamarbeit eher die Ausnahme als die Regel. Es sollte daher sichergestellt sein, dass nicht spezialisierte Angebote und Leistungserbringer kontinuierlich in einem angemessenen Austausch mit spezialisierten Anbietern stehen. In jedem Fall sollte eine Unterstützung durch ein interdisziplinäres Palliativteam in Form einer Kooperation und/oder Beratung erfolgen können. Am effektivsten wird Palliativversorgung von einem interdisziplinären Team von Behandlern durchgeführt, die sowohl über das Wissen als auch über die praktischen Erfahrungen in allen ihre Disziplin betreffenden Aspekten des Versorgungsprozesses verfügen.«
> (DGP/BAG-SAPV, 2018)

Die Anknüpfung und Verlinkung einer vernetzten und abgestimmten hospizlichen Begleitung mit palliativer Versorgung bei Kindern und Jugendlichen ist wesentlich komplexer und komplizierter, als sie bei Erwachsenen ohnehin schon ist. Die Versorgungsstrukturen unterscheiden sich allein schon im Hinblick auf die häufig seltenen Erkrankungen, unter denen diese Patientengruppe leidet und die oft deutlich überregionale Vernetzungen erfordern. Viele Angebote sind in der Kinderversorgung derzeit nicht umsetzbar, wie z. B. die besonders qualifizierte und koordinierte palliativmedizinische Versorgung (BQKPMV) oder die Förderung von regionalen Netzwerken.

Im Verlauf des ELSAH-Projektes wurde deutlich, dass für schwerstkranke und sterbende Kinder, Jugendliche und junge Erwachsene eine große Versorgungslücke zwischen der allgemeinen (AAPV) und der spezialisierten ambulanten Palliativversorgung (SAPV) besteht. Auch ist ein niederschwelliger Zugang zur Palliativversorgung und Hospizarbeit weder selbstverständlich noch überhaupt gesichert gegeben. Unbedingt anzustreben ist das Schließen dieser Versorgungslücke durch eine ambulante, aufsuchende allgemeine Palliativversorgung und SAPV, die die unterschiedliche Intensität und den unterschiedlichen Versorgungsaufwand je nach Gesundheitszustand der Betroffenen berücksichtigen sowie gleichzeitig die Kontinuität der Versorgung dieser Patientengruppe garantiert und deren Familien bzw. werdende Eltern in Versorgungskonzepte fest integriert (siehe Projekt ELSAH: Hessen, 2021).

18.4 Versuch eines Ausblicks

18.4.1 Blick auf die palliativmedizinische Situation und Entwicklung im Allgemeinen ...

Wo wird die Palliative-Care-Reise in unserer Gesellschaft hingehen? Was brauchen die uns anvertrauten Menschen, deren Familien und Bezugspersonen? Wie wird es mit den bereits etablierten Unterstützungsangeboten weitergehen? Wie ermöglichen und sichern wir niederschwellige Zugänge zu Hilfeleistungen für Betroffene? Was zeichnet gute Palliativversorgung und Hospizarbeit und palliativmedizinische Forschung aus? Wie muss diese ausgerichtet sein, damit die Ergebnisse dem Menschen gut und schnellstmöglich helfen können? Wichtige Fragen, mit denen wir uns zukünftig intensiv auseinandersetzen müssen. Der Bedarf wird Schätzungen zufolge steigen, während die Möglichkeiten, entsprechendes Fachpersonal zu finden, drastisch schwinden.

Versorgungsstrukturen müssen sich am Wohl der betroffenen Menschen orientieren und entsprechend definieren (Stichworte: abgestufte Versorgung, bedarfsgerechte Versorgung, Patientenlenkung, Finanzierung, Primärversorgungszentren, Multiprofessionalität etc.). Die Arbeitsbedingungen sowohl in der Pflege als auch im ärztlichen Bereich sind zu verbessern, um gut ausgebildete Pflegefachpersonen und Ärzte zu gewinnen und vor allem auch in der Versorgungspraxis zu halten. Entsprechende Rahmenbedingungen sollten geschaffen und sowohl Interdisziplinarität als auch Multiprofessionalität gefördert werden.

Menschen sind ganzheitliche Wesen und nicht ein zu behandelnder Korpus für verrichtungsbezogene Tätigkeiten. Sie sind auch keine wirtschaftlichen Güter. Schwer kranke und sterbende Menschen benötigen individuelle und biographiegerechte Versorgungskonzepte, die auch ihre Angehörigen, ihre Bezugspersonen und ihr Umfeld mit einbeziehen. Menschen und Mitarbeitende, die diese Bezugsgruppen begleiten, behandeln und beraten, benötigen entsprechende rechtliche und finanzielle Rahmenbedingungen. Bei keinem Menschen sollte das Bedürfnis entstehen, vorzeitig aus dem Leben scheiden zu wollen, weil sein Leid für ihn unerträglich geworden ist und/oder er der Gesellschaft bzw. seinen Liebsten nicht zur Last fallen will.

18.4 Versuch eines Ausblicks

In der gesellschaftlichen Debatte um das allgemeine Persönlichkeitsrecht als Kennzeichen persönlicher Autonomie auf selbstbestimmtes Sterben sind wir alle aufgefordert, das Thema Suizidbeihilfe zu enttabuisieren, offen zu diskutieren und einen eigenen Standpunkt zu entwickeln sowie differente Standpunkte als Gewinn anzusehen. Die Debatte um Suizidbeihilfe sollte jedoch auch von den Erkenntnissen und Erfahrungen aus der Palliative Care profitieren, wie sehr physisches und seelisches Leid am Lebensende gelindert werden kann.

Die zunehmende Industrialisierung des Gesundheitswesens führt uns fort von einer Gemeinwohlorientierung, Fürsorge und Achtsamkeit dem einzelnen Menschen gegenüber. Fragen wie »Welches Leben ist lebenswert?«, »Wo befinden sich Grenzen verantwortlichen menschlichen Tuns, wo lassen wir der Natur ihren natürlichen Verlauf?« sollten dagegen öffentlich debattiert werden, um zu ihnen eine gesamtgesellschaftliche Haltung zu finden. Denn: Auch in der Palliativversorgung und Hospizarbeit werden wir zunehmend mit ethischen Dilemmata konfrontiert werden, die aus dem Prinzip der Fürsorge für den Betroffenen einerseits und seinem Selbstbestimmungsrecht andererseits resultieren.

Zu bedenken sind überdies die inzwischen gravierend abnehmenden Ressourcen zur Daseinsvorsorge und zu den Versorgungsmöglichkeiten. Viele Familien finden z. B. kaum noch Hilfe durch ambulante Pflegedienste. Schwer erkrankte oder sterbende Menschen können häufig aus Krankenhäusern nicht entlassen werden, da Ressourcen zur häuslichen Versorgung und/oder Pflegeeinrichtungen fehlen – allein schon aufgrund von zunehmend fehlendem Fachpersonal.

Die Inanspruchnahme palliativmedizinischer Versorgung wird angesichts des demografischen Wandels steigen. So müssen bereits entstandene Hilfsangebote und Leistungen langfristig bedarfsgerecht ausgebaut und niederschwellig etabliert werden.

Wir begleiten und pflegen tagtäglich schwer kranke und sterbende Menschen. Wir wissen, wie wichtig diese Aufgabe ist. Wir erfahren aber auch, wie schwierig es sein kann, den Wünschen und Bedürfnissen der Patienten gerecht zu werden. Hier ist die Forschung gefragt. Wir benötigen mehr Wissen sowie fundierte Erkenntnisse, wie wir Menschen in ihrer letzten Lebensphase langfristig zielgerichtet helfen können. Wenn Versorgung, Behandlung, Begleitung und Forschung sich an den Betroffenen orientieren, weitet sich das Feld der offenen Fragen. Denn nicht nur ältere und hochbetagte schwer kranke und sterbende Menschen benötigen eine palliativmedizinische Versorgung und hospizliche Begleitung. Es können auch Kinder und Jugendliche, Menschen mit und ohne Behinderungen und aus unterschiedlichen Kulturkreisen betroffen sein.

Um eine umfassend bedarfsgerechte Versorgung zu ermöglichen, ist es nötig, dass Versorgungs- und Behandlungskonzepte und die Forschung zudem interdisziplinär und multiprofessionell ausgerichtet sind. Eine gute palliativmedizinische Versorgung ist nur dann möglich, wenn viele unterschiedliche Berufsgruppen Hand in Hand arbeiten, wenn verschiedene Fachkulturen und unterschiedliche Forschungs- sowie Behandlungsmethoden sich gegenseitig ergänzen.

Notwendig ist auch, dass Hilfs- und Versorgungsangebote enger miteinander verzahnt werden. Wenn etwa eine Tätigkeit, wie z. B. eine Fallbesprechung, als ein selbstverständlicher Leistungsbestandteil in der SAPV etabliert ist, jedoch nicht spiegelgleich in den anderen Leistungssegmenten (z. B. der hausärztlichen Versorgung oder Leistungen der häuslichen Krankenpflege), sind Konflikte und Versorgungsbrüche für die Betroffenen absehbar.

18.4.2 ... und auf die besonderen Belange von Kindern und Jugendlichen im Speziellen

Kinder und Jugendliche sind keine kleinen Erwachsenen. Viele Angebote der Palliativversorgung und Hospizarbeit müssen auf die besonderen Belange der Kinder und Jugendlichen abgestimmt bzw. zugeschnitten werden. Dies beginnt bereits mit der Versorgung und dem Schutz des ungeborenen Lebens. Hier sehen sich derzeit Kostenträger nicht in der zuständigen Verantwortung, da für Ungeborene noch kein Versicherungsverhältnis bestehe. Dies könnte jedoch als Widerspruch zur Pränataldiagnostik und der Fetalchirurgie betrachtet werden.

Schwer kranke Kinder und Jugendliche sind eine besonders vulnerable Gruppe, die einer besonderen Achtsamkeit bedarf. Das gilt insbesondere für die Personen, die aufgrund ihrer körperlichen oder geistigen Verfassungen nur eingeschränkt fähig sind, ihre gesundheitliche Situation zu beurteilen.

Die spezialisierte ambulante Palliativversorgung von Kindern und Jugendlichen muss als familienzentrierte Versorgung erbracht werden, die um die gesamte Familie herum geplant wird und diese einbezieht. Aufgrund unklarer Krankheitsverläufe und Prognosen ist eine besonders aufwändige Beratung, Anleitung und Begleitung der Sorgeberechtigten und des familiären Umfelds notwendig, um diese zu befähigen, ihr schwer krankes und sterbendes Kind zu versorgen und gemeinsam mit dem SAPV-KJ-Team und anderen beteiligten Versorgern Behandlungsentscheidungen zu treffen. Aufgrund der besonderen Belange dieser Zielgruppe sollte es eine gesonderte SAPV-Richtlinie geben. Dringend erforderlich ist es z. B. auch, sektorale Leistungs- und Vergütungssysteme den Erfordernissen dieser Zielgruppe bedarfsgerecht anzupassen (z. B. Förderung von überregionalen Netzwerken, SAPV-Beratungen im Krankenhaus).

Auch die AAPV muss dieser Zielgruppe entsprechend angepasst und weiterentwickelt werden. Da die meisten betroffenen Kinder und Jugendlichen eher an Zentren und Ambulanzen angegliedert sind und weniger an den hausärztlichen Bereich, ist eine besonders qualifizierte und koordinierte palliativmedizinische Versorgung (BQKPMV) z. B. für diese Zielgruppe nicht umsetzbar.

»Auch aus Steinen, die einem in den Weg gelegt werden, kann man etwas Schönes bauen« (J. W. Goethe). Palliative Care ist aus vielen Initiativen, verbunden mit großem Engagement, mittlerweile zu einer eigenen Struktur erwachsen, die gleichwohl – insbesondere im Blick auf ihre Finanzierung – dauerhaft zu stärken ist. Die Versorgung der besonderen Belange von Kindern und Jugendlichen allerdings bedarf des weiteren Auf- und Ausbaus.

Literatur

DGP (2023). S3 Leitlinie Palliativmedizin für Patienten mit einer nicht heilbaren Krebserkrankung. *Leitlinienprogramm Onkologie.* https://www.leitlinienprogramm-onkologie.de/leitlinien/palliativmedizin/ (16.07.23)

DGP/BAG-SAPV (2018). *Erläuterungen zur ambulanten Palliativversorgung.* https://www.bag-sapv.de/informatives/aapv/ 16.07.2023

DGP/DHPV/BÄK (2010). *Charta zur Betreuung schwerstkranker und sterbender Menschen in Deutschland.* https://www.charta-zur-betreuung-sterbender.de/die-charta.html (16.07.2023)

DGP. WHO *Definition of Palliative Care* 2004. www.dgpalliativmedizin.de/images/stories/WHO_Definition_2002_Palliative_Care_englisch-deutsch.pdf (16.07.2023)

Hessen, Fachverband SAPV Hessen e.V. (2021). Gemeinsamer Bundesausschuss Innovationsausschuss. *ELSAH- Evaluation der spezialisierten ambulanten Palliativversorgung am Beispiel Hessen.* https://innovationsfonds.g-ba.de/projekte/versorgungsforschung/elsah-evaluation-der-spezialisierten-ambulanten-palliativversorgung-sapv-am-beispiel-von-hessen.6 (16.07.2023)

Wolff, H.-P. W. (2008). *Krankenpflege: Einführung in das Studium ihrer Geschichte*; zu Louise Le Gras geb. Marillac, S. 85–86. Frankfurt am Main: Mabuse Verlag

Trauer und Trost – ein Nachwort

Peter J. Winzen und Sabine Becker

»Gib dich hin und fürchte das Sterben nicht!«, so beendet Hermann Hesse sein zweistrophiges Gedicht *Sprache des Frühlings*. In der ersten Strophe gedenkt er der Kindheit und der ganzen Vitalität, die mit dem Frühling anbricht: »Jedes Kind weiß, was der Frühling spricht / Lebe, wahre, blühe, hoffe, liebe / Freue Dich und treibe neue Triebe«. Mit einem Ruf und einem Ausrufungszeichen, der der Jugend und dem Jungsein gilt, schließt Hesse die erste Strophe ab: »Gib Dich hin und fürchte das Leben nicht!«

Die zweite Strophe hat den gleichen Takt, wie ein Taktell, welches die Zeit fließen und die Vergänglichkeit anklingen lässt: »Jeder Greis weiß, was der Frühling spricht«. Überraschend dann die Wendung zum Ausatmen und zu einem letzten Atemzug: »Alter Mann, laß dich begraben / räume Deinen Platz den muntern Knaben«. Und dann endet die zweite Strophe ebenso mit einem Ausrufungszeichen: »Gib Dich hin und fürchte das Sterben nicht!«[48] Mit dem Gleichtakt beider Strophen bleibt auch das Ende eines Lebens vital aufgehoben in einer sinnhaften Ordnung, die über den Tod hinaus bestehen soll.

Die Hoffnung auf Sinnhaftigkeit und auf ein Leben über den Tod hinaus ist vielfältig erodiert und besteht zugleich postsäkular[49] in vielen Formen von Spiritualität fort. Der Theologe E. Jüngel merkt an: »Der Tod ist stumm und macht stumm«[50], sodass ein Wort zum Tod nur von »weiter her« kommen kann und letztlich einer Perspektive auf die unendliche Vitalität alles Lebendigen entspringt, die mit dem Tod nicht endet und sich im Leben sozial wie emotional bewahrheitet. So gelangt Jüngel zu dem Satz: »Gerade dem alten Menschen, der von sich aus nur noch wenige Möglichkeiten hat, müssen Möglichkeiten von anderen bereitet werden, sodass er sich in seinem Altern des Lebens sehr wohl noch freuen kann, bis er ›in schönem Alter‹ stirbt«[51].

Palliative Care bei Kindern und ihren Familien kann nicht problemlos auf gute Ordnungen im Leben rekurrieren und muss sich in anderer Weise dem Sterben sowie dem folgenden Tod nähern, durch Schrecken, Ängste, Wut und Trauer hindurch. Es scheint keine sinnhafte Ordnung auf, wenn Kinder vor ihren Eltern gehen

---

48 Hesse, H. (2001). Sprache des Frühlings [1932]. In ders., *Gedichte*, S. 603. Frankfurt a. M. und Leipzig: Insel Verlag.
49 Habermas, J. (2001). Glauben und Wissen. Friedenspreisrede. In ders., *Zeitdiagnosen. Zwölf Essays*, S. 249–262, Frankfurt am Main: Suhrkamp.
50 Jüngel, E. (1971). *Tod*, S. 19. Stuttgart und Berlin: Kreuz-Verlag.
51 Ebd., S. 170.

müssen und auf allem, was vital und jugendlich im Leben beginnen will, schon der deutliche Schatten schwerer Erkrankung liegt.

Wenn vor noch nicht langer Zeit die Kindersterblichkeit deutlich höher und somit die Bindung an Kleinkinder oftmals weniger dicht war als heute, so bleibt der Schrecken, wenn die eigenen Kinder, die ins Leben gelangten, zu Lebzeiten der Eltern versterben. Johann Wolfgang von Goethe schrieb zum Tod seines Sohnes Karl August, des einzigen seiner fünf Kinder, das das Erwachsenenalter erreichte: »In jeder großen Trennung liegt ein Keim von Wahnsinn; man muss sich hüten, ihn nachdenklich auszubrüten und zu pflegen.«[52] Die Umkehr der Generationenfolge scheint alle Ordnung, physisch wie metaphysisch, aufzulösen und alles Sinnhafte zu untergraben.

An den Eltern und an all jenen, die sich den lebensverkürzend erkrankten Kindern zuwenden, nagt die Frage nach dem Sinn. Die erkrankten Kinder und Jugendlichen müssen darüber hinaus bewältigen, dass ihre körperliche Verfasstheit als Wurzel ihrer Identität sich lebensbehindernd und lebensfeindlich zeigt.

Was braucht es, um sich der anstürmenden Gefühle von Sinn- wie Hoffnungslosigkeit und der depressiven Grübeleien zu erwehren, die mit dem Ertragen einer lebensverkürzenden Erkrankung im jüngsten Alter einhergehen? Was benötigt primär das erkrankte Kind neben Pflege und Pharmaka, was brauchen die Eltern, wessen bedarf das Palliative-Care-Team? Sie alle, das Kind, die Eltern und die Helfenden bedürfen gegen den Schmerz und all die Tränen, die dabei fließen, vor allem des Trostes, der Depressivität und auch Trauer überwinden kann.

S. Freud hat die Depression von der Trauer unterschieden und darauf hingewiesen, dass der Depressive sich seelisch nicht vom Getrennten trennen und vom Fortgegangenen verabschieden kann. Der Trauernde dagegen arbeite in seiner Trauer daran, sich tatsächlich trennen und verabschieden zu können, um wieder ins Leben zu ziehen, um wieder neue Bezüge und Beziehungen finden zu können.[53]

Es fällt auf, dass im Gesamtwerk S. Freuds der Begriff des Trostes nur am Rande vorkommt, etwa in seinen Briefen, in denen es um den Verlust eines Kindes geht.[54] Trost geht über Trauer hinaus. Sprachgeschichtlich sind die Worte »Trost« und »treu« miteinander verwandt: Trost meint nicht nur Ermutigung und geistige wie emotionale Stärkung im Angesicht von Leid – Trost ermöglicht ebenso, am Gegenüber in der Trennung und im Abschied noch festhalten zu können, ohne dabei depressiv die eigene Vitalität zu hemmen und sich vom Leben abzuwenden. Der Trost lässt dem Tod keine eigene Bedeutung zukommen und führt zurück ins Leben sowie in die Gegenwart lebendiger Beziehungen. Eine solche Gegenwart ruht nicht in sich selbst, steht dem Tod mitten im Leben entgegen und erfährt sich als Teil alles Vitalen. Die Erfahrung liebevoller Begegnungen und Beziehungen entfacht eine Kraft, die bleibend über Trennungen und Gräber hinausführen kann.[55]

---

52 Goethe, J. W. (1908 postum). *Goethes Sprüche in Prosa. Maximen und Reflexionen*, herausgegeben und eingeleitet von Herman Krüger-Westend, S. 127. Leipzig: Insel Verlag.
53 Freud, S. (1914b). *Trauer und Melancholie*, GW X, S. 427–446.
54 Freud, S. & Binswanger, L. (1992 [1929]). *Briefwechsel 1908–1938*, S. 222 f. Frankfurt a. M.: S. Fischer.
55 Vgl. Jüngel, E., a. a. O., S. 148 ff.

Der Trost berührt Religion, ohne diese zu bestimmen oder von ihr eingenommen zu sein. Trost gelingt und geschieht in der unbedingten Zuwendung zum Mitmenschen als nahem Gegenüber und zugleich als Anderem, der für immer Herz, Sinne und Verstand berührt.

Im Lebensalltag bedeutet dies, trotz Schmerz und Krankheit den Zugang zu den Möglichkeiten der Lebensgestaltung offen und die Begegnungen in den Beziehungen lebendig zu halten. Oftmals sind dabei die erkrankten Kinder die Lehrmeister für das Auffinden von Trost und Tröstung, weil sie vital und expressiv ihre Beziehungen aufgreifen und ihr Leben zu gestalten suchen.[56]

Den Kindern oder den Jugendlichen immer wieder Teilhabe an und Erlebnisse in Gemeinschaften zu ermöglichen, sei es in der (Groß-)Familie, in der Kindergartengruppe, im Klassenverband oder unter Freunden, stärkt die Identität und das eigenständige Werden der Kinder oder der Jugendlichen.

Die Familie findet dann immer wieder Inseln im Alltag, die nicht einzig und allein von der Erkrankung dominiert sind – ein Ausflug, der trotz aller Probleme doch möglich wurde, ein Weihnachtsfest schon im November vielleicht, und gerade bei Heranwachsenden: Erlebnisse auf eigene Faust.

Palliation gelingt, wenn sie dazu ermutigen kann, sich dem Schmerz der Endlichkeit allen Lebens auszusetzen und die gegebene Zeit zu gestalten: Kinder und Jugendliche entdecken sich im Spiegel der Bestätigung Nahestehender; Eltern begreifen ihr Kind als eine eigenständige Person, die ihr eigenes Leben lebt, sich dem Zugriff der Eltern entzieht und ihnen wahrscheinlich vorausgehen wird. Professionell und ehrenamtlich Tätige sind helfend und sinnerfüllend in diese Bewegungen und Augenblicke inniger Begegnungen hineingenommen.

Alle Aufsätze in diesem Buch sind um den Leitgedanken des Trostes und des ihn begleitenden Mutes zentriert, sei es in medizinisch-pflegender Perspektive, sei es mit Gedanken zu interdisziplinärem Teamwork oder mit Überlegungen zu Ethik, Würde und Kommunikation, sei es in den vielfältigen Perspektiven von Eltern, Geschwistern und dem, was sterbenskranke Kinder oder Jugendliche erzählen können.

---

56 Weiher, E (2018). Spirituelle Begleitung bei schwer kranken und sterbenden Kindern und Jugendlichen. *Zeitschrift für Palliativmedizin* (19), S. 31–37 Stuttgart: Thieme.

Stichwortverzeichnis

0

§ 37 SGB V 18
§ 218a StGB (2) 61

4

4H-Syndrom 37

A

Abschiebung 107
Acetylcholinesterasehemmer 100
Adoleszenz 77, 83, 120–123, 166
Advance Care Planning 40, 97
Affekte 81
Aggression 129
Aktivitätskompetenz 35
Alltagslast 40
Ambivalenz 130
Amniozentese 60
Anerkennung 82, 133
Anfallsunterbrechung 146
Angst 7, 28, 55, 63, 77, 87, 89, 96, 128, 135, 145
Anpassung 131, 137
Anverwandlung 54, 86
Appetitlosigkeit 7
Ärger 86
Arzt-Patient-Beziehung 74, 75, 106, 111
Asphyxie 38, 59
Aspirationsgefahr 99
Asyl 107, 108
– Asylstatus 108
Atemmuskulatur 88
Atemnot 14, 36, 64, 85, 87–89, 99, 112, 114, 146
Atemunterstützung 88, 95, 97–99
– Heimbeatmung 147
Atemwege 88, 89
Atmung 88
– Rasselatmung 100
Auferstehung 50, 55
Aufklärung 109

Ausbildung im Gesundheitswesen 150–152
– Praktischer Einsatz 150, 151
Ausgrenzung 135
Ausnahmezustand 65
Authentizität 119, 121
Autonomie 14, 25, 56, 66, 70, 73, 97, 111, 115, 116, 121, 122, 124, 163
Autosuggestive Techniken 89

B

Baclofenpumpe 46
Beckett, S. 54
Bedeutung 77, 79
Bedürfnis, emotional, sozial, spirituell 25
Befähigung 90, 97
Begleitung 33, 62, 164
Behandlungspflege 152
Behinderung 128, 132, 143
Benn, G. 51
Beratung 62, 164
Berufsethos 70
Beruhigung 89, 145
Berührung 52, 77, 83
Betreuung 27, 129
Bewegungsstörungen 41, 146
Beziehung 49, 54, 60, 135
– asymmetrische 55
Biermer, M. 23
Bindung 52, 60, 84
Biografie 102
Biprofessionalität 56
Botulinumtoxin-Injektion 46

C

Care-Giving 53, 84
CFCS: Communication Function Classification System 34
Charta zur Betreuung schwerstkranker und sterbender Menschen in Deutschland 60, 158
Chemotherapie 33, 45

Chorionzottenbiopsie 60
Chromosomenstörung 61
CO2-Narkose 100
Compliance 87
Councelling 57

D

Dasein (im Leben/zum Tode) 49, 53, 56, 58
de Marillac, L. 155
Dekubitus 39
Depression 129, 167
Diagnose 13, 27, 36, 122, 128
Dialog 85
Dilemma
– moralisches 64, 69, 71
Diskriminierung 128
DNAse 95
Dolmetscher 106, 108
Dostojewskij, F. M. 51
Dyskrinie 87, 90, 92–94
Dystelektase 94

E

Early Integration 46
EDACS: Eating Function Classification System 34
Ehrlich, P. 23
Eichendorff von, J. 51
Einfühlungsvermögen 48
Einlassen 80
Einzelbegleitung 136
Eltern 13, 24, 59, 63
– Elternstimme 13, 33, 47, 68
– verwaiste 60
Empathie 48
Entlassung 47
Entscheidungsfindung 13, 25, 62, 70
Enttäuschung 54
Entwicklung 131, 132
Entwicklungspsychologie 83
Epilepsie 39, 145
– genetische 144
– Status epilepticus 146
Erfahrung 80
Ergotherapie 45
Erinnerung 49, 60, 65, 126
Erkrankung
– genetische 61
– lebenslimitierende 13, 18, 85
– neurologische 37, 87, 88
– neuromuskuläre 144
– unheilbare 17, 51

Erlösung 50
Erschöpfung 40
Erschütterung 56
Ersticken 64
Erwachsenenversorgung 122
Erzählung 83
Erziehung 53, 84
Ethik 69–71, 74
– Dilemma 73, 163
– Ethikkodex für Pflegefachkräfte 71
– Medizinethik 14, 73
Euthanasie 75
Ewigkeit 126

F

Familie 13, 17, 18, 30, 60, 64, 85, 129, 133, 134
Farber, S. 23
Fehlbildung 47
Fetozid 61
Fichte, J. G. 55
Flimmerepithel, Flimmerhaare 94
Flüchtling 102, 108
Foot, P. 71
Freiheit 55
Freizeit 136
Fremdes 79
Fremdverstehen 106
Freud, S. 167
Freude 53
Frühkindliche Schädigung 34
Fürsorge 163
– Fürsorgepflicht 121

G

Gadamer, H.-G. 78
Garnier, J. 155
Gastrostoma 112
Gebrüder Grimm 50
Geburt 59
– Frühgeburt 18
– Geburtenrangfolge 127
– Geburtshilfe 62
– Geburtsklinik 65
– palliativ 65
Gefühle 26
– negative 131, 134
Geldmangel 129
Genealogie 51
Generalistik 150, 151
Generationenfolge 167
Gentherapie 34, 75
Gerechtigkeit 73, 74

Geschlechterdifferenz 83
Geschwister 14, 18, 19, 53, 127, 131, 132, 134, 135
- Geschwisterstimme 126
Gespräch
- Gesprächsführung 85, 152
- intergenerationelles 77
Gestik 41, 85
Gesundheits- und Kinderkrankenpfleger 153
Gesundheitsfürsorge 111, 117
Gewalt 54
GKV WSG 2006/07 57
Glück 77
GMFCS: Gross Motor Function Classification System 34
Großeltern 30
Gruppenangebot 136, 137
Güdeltubus 88

H

Handlungsmacht 84
Härtling, P. 50
Hausarzt 24
Häuslicher Verbleib 19
Heidegger, M. 53
Helfersystem 65, 147
Hermeneutik 79
Herz
- Herz-Kreislauf-Erkrankungen 7
- Herzfehler 37, 47, 61
- Herzton-Überwachung 65
- Nachlastsenkung 89
Hesse, H. 166
Hilflosigkeit 129
Hilfsmittel 30, 48, 112, 114, 129
Hirnfehlbildung 37, 47, 61
Hirninfarkt 38
Hirnschädigung 38, 142
Hirntumor 27, 33
Hochrisikotherapie 30
Hoffnung 49, 63, 77, 166
- Hoffnungslosigkeit 167
Hofmannsthal von, H. 51
Horizont 79
- Horizonterweiterung 79
- Horizontverschmelzung 78
Hornke, I. 17
Hospiz 154
- Hospizbegleitung 13, 102
- Kinder, Jugendliche 137
- Kinder und Jugendliche 19
Humangenetik 63, 142
Husten 87, 95
- Hustenassistent 88, 95
Hydrocephalus 37
Hyperkapnie 87, 88, 98, 99
Hypersalivation 90
Hypersekretion 87

I

ICF (International Classification of Functioning, Disability and Health) 34, 43
Identität 55, 167
IMPaCCT 18
Inhalation 93, 95
Integration, soziale 128
Intensivmedizin 20, 27
Interdisziplinarität 5, 14, 35, 152
Interkulturelle Kompetenz 102
Intimität 52

J

Jüngel, E. 166

K

Kaiserschnitt 65
Kant, I. 73, 83
Kardinaltugenden 72
Kategorischer Imperativ 73
Keye, E. 26
Kindergarten 30, 168
Kinderklinik 34
Kinderkrebsregister 27
Kinderonkologie 20, 22, 33
Kinderpalliativteam 47, 63, 114
- KinderPalliativTeam Südhessen 17, 122
Kindersterblichkeit 49, 167
Kindeswohl 20, 111
Kindsverlust 64
- früher 66
Klabunds 51
Kommunikation 57, 66, 99, 118, 134, 156
- mit Angehörigen 89
- mit Patienten 89
Kompetenz 138
- emotionale 136
Konflikt 69
- Konfliktlösung 133
- Konfliktvermeidung 131
Kontaktvermeidung 128
Kontrolle
- Kontrollgewinn 65
- Kontrollverlust 129
Koordination 30, 148

Koordinationsstörung 44
Körper 78
Körpersprache 57
Krampfanfall 145
Krankenhausaufenthalt 40
Krankheitsbilder
- Fehlbildungen 141
- genetische/chromosomale 37, 141, 142
- neurogenetische 143
- neuropädiatrische 141
Krebserkrankung 18, 22, 28, 37, 141
Krieg 51
Kultursensibilität 14, 102
Kurative Medizin 24
Kurzdarmsyndrom 38

L

Lagerung 90, 92, 100
- atemerleichternde 88
- V-A-T-I 90
Langzeitüberlebende 27
Laryngotracheomalazie 90
Lasker-Schüler, E. 52
Lebenserwartung 97, 147
Lebensperspektiven 13
Lebensphase 121
- letzte 27, 99, 124
Lebensqualität 5, 13, 28, 34, 60, 63, 97, 147, 148
Lebensverlängerung 25
Lebenswelt 49, 83
Lehrstuhl für Palliativmedizin 157
Leid 163
Leigh-Syndrom 37
Lernen 45
Leukämie 22
Liebe 52, 56, 65
Lindgren, A. 50
Lorazepam 89
Loslassen 126
Loyalitätskonflikt 128
Lungenentzündung 39, 94
Lungentransplantation 113
Lyrik 50

M

MACS: Manual Ability Classification System 34
Mahler, G. 51
Mann, Th. 51
Maßnahmenplanung 114
Maximalversorgung 63
Melanom 37

Memento mori 85
Metastase 33
Meteorismus 98
Midazolam 89
Migration 102, 107
Mimik 41, 85
Mitbehandlung 46
Mitgefühl 133
Moderne 50, 80
Molekulardiagnostik 29
Monitoring 100
Moral 70
Mukherjee, S. 22
Mukoviszidose 95, 112, 113
Multiprofessionalität 5, 18, 35, 57, 59
Muskeldystrophie 18
Mut 15, 168
Mutter 59, 65, 77
Muttersprache 77

N

Nahrungspumpe 47
Nasensonde 117
Natalität 52
Neonatologie 62
Netzwerk 135
Neugeborenenperiode 22
Neugeborenes 60
- todkrank 65
Neurochirurg 33
Neurodegenerative Abbauerkrankung 143
Neurofibromatose 37
Neurologie 20
Neuropädiatrie 20, 34, 143
Nichtschadensprinzip 73, 74
NIV 100
Non-Compliance 123
Norm 70, 106
Notarzt 40

O

Obstipation 90
Öffentlichkeit 49
Onkologie, pädiatrische 20
Opioide 64, 89, 100
Organfehlbildungen 59
Organtransplantation 75
Organversagen 18
Oszillation 95, 96
Oxygenation 88, 89, 91

P

Palliativplan 62
- perinataler 65
Palliativversorgung 13, 26
- ambulante 64
- perinatale 59
- spezialisierte 64
Patientenaufklärung 108
Patientenbedürfnis 24, 29
Patientenbeobachtung 152
PEEP 98
PEG-Sonde 47, 117, 146
Perinatal Palliative Care Concept 62
Perinatalzentren 62
Perspektivenwechsel 57, 83
Pflegedienst 30
- ambulanter 163
Pflegefachkraft 150
Pflegegesetz 150
Pflegerische Aspekte 48
PflegeschülerInnen 150
Phantasie 68
Poesie 50
Polymedikation 90
Postmortalität 50
Präimplantationsdiagnostik 75
Pränataldiagnostik 60, 66, 75, 164
Praxisanleitung 152
Prinzipien
- ethische 72
- moralische 72
- Prinzip des Wohltuns 73, 74
Prognose 27, 47, 63, 66, 111
Psychoanalyse 81
Psychologie 56
Psychosoziale Aspekte 60
Pubertät 77, 121
Pulmonalarterieller Druck 89, 98
Pulmonale Hypertonie 88

Q

Qual 56
Querschnittslähmung 29

R

Rahmenvertrag 57
Rationalität 54
Reflux 88, 90
Rehabilitation 35
Reinkarnation 50, 55
Religion 70, 168
Ressource 132, 135, 163
Revolte 56
Rezidiv 25
Richtline SAPV 2007 17, 18
Richtlinien des Gemeinsamen Bundesausschusses von 2007 57
Ricoeur, P. 79
Rivalität 77, 132
Rolle
- Rollenasymmetrie 132
- Rollenübernahme 83
- Rollenumkehr 132
Rückert, F. 51

S

Sachs, N. 52
Saint-Exupéry, A. 50
Sauerstoff 88, 91, 100
- Sauerstoffentsättigung 39, 88
- Sauerstoffgabe 87, 98
- Sauerstoffmangel 88
- Sauerstoffsättigung 87, 88
Säugling 59
Säuglingssterblichkeit 59
Saunders, C. 139
Scham 58, 106, 128
Schlafstörung 41, 146
Schluckstörung 39
Schmerzen 7, 13, 27, 36, 49, 54, 63, 77
- chronische 146
- Knochenschmerz 27, 28
- Kopfschmerz 27
- Narbenschmerz 28
- neuropathische 28
- Phantomschmerz 28
- steroidbedingte 28
- unbeherrschbare 64
Schmerzmittel, nichtopioide 27
Schmerztherapie 28
Schock 128
Schreiattacke 39, 41, 146
Schuldgefühl 130
Schule 30, 44, 118
Schutz
- Schutzbedürftigkeit 50
- Schutzfaktor 135
Schwangerschaft 14, 65
- Schwangerenkonfliktberatungsstelle 61
- Schwangerschaftsabbruch 61
- Schwangerschaftskonfliktgesetz 61
Sedierung 28
Seele 55
Seelsorge 19, 56
Sehnsucht 54, 77
Sekretmanagement 88, 90, 92, 96

Sekretolyse 93
Selbstbestimmung 13, 69, 70, 73, 111, 116, 121, 154, 156, 157
- Selbstbestimmungsrecht 109, 163
Selbstbewusstsein 133
Selbstfürsorge 123
Selbstwertgefühl 134
Selbstwirksamkeit 65, 136
Sinn 49, 54
Sinnlichkeit 49
Sinnlosigkeit 51
Skoliose 39
Snaman, J. 30
Sorge 129
Sorgerecht 111
Soziale Arbeit 19, 57
Sozialisation 70
Sozialpädiatrische Fachkraft 46
Spastische Zerebralparese 34, 39, 41
Spezialisierte ambulante Palliativversorgung (SAPV) 26, 139, 164
- für Erwachsene 139
- für Kinder 139
- häusliche 18
- Jugendliche 139
Spielen 44, 131
Spiritual Care 56
Spiritualität 102, 166
Sprache 50, 77, 79, 85
- Eigensprache 78
- intergenerationelle 83
- szenische 80
SPZ: Sozialpädiatrisches Zentrum 34
Stammzelltransplantation 24, 75
Status, sozioökonomischer 129
Sterben und Tod 65, 102, 130
- Sterbebegleiter 23
- Sterbehilfe 75
- Sterbeort 17, 59
- Sterblichkeit 49
Stigmatisierung 85, 135
Stoffwechselerkrankung 18, 37, 143
Strahlentherapeut 33
Subjektivität 54, 80
Symptome
- Symptomfreiheit 25
- Symptomkontrolle 19, 60, 147
- Symptomlast 40

T

Teilhabe 35, 111, 128
- soziale 36
Teilhabepräferenz 44
Therapie
- Therapiebegrenzung 109, 148
- Therapieentscheidung 147, 164
- Therapieregime 121
- Therapieverantwortung 14, 70
- Therapieziel 64, 147, 148, 156
- Therapiezieländerung 22, 25
Thixotropie 94, 96
Thomas von Aquin 73
Todesanzeige 50
Todesvorstellung 50
Toleranz 133
Total Pain 139
Transitionsmedizin 123
Transplantation 30, 113, 123
Transprofessionalität 57
Trauer 7, 126, 130, 166, 167
- komplizierte 18
- Trauerbegleitung 62, 65, 137
- Trauerfeier 115
Trauma 58
Tremor 44
Triangulierende Position 84
Trisomie 37, 61
Trost 13, 15, 49, 56, 166

U

Übelkeit 7, 36
Überforderung 121
Überstreckung der Wirbelsäule 91
Umfeld, soziales 60
UN-Kinderrechtskonvention 111, 121
Unendlichkeit 68
Ungeborene 65
Ungleichbehandlung 132
Unicef 49
Unruhe 41, 146
Unsicherheit 7

V

Vater 60
Ventilation 88, 89
Verantwortungsgefühl 132
Verantwortungslosigkeit 51
Vergänglichkeit 52
Verheilen 126
Verletzbarkeit 50
Verletzung 54
Verlust 56
Versorgung 48, 164
Versorgungsstruktur 161
Verstehen 78, 80
- szenisches 80
Verstummen 52

Vertretungsregelung 46
Verzweiflung 52, 55
Vibrationstherapie 45
Virchow, R. 22
Vitalität 166
Vitalparameter 100
von Paul, V. 155
Vorausplanung 97

W

Wahnsinn 167
Wahrheit 119, 121
– am Krankenbett 111, 121
Weaver, M. 25
Weltsicht 84
Wendeltubus 88
WHO 18, 154
WHO-Definition Palliativversorgung 140
Wiederkehr des Immergleichen 53
Wille
– Elternwille 147, 148
– Patientenwille 147
Winnicott, D. 55

Wissen
– altersgerechtes 135
– falsche Ängste 135
– Krankheit 135
– Tod 135
Wohl 72
Wohlbefinden 35
Wunder 25
Würde 19, 33, 56, 106, 111, 154
Wut 86, 128

Z

Zeit 57, 68
– als Familie 48
Zerebralparese 18
Zirkuläre Sprache 78
Zugehörigkeit 51, 137
Zuhause bleiben 33
Zusammenbruch 85
Zuspruch 136
Zystische Fibrose (siehe auch
– Mukoviszidose) 18, 38
Zytostatika 23